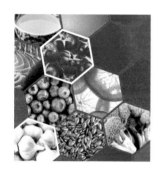

Les aliments contre le cancer

LA PRÉVENTION DU CANCER PAR L'ALIMENTATION

NOUVELLE ÉDITION REVUE ET AUGMENTÉE

Des mêmes auteurs

Richard Béliveau et Denis Gingras

Prévenir le cancer. Comment réduire les risques, Trécarré, 2014.

La Mort. Mieux la comprendre et moins la craindre pour mieux célébrer la vie, Trécarré, 2010.

La Santé par le plaisir de bien manger. La médecine préventive au quotidien, Trécarré, 2009.

Cuisiner avec les aliments contre le cancer, Trécarré, 2006.

Les aliments contre le cancer. La prévention du cancer par l'alimentation, Trécarré, 2005.

Richard Béliveau

Samouraïs. La grâce des guerriers, Libre Expression, 2012.

RICHARD BÉLIVEAU Ph. D. ■ **DENIS GINGRAS** Ph. D.

Chaire en prévention et traitement du cancer Université du Québec à Montréal

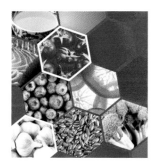

Les aliments contre le cancer

LA PRÉVENTION DU CANCER PAR L'ALIMENTATION

NOUVELLE ÉDITION REVUE ET AUGMENTÉE

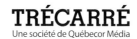

TRÉCARRÉ

Une société de Québecor Média

Catalogage avant publication de Bibliothèque et Archives nationales du Québec et Bibliothèque et Archives Canada

Béliveau, Richard, 1953-
    Les aliments contre le cancer : la prévention du cancer par l'alimentation
    Nouvelle édition revue et augmentée.
    Comprend des références bibliographiques.
    ISBN 978-2-89568-687-3
    1. Cancer - Aspect nutritionnel. 2. Cancer - Prévention. 3. Nutraceutiques. I. Gingras, Denis, 1965- . II. Titre.
RC268.45.B39 2016   616.99'4052   C2015-942294-9

Édition : Miléna Stojanac
Révision et correction : Céline Bouchard et Julie Lalancette
Couverture, grille graphique intérieure et mise en pages : Axel Pérez de León
Illustrations : Michel Rouleau
Photos des auteurs : Julien Faugère

Remerciements

Nous remercions la Société de développement des entreprises culturelles du Québec (SODEC) du soutien accordé à notre programme de publication.
Gouvernement du Québec – Programme de crédit d'impôt pour l'édition de livres – gestion SODEC.

Financé par le gouvernement du Canada
Funded by the Government of Canada | Canadä

Les Éditions du Trécarré
Groupe Librex inc.
Une société de Québecor Média
La Tourelle
1055, boul. René-Lévesque Est
Bureau 300
Montréal (Québec) H2L 4S5
Tél. : 514 849-5259
Téléc. : 514 849-1388
www.edtrecarre.com

Dépôt légal – Bibliothèque et Archives nationales du Québec et Bibliothèque et Archives Canada, 2016

ISBN : 978-2-89568-687-3

Distribution au Canada
Messageries ADP inc.
2315, rue de la Province
Longueuil (Québec) J4G 1G4
Téléphone : 450 640-1234
Sans frais : 1 800 771-3022
www.messageries-adp.com

*Ce livre est dédié à toutes les personnes
qui souffrent du cancer.*

*Nos plus sincères remerciements aux précieux commanditaires
de la Chaire en prévention et traitement du cancer, particulièrement Nautilus Plus,
qui par leur soutien financier nous permettent de poursuivre nos travaux de recherche.*

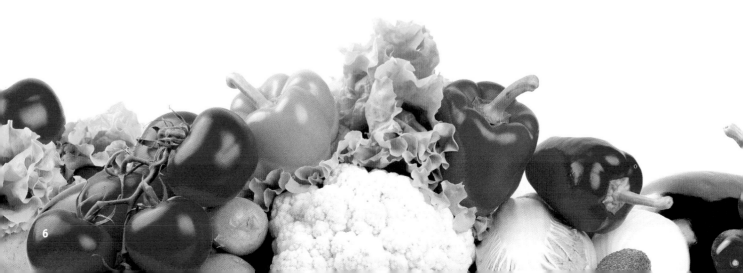

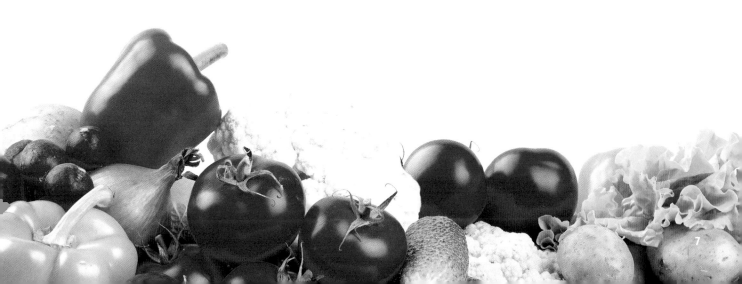

Avant-propos à la deuxième édition

Notre vision du cancer s'est considérablement modifiée au cours des dernières années. Alors qu'on a longtemps perçu le cancer comme une maladie foudroyante qui apparaît du jour au lendemain, on sait maintenant qu'il s'agit plutôt d'une maladie chronique, qui requiert dans la plupart des cas plusieurs décennies pour parvenir à un stade clinique. Nous sommes tous porteurs de tumeurs immatures, et donc à haut risque de développer un cancer, mais les avancées de la recherche ont clairement démontré qu'il est possible de retarder la progression de ces cellules précancéreuses en adoptant de bonnes habitudes de vie qui vont les empêcher d'accumuler les mutations et d'atteindre un stade mature. L'objectif principal de la prévention du cancer n'est donc pas tellement d'empêcher l'apparition de cellules cancéreuses, mais surtout de retarder suffisamment leur progression pour qu'elles ne puissent atteindre le stade de cancer mature au cours des huit ou neuf décennies d'une vie humaine.

Au cours des dix dernières années, plusieurs études ont confirmé que les habitudes alimentaires des pays occidentaux jouent un rôle prépondérant dans la forte incidence de cancer qui touche nos sociétés. Tous les pays, sans exception, qui adoptent le mode d'alimentation en vogue en Occident, c'est-à-dire riche en sucre, en viande et en produits transformés, mais pauvre en végétaux, doivent composer avec une hausse alarmante de l'obésité, du diabète et de plusieurs types de cancers.

L'importance de ces observations exige une mise à jour complète de ce livre afin d'y intégrer les derniers développements de la recherche. Le potentiel de prévention du cancer demeure tout à fait remarquable, car les deux tiers des cancers peuvent être évités à l'aide de simples modifications à notre mode de vie, incluant les habitudes alimentaires.

Avant-propos à la première édition

Le cancer continue de défier les progrès de la médecine moderne et demeure, après quarante ans de recherche intensive, une maladie énigmatique, responsable chaque année de la mort prématurée de millions de personnes. Si certains cancers sont maintenant traités avec succès, plusieurs autres sont toujours extrêmement difficiles à combattre et constituent une cause principale de mortalité dans la population active de la société. Plus que jamais, la découverte de nouveaux moyens d'augmenter l'efficacité des thérapies anticancéreuses actuelles revêt une importance capitale.

L'objectif de ce livre est de présenter un résumé des données scientifiques actuellement disponibles qui montrent que plusieurs types de cancers peuvent être prévenus en modifiant nos habitudes alimentaires pour y inclure des aliments qui ont le pouvoir de combattre les tumeurs à la source et d'empêcher leur développement. La nature regorge d'aliments riches en molécules aux propriétés anticancéreuses très puissantes, qui peuvent lutter contre cette maladie sans causer d'effets secondaires néfastes. À plusieurs égards, ces aliments possèdent des propriétés thérapeutiques analogues à celles de médicaments d'origine synthétique, et nous proposons de les désigner par le terme *alicaments* pour illustrer ces propriétés. Nous avons la possibilité d'utiliser à notre profit cet arsenal de composés anticancéreux présent de façon naturelle dans plusieurs aliments comme complément essentiel aux thérapies actuellement disponibles. Saisissons cette chance pour changer les probabilités en notre faveur, car un régime alimentaire basé sur un apport constant en alicaments peut prévenir l'apparition de plusieurs types de cancers.

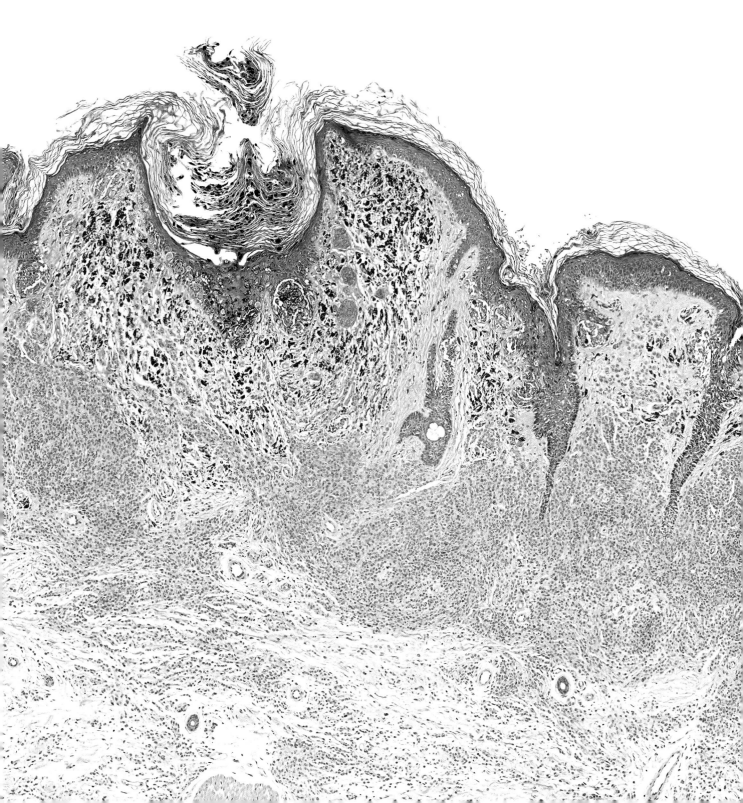

Première partie

Le cancer, un ennemi redoutable

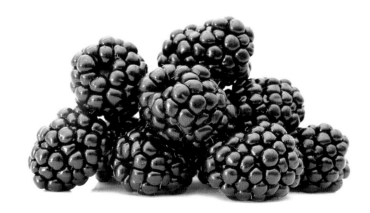

Presque tous les malheurs de la vie
viennent des idées fausses
que nous avons sur ce qui nous arrive.

Stendhal, *Journal* (1801-1805)

Chapitre 1

Le fléau du cancer

Le cancer en chiffres

Certaines personnes ont une peur bleue de voyager en avion, d'autres sont terrorisées par les requins ou encore par la foudre ; la crainte des conséquences néfastes qui peuvent découler d'événements hors de notre contrôle semble être une caractéristique bien particulière à l'espèce humaine. Pourtant, les risques réels de subir un jour ces épreuves extraordinaires sont relativement minces comparés à ceux qui sont directement associés à la vie quotidienne (Figure 1). Par exemple, les personnes obèses ont presque un million de fois plus de risques de mourir prématurément de leur excès de poids que d'un accident d'avion, et n'importe lequel d'entre vous est au moins cinquante mille fois plus susceptible d'être frappé par le cancer que par la foudre au cours de son existence, et même beaucoup plus si vous adoptez un comportement à risque, tel le tabagisme.

Parmi tous ces dangers réels auxquels nous devons faire face, le cancer constitue une incontestable menace : cette maladie touchera deux personnes sur cinq avant l'âge de 75 ans et une personne sur quatre succombera aux complications liées au cancer. Chaque année, 10 millions de personnes dans le monde développent un cancer et 7 millions de décès sont causés par cette maladie, ce qui correspond à 12 % de tous les décès enregistrés à l'échelle mondiale. Et la situation ne va pas en s'améliorant, puisqu'on estime aujourd'hui qu'avec le vieillissement progressif de la population on diagnostiquera annuellement 15 millions de nouveaux cas de cancers. En Amérique du Nord seulement,

10 millions de personnes vivent présentement avec un cancer et 600 000 personnes mourront de la maladie dans l'année. Pour saisir l'ampleur de la tragédie, imaginez que le journal télévisé vous présente chaque jour l'écrasement de quatre Boeing 747 bondés de passagers ou encore l'effondrement des tours jumelles du World Trade Center trois fois par semaine… Sans compter le coût lié au traitement des personnes atteintes de cancer, évalué à 180 milliards de dollars annuellement et qui ne cessera de grimper au cours des prochaines années. Ces chiffres illustrent l'ampleur du problème de santé publique que pose le cancer et témoignent de la nécessité d'identifier de nouvelles façons susceptibles de réduire les impacts négatifs de cette maladie sur la société.

Au-delà des chiffres, le cancer est d'abord et avant tout une tragédie humaine qui emporte les gens précieux qui nous entourent, qui prive de jeunes enfants de leur mère ou de leur père, ou qui laisse une blessure jamais refermée aux parents terrassés par la mort de leur enfant. La perte de ces proches provoque un immense sentiment d'injustice et de colère, la sensation de subir une épreuve liée à la malchance, à un coup malheureux du destin qui frappe au hasard et auquel on n'a pu échapper. Non seulement le cancer emporte des vies humaines qui nous sont chères, mais il installe un doute sur notre capacité de le vaincre.

Ce sentiment d'impuissance face au cancer est bien reflété par les sondages réalisés pour connaître l'opinion de la population sur les causes de cette maladie. De façon générale, les gens voient le cancer comme une maladie déclenchée par des facteurs incontrôlables : 89 % des gens

Les grandes peurs… et la réalité	
Les peurs	Le risque réel
Mourir d'une attaque de requin	1 sur 252 millions
Être frappé par la foudre	1 sur 1 million
Mourir d'une intoxication alimentaire	1 sur 100 000
Mourir d'un accident de voiture	1 sur 7 000*
Être touché par une intoxication alimentaire	1 sur 6
Mourir prématurément à cause de l'obésité	1 sur 5
Être affecté par une maladie cardiovasculaire	1 sur 4
Être touché par le cancer	1 sur 3
Mourir des suites du tabagisme (fumeurs)	1 sur 2
* Pour les personnes agées de 25 à 34 ans	

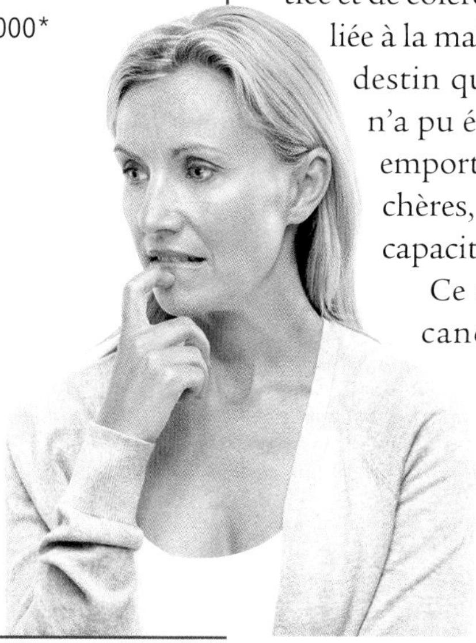

Figure 1   D'après *The Book of Odds*, 2013.

Un bémol sur l'hérédité

Le rôle joué par l'hérédité dans le développement du cancer est beaucoup moins important que ce que la majorité des gens pensent. S'il existe effectivement certains gènes défectueux, transmissibles par l'hérédité, qui haussent le risque de certains cancers (les gènes BRCA et les cancers du sein et de l'ovaire, par exemple), ces gènes sont très rares et l'ensemble des études réalisées jusqu'à présent montrent clairement qu'ils ne jouent pas le rôle capital qu'on leur attribue. La comparaison des taux de cancers de jumeaux identiques et non identiques en est un bon exemple : si le risque de cancer était dû à des gènes transmis par l'hérédité, les jumeaux identiques possédant les mêmes gènes seraient beaucoup plus susceptibles d'être touchés par la maladie que les jumeaux non identiques. Ce n'est pas ce qui a été observé pour la plupart des cancers : lorsqu'un des jumeaux est atteint d'un cancer au cours de l'étude, moins de 15 % des jumeaux identiques développaient le même cancer (Figure 2). De la même façon, le développement simultané de leucémies chez les jumeaux identiques est un phénomène relativement rare : en dépit de la présence des mêmes anomalies génétiques chez les deux enfants, entre 5 et 10 % seulement des paires de jumeaux sont touchées au même moment par la maladie.

La faible contribution de l'hérédité au développement du cancer est aussi bien illustrée par les résultats d'études portant sur des enfants qui ont été adoptés très tôt dans leur vie. Lorsque l'un des parents biologiques décédait avant l'âge de 50 ans d'un cancer, le risque que ces enfants soient également touchés par la maladie était augmenté d'environ 20 %. Par contre, lorsque c'est l'un des parents adoptifs qui décède prématurément d'un cancer, on assiste à une hausse très importante (500 %) du risque de cancer chez ces enfants (Figure 3). En d'autres mots, les habitudes qui ont été acquises du fait de la vie en commun avec les parents adoptifs

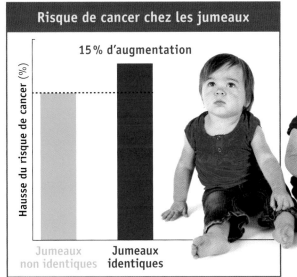

Risque de cancer chez les jumeaux

15 % d'augmentation

Hausse du risque de cancer (%)

Jumeaux non identiques

Jumeaux identiques

Figure 2   D'après Sørensen, 1988.

(alimentation, exercice physique, tabagisme) ont une influence beaucoup plus grande sur le risque de cancer que les gènes hérités des parents biologiques de ces enfants.

Même dans les cas où certains gènes défectueux sont transmis par l'hérédité, il semble que le risque de cancer puisse être grandement influencé par le mode de vie. Par exemple, les femmes porteuses de rares versions défectueuses des gènes BRCA1 et BRCA2 ont un risque de cancer du sein de huit à dix fois supérieur à celui de la population générale et de quarante fois supérieur pour le cancer de l'ovaire. Cependant, le risque de développer un cancer du sein précoce (avant l'âge de 50 ans) chez les femmes porteuses de ces gènes défectueux a triplé entre celles qui sont nées avant 1940 et celles qui sont nées après 1940, passant de 24 % à 67 %. On attribue aux modifications importantes du mode de vie qui sont survenues depuis la Seconde Guerre mondiale (diminution de l'activité physique, industrialisation de la nourriture, augmentation de l'obésité) un rôle déterminant dans cette hausse du risque. Globalement, on estime que la transmission de gènes défectueux par l'hérédité est responsable d'environ 15 à 20 % de tous les cancers, ce qui signifie que la majorité des cancers sont causés par des facteurs extérieurs, vraisemblablement associés aux habitudes de vie.

pensent que le cancer est dû à une prédisposition génétique et plus de 80 % considèrent que des facteurs environnementaux, comme la pollution industrielle ou encore les résidus de pesticides sur les aliments, sont des causes importantes de cancer. Sur le plan des habitudes de vie, une majorité écrasante de personnes (92 %) associe le tabagisme au cancer, mais à l'inverse moins de la moitié des personnes interrogées pensent que leur alimentation peut avoir une influence sur le risque de développer cette maladie. Globalement, il ressort de ces enquêtes que les gens sont plutôt pessimistes quant aux chances de prévenir le cancer, une chose peu probable ou même impossible, selon la moitié d'entre eux.

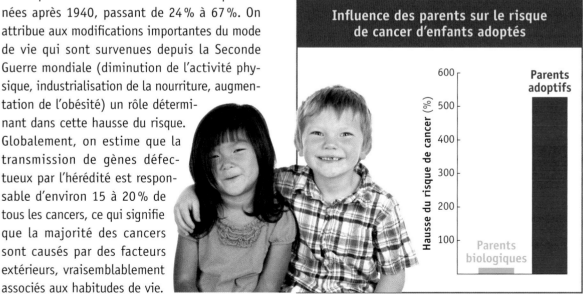

Figure 3

D'après Sørensen, 1988.

Toute personne soucieuse de la santé publique devrait être inquiète des résultats de ces sondages et se questionner sur la nécessité de revoir en profondeur les stratégies de communication destinées à informer la population sur les causes du cancer, car à l'exception du tabagisme ces idées vont complètement à l'encontre de ce que la recherche a réussi à identifier comme facteurs déclencheurs du cancer.

Une mappemonde du cancer

Cette influence du mode de vie sur le développement du cancer est illustrée de façon spectaculaire par l'examen de la distribution des cas de cancers à l'échelle de la planète (Figure 4). En effet, le fardeau du cancer n'est pas un phénomène distribué de façon uniforme dans le monde. D'après les dernières statistiques publiées par l'Organisation mondiale de la santé, les régions occidentales industrialisées comme l'Australie, l'Amérique du Nord et plusieurs pays d'Europe sont les plus durement touchées par le cancer, avec plus de 250 cas pour 100 000 habitants. En revanche, des pays asiatiques comme l'Inde, la Chine ou la Thaïlande ont des taux de cancers beaucoup moins élevés, environ 100 cas pour 100 000 individus.

Non seulement le fardeau du cancer est distribué de façon inégale d'une région du monde à l'autre, mais en plus les types de cancers affectant

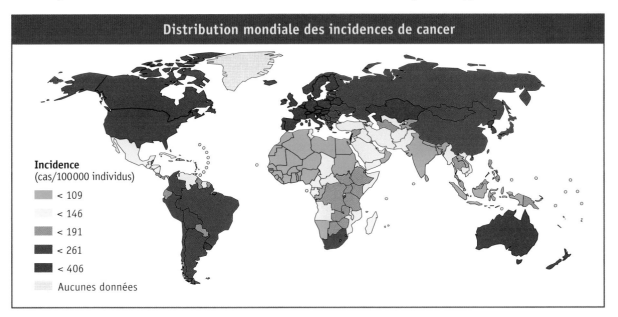

Figure 4

Source : GLOBOCAN 2004 (IARC).

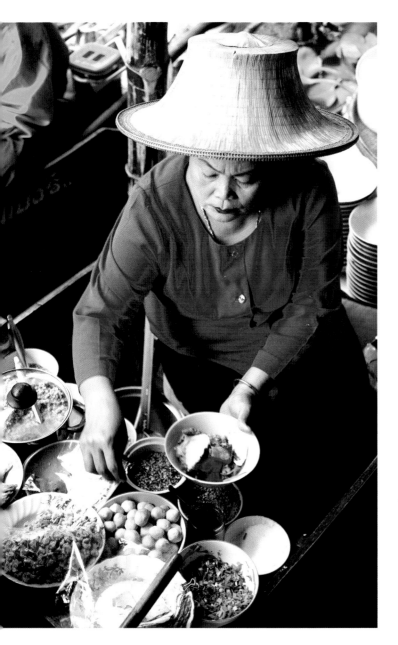

la population de ces différents pays varient énormément. En règle générale, mis à part le cancer du poumon, le cancer le plus fréquent et le plus uniformément répandu à l'échelle de la planète (à cause du tabagisme), les cancers les plus courants dans les pays occidentaux industrialisés, comme les États-Unis, sont complètement différents de ceux qui touchent les pays asiatiques. Aux États-Unis et au Canada, en plus du cancer du poumon, les principaux cancers sont, dans l'ordre, ceux du côlon, du sein et de la prostate, alors que dans les pays asiatiques la fréquence de ces cancers vient loin derrière celle observée pour les cancers de l'estomac, de l'œsophage et du foie. L'ampleur de ces différences entre Est et Ouest est frappante : par exemple, dans certaines régions des États-Unis, plus de 100 femmes sur 100 000 développent un cancer du sein, contre seulement 8 Thaïlandaises sur 100 000. Même chose pour le cancer du côlon : alors que dans certaines régions de l'Occident 50 personnes sur 100 000 sont touchées par ce cancer, il n'affecte que 5 Indiens sur 100 000. Quant au cancer de la prostate, l'autre grand cancer touchant l'Occident, cet écart est encore plus grand : il affecte dix fois moins de Japonais et même cent fois moins de Thaïlandais que d'Occidentaux.

L'étude des populations migrantes a permis de confirmer que ces variations extrêmes ne sont pas dues à une quelconque prédisposition génétique, mais qu'elles sont plutôt étroitement liées aux différences existant entre les modes de vie. La figure 5 montre un exemple frappant de ces variations provoquées par l'émigration. Dans cette étude, les chiffres des cancers affectant les Japonais et les Japonais émigrés à Hawaii ont été comparés à ceux touchant la population hawaiienne locale. Par exemple, alors que le cancer de la prostate était à cette époque peu commun au Japon, la fréquence de ce cancer augmente de dix fois chez les émigrés japonais, au point de se rapprocher sensiblement de celle des Hawaiiens d'origine. Des phénomènes similaires sont observés

pour les femmes, dont les faibles taux de cancers du sein et de l'utérus sont considérablement augmentés lorsqu'elles modifient leur style de vie en émigrant.

Ces statistiques ne représentent pas un cas isolé, loin de là, puisque des résultats semblables ont été obtenus par l'étude de différentes populations dans le monde. Mentionnons seulement un autre exemple, celui-là comparant la fréquence de certains types de cancers dans la population

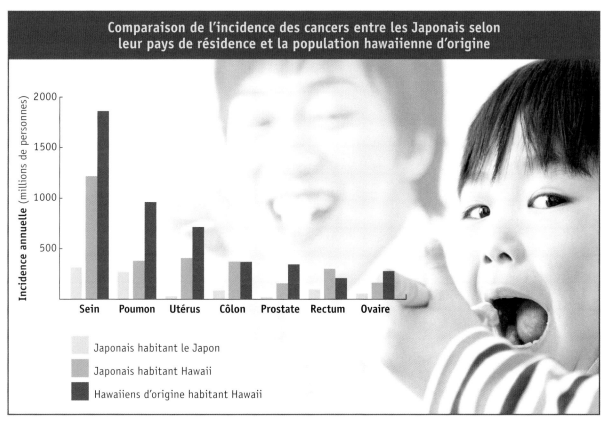

Comparaison de l'incidence des cancers entre les Japonais selon leur pays de résidence et la population hawaiienne d'origine

Incidence annuelle (millions de personnes)

Sein Poumon Utérus Côlon Prostate Rectum Ovaire

Japonais habitant le Japon

Japonais habitant Hawaii

Hawaiiens d'origine habitant Hawaii

Figure 5

D'après Doll et Peto, 1981.

afro-américaine et dans une population africaine du Nigeria (Figure 6). Une fois encore, les Noirs africains montrent des taux de cancers radicalement différents de ceux touchant les Noirs américains : le cancer de la prostate est beaucoup plus élevé en Amérique qu'en Afrique. Dans tous les cas, la fréquence de cancers de la population noire étudiée est quasi identique à celle des Blancs américains alors qu'elle est complètement différente de celle de leurs ancêtres, la population noire africaine. Ces études sont extrêmement intéressantes

puisque, en plus d'apporter une preuve irréfutable que la plupart des cancers ne sont pas dus à des facteurs héréditaires, elles mettent en évidence le rôle prépondérant joué par le mode de vie dans le développement de cette maladie.

Mais quel changement peut avoir eu une influence néfaste sur la santé de ces émigrants au point d'induire si rapidement une hausse du taux de cancers ? Toutes les études réalisées jusqu'à présent montrent du doigt le rejet du régime alimentaire traditionnel par les émigrants

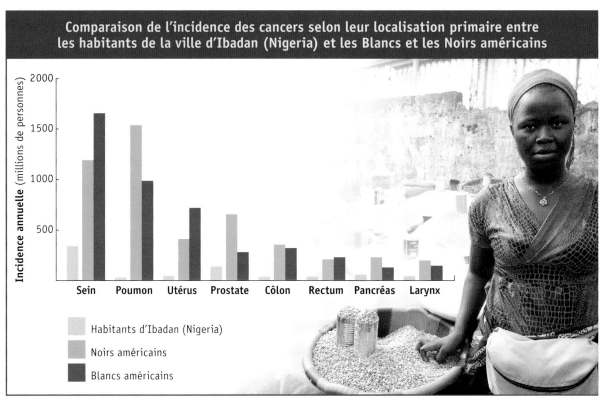

Comparaison de l'incidence des cancers selon leur localisation primaire entre les habitants de la ville d'Ibadan (Nigeria) et les Blancs et les Noirs américains

Incidence annuelle (millions de personnes)

Sein — Poumon — Utérus — Prostate — Côlon — Rectum — Pancréas — Larynx

Habitants d'Ibadan (Nigeria)
Noirs américains
Blancs américains

Figure 6

D'après Doll et Peto, 1981.

et l'adaptation rapide aux traditions culinaires du pays hôte. Dans les deux cas qui nous intéressent, ces changements sont tragiques : par exemple, les Japonais migrant vers l'Occident ont délaissé un régime alimentaire exemplaire, c'est-à-dire riche en glucides complexes et en légumes, et pauvre en matières grasses, pour un régime à forte teneur en sucre ainsi qu'en protéines et en matières grasses d'origine animale.

D'ailleurs, sans même qu'il soit question d'émigration, les habitudes alimentaires des Japonais ont connu au cours des cinquante dernières années des bouleversements importants qui illustrent également le rôle de l'alimentation dans le développement du cancer. Par exemple, alors qu'il y a à peine quarante ans la consommation de viandes était très rare au Japon, elle a augmenté de plus de sept fois au cours des dernières années, multipliant par cinq le taux de cancer du côlon pour égaler celui des pays occidentaux. Il est donc alarmant de constater à quel point l'adoption du mode de vie occidental a très nettement accru la fréquence de certains cancers.

Les causes véritables du cancer

L'ensemble de ces observations indique donc que seule une minorité des cancers sont causés par des facteurs qui échappent vraiment à notre contrôle, qu'il s'agisse d'hérédité, de pollution environnementale ou encore d'infections virales (Figure 7). À l'inverse, les études réalisées par l'ensemble des organismes de lutte contre le cancer, dont l'American Association for Cancer Research (AACR), montrent que plusieurs facteurs directement liés au mode de vie des gens, comme le tabagisme, l'inactivité physique, le surpoids corporel, la composition du régime alimentaire ainsi que l'usage immodéré d'alcool et de stupéfiants, sont des causes directes du développement d'environ 70 % des cancers.

Cette remise en question de nos idées fausses quant aux éléments cancérigènes est importante, car elle nous pousse à modifier notre approche défaitiste vis-à-vis de la maladie et à aborder le problème sous un angle nouveau. Si les deux tiers des cancers sont causés par des facteurs extérieurs à nos gènes et sont plutôt liés à nos habitudes de vie, cela n'implique-t-il pas de ce fait même la possibilité d'éviter deux cancers sur trois en modifiant ce mode de vie ?

C'est exactement la conclusion à laquelle sont parvenus les scientifiques qui ont examiné les centaines de milliers d'études concernant l'impact des habitudes de vie sur le risque d'être touché par le cancer. Grâce à ces analyses rigoureuses réalisées par les organismes de lutte contre le cancer comme le World Cancer Research Fund, l'American Cancer Society ou la Société canadienne du cancer, il est possible d'identifier dix aspects principaux du mode de vie qui augmentent le risque de cancer et d'adopter en conséquence certains comportements qui neutralisent ce risque et pourraient ainsi diminuer significativement l'incidence de cancer dans nos sociétés (Figure 8). Un aspect crucial, et généralement bien connu de la plupart des gens, est bien sûr de réduire au minimum l'exposition aux agents cancérigènes comme la fumée de cigarette, l'alcool et les rayons ultraviolets. Le tabac est à lui seul responsable du tiers de tous les cancers en raison de la hausse radicale du risque de cancer du poumon et d'une quinzaine d'autres types de cancers chez les fumeurs, tandis que l'alcool et les rayons UV sont des agents inducteurs bien

caractérisés des cancers du système digestif et de la peau, respectivement.

Ce que l'on sait moins, c'est à quel point les mauvaises habitudes alimentaires et un excès de poids corporel peuvent eux aussi représenter des facteurs importants de risque de cancer. La carence en végétaux, la surconsommation d'aliments riches en sucre et en gras, l'excès de viandes rouges et de charcuteries ou encore d'aliments très salés ont tous été associés à un risque accru de cancer, tout comme l'excès de poids corporel et l'inactivité physique. Pris globalement, on estime

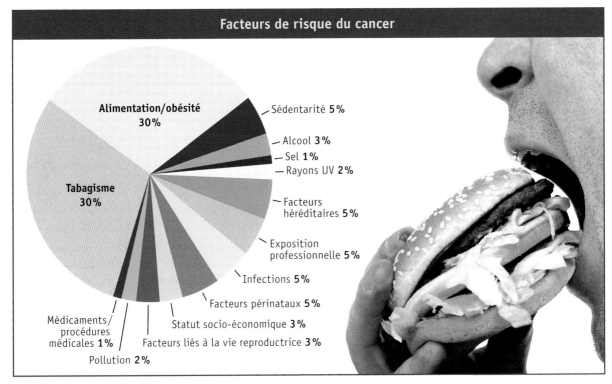

Facteurs de risque du cancer

Alimentation/obésité **30%**

Sédentarité **5%**

Alcool **3%**

Sel **1%**

Rayons UV **2%**

Facteurs héréditaires **5%**

Tabagisme **30%**

Exposition professionnelle **5%**

Infections **5%**

Facteurs périnataux **5%**

Médicaments/ procédures médicales **1%**

Statut socio-économique **3%**

Facteurs liés à la vie reproductrice **3%**

Pollution **2%**

Figure 7

D'après *AACR Cancer Progress Report*, 2011.

Recommandations		
	Facteurs de risque	**Recommandations des organismes de lutte contre le cancer**
Agents cancérigènes	Tabagisme	Cesser de fumer.
	Excès d'alcool	Limiter la consommation à 2 verres par jour pour les hommes et 1 verre par jour pour les femmes.
	Exposition excessive aux rayons UV	Protéger la peau du soleil en évitant l'exposition inutile au soleil. Éviter l'exposition aux sources artificielles de rayons UV (cabines de bronzage).
Alimentation et contrôle du poids corporel	Sédentarité	Être actif physiquement au moins 30 minutes par jour.
	Carence en végétaux	Consommer en abondance une grande variété de fruits, de légumes, de légumineuses ainsi que d'aliments à base de grains entiers.
	Embonpoint et obésité	Demeurer aussi mince que possible, avec un indice de masse corporelle situé entre 21 et 23.
	Alimentation industrielle (malbouffe)	Éviter les boissons gazeuses et réduire au minimum la consommation d'aliments très riches en énergie contenant de fortes quantités de sucre et de gras.
	Excès de viandes rouges et de charcuteries	Réduire la consommation de viandes rouges (bœuf, agneau, porc) à environ 500 g par semaine en les remplaçant par des repas à base de poissons, d'œufs ou de protéines végétales. Limiter au minimum les charcuteries.
	Excès de sel	Limiter la consommation de produits conservés dans du sel (par exemple les poissons salés) ainsi que les produits contenant beaucoup de sel.
	Consommation de suppléments	Ne pas compenser une mauvaise alimentation en utilisant des suppléments : la synergie offerte par la combinaison d'aliments est de loin supérieure pour diminuer le risque de cancer.

Figure 8

que l'ensemble des aspects du mode de vie liés à l'alimentation et au poids sont responsables du tiers environ de tous les cancers, un pourcentage aussi important que celui causé par le tabac, pourtant le plus important agent cancérigène décrit à ce jour (Figure 7, p. 22). La proportion de décès dus au cancer qui est directement liée à l'alimentation moderne et au surpoids pourrait même atteindre jusqu'à 70 % dans le cas des cancers du système gastro-intestinal (œsophage, estomac et côlon). Les aliments que nous mangeons quotidiennement exercent donc une influence énorme sur le risque d'être touché par le cancer, et il faut absolument modifier les habitudes alimentaires actuelles si l'on veut réduire le fardeau imposé par le cancer sur notre société.

L'impact de l'alimentation sur le cancer

Pour tenter de comprendre comment la nature du régime alimentaire peut à ce point contribuer au développement du cancer, il faut d'abord réaliser combien l'alimentation actuelle est déséquilibrée, autant dans ses excès que dans ses carences. En Occident, l'acte de manger est souvent perçu seulement comme une façon d'apporter au corps l'énergie essentielle à sa survie, et cette vision se traduit par une alimentation axée essentiellement sur la consommation de calories, tandis que les aliments à faible densité énergétique comme les fruits et légumes y occupent une

place restreinte. Cette tendance est exacerbée par l'avalanche d'aliments industriels surchargés de sucre et de gras omniprésents dans notre environnement, ce qui encourage la surconsommation de nourriture et mène à l'accumulation excessive de graisse corporelle. Ce régime alimentaire occidental contemporain n'a donc rien à voir avec ce qui constituait l'essence même de l'alimentation humaine il y a à peine dix générations : le régime moderne comporte au moins le double d'apport en matières grasses, un pourcentage de gras saturés beaucoup plus élevé par rapport aux gras insaturés, à peine le tiers de l'apport en fibres, une avalanche de sucres simples au détriment des glucides complexes et, paradoxalement, une réduction des éléments essentiels provenant des végétaux.

Ce mode d'alimentation représente la pire combinaison possible pour le maintien de la santé, et la meilleure pour favoriser le développement du cancer. D'un côté, l'excès de calories mène à une augmentation du poids corporel, et beaucoup d'études ont clairement démontré que l'embonpoint et l'obésité étaient associés à une hausse du risque de plusieurs types de cancers. De l'autre, la faible consommation de produits végétaux prive l'organisme de plusieurs milliers de molécules anti-inflammatoires et anticancéreuses qui peuvent entraver la progression des cellules cancéreuses et réduire l'incidence de plusieurs types de cancers (Figure 9).

On assiste d'ailleurs en temps réel à l'impact négatif de ce mode d'alimentation à l'échelle du globe. Tous les pays qui ont modifié leurs traditions alimentaires pour intégrer celles qui sont en vogue en Amérique subissent eux aussi une augmentation fulgurante des taux d'obésité, de cancers du côlon et de la prostate, ainsi que de maladies cardiovasculaires, toutes des maladies relativement rares chez eux auparavant.

Il faut donc remettre en question ce mode d'alimentation, non seulement pour ses excès, sa monotonie et son absence d'originalité, mais surtout pour son impact très négatif sur la santé. À l'heure actuelle, nous acceptons avec une passivité remarquable le matraquage promotionnel de trios composés de hamburgers gigantesques, de frites et de litres de boissons gazeuses, de chips bourrés

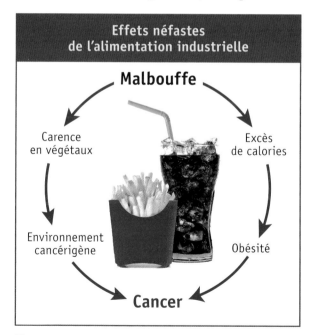

Effets néfastes de l'alimentation industrielle

Malbouffe

Carence en végétaux

Excès de calories

Environnement cancérigène

Obésité

Cancer

Figure 9

de gras « trans » et d'acrylamide, et d'autres « collations » constamment annoncées aux heures de grande écoute télévisuelle. Accepter la promotion de ce type d'alimentation revient à se résigner à dépenser des sommes considérables pour soigner les problèmes de santé des générations futures.

Une modification importante de ce régime alimentaire représente un objectif incontournable de toute stratégie de prévention destinée à réduire le nombre des cancers affectant la population occidentale. Heureusement, de plus en plus de gens désirent modifier leurs habitudes alimentaires, et ils peuvent compter sur un nombre toujours croissant de produits d'excellente qualité, fabriqués avec des ingrédients sains et qui peuvent véritablement contribuer à une meilleure santé générale. La très grande majorité des supermarchés possèdent maintenant un rayon où ces aliments sont en vedette, sans compter les innombrables marchés qui permettent de se familiariser avec des ingrédients typiques des cuisines du monde entier et qui nous étaient pour la plupart inconnus il y a à peine trente ans. En fait, si la mondialisation a des répercussions néfastes pour les peuples qui adhèrent au mode de vie occidental, les Occidentaux, eux, bénéficient de la diffusion des traditions culinaires d'autres cultures. Il existe incontestablement une alternative à la malbouffe occidentale pour ceux qui tiennent à manger sainement et à se prémunir contre des maladies aussi graves que le cancer.

Le but de ce livre n'est pas de proposer un régime alimentaire. Il existe d'excellents ouvrages qui ont décrit les principes de base d'une alimentation saine dans lesquels vous pouvez trouver tous les renseignements pertinents sur les façons d'avoir un apport équilibré en protéines, en lipides et en sucres ainsi qu'en vitamines et minéraux. Nous souhaitons plutôt faire connaître un certain nombre d'aliments qui peuvent véritablement contribuer à diminuer le risque de développer cette maladie. Ces recommandations s'appuient évidemment sur le rôle bien établi des végétaux comme composante fondamentale de tout régime alimentaire destiné à combattre le cancer, mais elles tiennent également compte de nouvelles données scientifiques qui suggèrent que la *nature* des fruits et des légumes pourrait jouer un rôle aussi important que la *quantité* consommée, car certains aliments constituent des sources privilégiées de molécules anticancéreuses. Il ne s'agit donc pas seulement de consommer le minimum de cinq portions de fruits et légumes, il faut surtout privilégier ceux qui sont les plus aptes à prévenir le développement du cancer. Un régime alimentaire basé sur un apport en aliments riches en composés anticancéreux représente une arme indispensable pour contrer le cancer.

En résumé

- Le mode de vie des individus joue un rôle prépondérant sur les risques de développer un cancer.

- Environ le tiers des cancers sont directement liés à la nature du régime alimentaire.

- Une alimentation diversifiée, riche en fruits et en légumes, jumelée au contrôle de l'apport calorique de façon à éviter l'excès de poids constitue une façon simple et efficace de réduire significativement les risques d'être touché par le cancer.

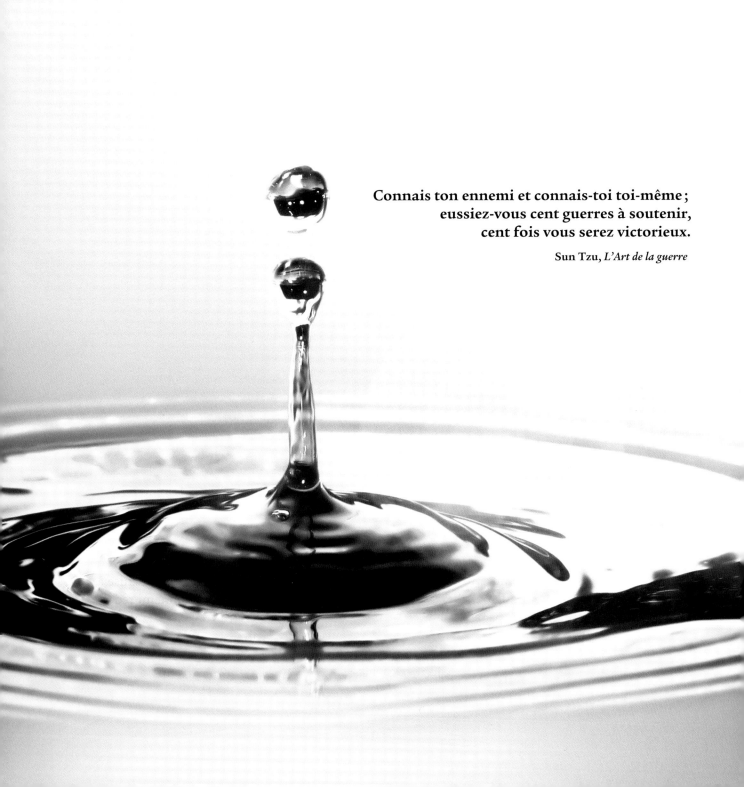

Connais ton ennemi et connais-toi toi-même ;
eussiez-vous cent guerres à soutenir,
cent fois vous serez victorieux.

Sun Tzu, *L'Art de la guerre*

Chapitre 2

Qu'est-ce que le cancer?

En dépit de décennies de recherche acharnée et financée à coups de milliards de dollars, un grand nombre de cancers demeurent impossibles à traiter, et même lorsque des traitements sont disponibles contre certains cancers, la survie à long terme des patients demeure encore trop souvent en deçà des attentes. Plusieurs fois, de nouveaux médicaments suscitant beaucoup d'enthousiasme se sont révélés moins efficaces que prévu, et même, dans certains cas, absolument inefficaces. Qu'est-ce qui rend le cancer si difficile à traiter? Il s'agit d'une question cruciale sur laquelle nous devons nous pencher avant d'aborder les nouveaux moyens par lesquels nous pouvons espérer lutter contre cette maladie.

Par analogie avec les personnes qui nous entourent, il est souvent possible de connaître les grandes lignes du caractère, des motivations, des forces et des faiblesses d'un individu sans avoir à connaître nécessairement tous les détails de sa vie. C'est un peu ce que ce chapitre vous propose: apprendre à connaître une cellule cancéreuse en vous attardant seulement aux grandes lignes de sa «personnalité», aux motivations qui la poussent à envahir les tissus environnants et à croître au point de menacer la vie de la personne; découvrir ce qui lui permet d'y arriver et, plus important encore, identifier ses faiblesses afin de mieux vous défendre contre elle. C'est en comprenant ce qu'est le cancer qu'on réalise à quel point cette maladie est un ennemi redoutable qu'il faut considérer avec le plus grand respect pour éviter qu'il nous assaille. Mais, surtout, c'est en comprenant ce qu'est le cancer qu'on apprend à exploiter ses faiblesses pour le tenir à distance.

La racine du mal : la cellule

La cellule est l'unité à la base de tout ce qui vit sur la Terre, depuis la plus humble bactérie qui ne compte qu'une seule cellule jusqu'aux organismes complexes comme l'humain, qui en contiennent plus de 37 000 milliards. Cette petite structure d'à peine 10-100 μm (un μm est un millième de millimètre) est un véritable chef-d'œuvre de la nature, un puzzle d'une complexité inouïe qui continue d'émerveiller les savants cherchant à percer ses mystères. La cellule est encore loin d'avoir dévoilé tous ses secrets, mais on sait déjà que c'est le dérèglement de certaines de ses fonctions qui joue un rôle essentiel dans le développement du cancer. D'un point de vue scientifique, le cancer est donc d'abord et avant tout une maladie de la cellule.

Pour mieux comprendre la cellule, comparons-la à une ville où toutes les fonctions essentielles au bien-être de la communauté auraient été réparties dans des lieux différents de façon que les travailleurs profitent de conditions optimales pour accomplir leur travail. Dans le cadre du développement du cancer, quatre constituants principaux de la cellule jouent un rôle important (Figure 10).

Le noyau
C'est la bibliothèque de la cellule, l'endroit où sont entreposés tous les textes de lois, *les gènes*, qui régissent le fonctionnement de la ville. Les cellules comptent environ 25 000 lois contenues au sein d'un texte volumineux, l'ADN, lequel est rédigé dans un alphabet étrange composé de seulement quatre lettres : A, T, C et G. La lecture de ces lois est importante, car elle dicte à la cellule son comportement en l'amenant à fabriquer des *protéines* essentielles à son bon fonctionnement et à sa réponse à tout changement dans son environnement. Par exemple, une alerte signalant que la cellule est en train de manquer de sucre sera immédiatement suivie par la lecture d'une loi autorisant la fabrication de nouvelles protéines spécialisées dans le transport de sucre, menant ainsi au rétablissement de réserves suffisantes pour que la cellule parvienne à survivre. Lorsqu'il se produit des erreurs dans la lecture de ces lois, les protéines formées sont incapables de remplir correctement leur fonction et peuvent alors contribuer au développement du cancer.

Les protéines
Les protéines sont la « main-d'œuvre » de la ville, les molécules qui exercent la plupart des fonctions nécessaires au maintien de la cohésion de la cellule : transport des substances nutritives à partir de la circulation sanguine, communication des messages provenant de l'étranger pour informer la cellule des changements dans le monde extérieur, transformation des substances nutritives pour produire de l'énergie, etc. Plusieurs protéines sont des *enzymes*, les ingénieurs de la cellule, car elles possèdent la capacité de transformer des substances inutilisables en produits essentiels à la vie de la cellule. Un certain nombre d'enzymes permettent également à la

cellule de s'adapter rapidement à tout changement dans l'environnement en modifiant subtilement la fonction d'autres protéines. En ce sens, il est primordial pour la cellule de toujours veiller à ce que la lecture des lois qui dictent la production de ces enzymes soit fidèle au texte original, car une mauvaise lecture provoque la fabrication de protéines modifiées qui ne sont plus capables d'accomplir correctement leur travail ou qui font preuve d'un excès de zèle incompatible avec le bon équilibre de la cellule. Le cancer est donc toujours causé par des erreurs de fabrication des protéines, notamment des enzymes.

La mitochondrie

C'est la centrale énergétique de la ville, l'endroit où l'énergie contenue dans la structure des molécules provenant de la nourriture (sucres, protéines, lipides) est convertie en énergie cellulaire (ATP). L'oxygène est utilisé comme combustible pour cette fonction, ce qui provoque toutefois la formation de déchets toxiques appelés radicaux libres. Ces déchets peuvent agir comme éléments déclencheurs du cancer en introduisant des modifications aux textes de lois (gènes), c'est-à-dire des mutations entraînant des erreurs dans la fabrication des protéines.

La membrane plasmique

Cette structure qui entoure la cellule est formée de lipides et de certaines protéines, et agit comme une muraille destinée à contenir toutes les activités de la cellule en un même endroit. La membrane plasmique joue un rôle très important,

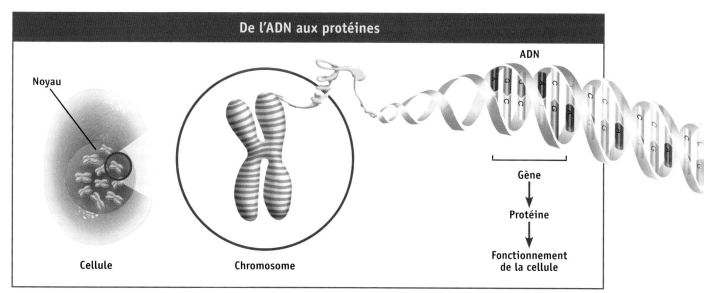

De l'ADN aux protéines

Noyau

ADN

Cellule

Chromosome

Gène

Protéine

Fonctionnement de la cellule

Figure 10

car elle agit comme barrière entre l'intérieur de la cellule et le milieu extérieur, une sorte de filtre qui trie les substances qui peuvent entrer dans la cellule et celles qui en sortent. Elle contient plusieurs protéines, appelées *récepteurs*, qui détectent les signaux chimiques présents dans la circulation sanguine et qui transmettent à la cellule les messages codés de ces signaux de façon à lui permettre de réagir aux variations de son environnement. Cette fonction est capitale pour la cellule et on comprendra qu'une mauvaise lecture des gènes contrôlant la production de ces protéines peut avoir des conséquences tragiques. Car lorsqu'une cellule ne parvient plus à comprendre ce qui se passe à l'extérieur, elle perd ses repères et commence à se comporter de façon autonome sans se préoccuper des cellules environnantes… Un comportement très dangereux qui peut mener au cancer.

Les contraintes de la vie de groupe

Qu'est-ce qui pousse une cellule à devenir cancéreuse ? La plupart des gens savent que le cancer est dû à une multiplication excessive de cellules, mais en règle générale les raisons qui favorisent le développement d'un tel comportement demeurent mystérieuses. Comme dans n'importe quelle analyse psychologique moderne, c'est dans l'enfance de la cellule que se trouve la réponse…

La cellule actuelle est le résultat de l'évolution d'une cellule primitive apparue sur la Terre

il y a environ 3,5 milliards d'années, qui ressemblait beaucoup plus à une bactérie qu'à la cellule que nous connaissons maintenant. Au cours de cette longue période, cette cellule ancestrale a été soumise à d'énormes variations dans son environnement (rayons UV, taux d'oxygène…) qui l'ont forcée à rechercher sans cesse et « à tâtons » la modification pouvant lui conférer la meilleure chance de survie. Cette grande faculté d'adaptation de la cellule est imputable à sa capacité de modifier ses gènes pour permettre la production de nouvelles protéines plus efficaces pour faire face aux nouvelles difficultés. On doit donc comprendre que les gènes des cellules, les fameuses « lois » évoquées précédemment, ne sont pas immuables. Dès que la cellule sent qu'elle aurait avantage à modifier les lois pour contourner une difficulté, elle en change le texte dans l'espoir d'y parvenir ; c'est ce qu'on appelle une mutation. Cette faculté qu'ont les cellules de faire muter leurs gènes est donc une caractéristique essentielle de la vie sans laquelle nous n'aurions jamais vu le jour.

Il y a environ 600 millions d'années, les cellules ont pris la « décision » qui, de toute l'histoire de l'évolution, allait avoir le plus de conséquences sur la nature de la vie sur la Terre : elles ont commencé à cohabiter pour former les premiers organismes contenant plusieurs cellules. Il s'agissait d'un changement radical dans la « mentalité » même de la cellule, car cette cohabitation supposait que la survie de l'organisme prime sur celle des cellules individuelles. Si bien que la recherche constante d'améliorations pour s'adapter aux changements de l'environnement ne pouvait plus se faire au détriment des autres cellules de l'organisme. Autrement dit, d'individualistes, les cellules sont graduellement devenues altruistes et ont, d'une certaine façon, renoncé à leur liberté fondamentale de transformer leurs gènes comme elles le voulaient. Cette évolution a été retenue, car elle procurait des avantages considérables, le plus important étant que les différentes cellules pouvaient se répartir les tâches de façon à mieux interagir avec l'environnement. Par exemple, dans un organisme primitif, certaines cellules sont devenues expertes dans les tâches liées à l'identification de substances nutritives présentes dans leur environnement immédiat, tandis que d'autres se sont plutôt spécialisées dans la digestion des aliments de façon à procurer de l'énergie à l'organisme. Afin de parvenir à cette spécialisation, les cellules ont modifié leurs lois pour former de nouvelles sortes de protéines qui amélioraient leur performance et leur permettaient d'accomplir encore plus efficacement leurs tâches. Cette faculté d'adaptation est à la base de l'évolution, mais, dans le cas d'organismes multicellulaires, cette adaptation doit absolument profiter à l'ensemble des cellules de l'organisme.

Chez l'être humain, la spécialisation des cellules a atteint des sommets de complexité. En effet, il est difficile de concevoir qu'une cellule de la peau, par exemple, ait un quelconque degré de parenté avec une cellule du rein. Ou

encore que les cellules composant les muscles possèdent une origine commune avec les neurones qui nous permettent de réfléchir. Pourtant, toutes les cellules du corps humain renferment dans leur noyau le *même* bagage génétique, les mêmes textes de lois. Si la cellule de la peau est différente de celle du rein, ce n'est pas parce que ces deux types de cellules n'ont pas les mêmes gènes, mais plutôt parce qu'elles n'*utilisent* pas les mêmes gènes pour accomplir leurs fonctions. Autrement dit, chaque cellule du corps humain utilise seulement les gènes qui sont compatibles avec sa fonction ; ce phénomène est appelé différenciation cellulaire. Le maintien de cette différenciation cellulaire est crucial pour le bon fonctionnement de l'organisme, car si les neurones qui nous permettent de réfléchir décidaient subitement de se comporter en cellules de la peau et de ne plus transmettre d'influx nerveux, c'est tout l'organisme qui en souffrirait. Même chose pour n'importe lequel de nos organes ; chaque type de cellules doit accomplir la tâche qui lui est assignée pour le bien-être de l'ensemble des cellules (l'organisme). Quand on pense que le corps humain contient 37 200 milliards de cellules, toutes à l'écoute les unes des autres, on ne peut qu'être émerveillé par l'ordre qui émane d'une telle complexité.

La désobéissance civile

Si le bon fonctionnement d'un organisme aussi complexe que l'être humain nécessite la répression complète des instincts de survie ancestraux des cellules, ainsi que la mise en commun de toutes leurs ressources, on peut facilement imaginer que le maintien de ces fonctions est un phénomène fragile et constamment sujet à des tentatives de « rébellion » de la part de cellules qui souhaitent retrouver leur liberté d'action. C'est exactement ce qui se passe tout le long de notre existence : dès qu'une cellule subit une agression extérieure, qu'elle soit causée par une substance cancérigène, un virus ou encore un surplus de radicaux libres, son premier réflexe est d'interpréter cette agression comme une épreuve qu'elle doit affronter du mieux qu'elle le peut en mutant ses gènes de façon à contourner cet obstacle. Ces agressions sont courantes au cours de notre vie, de sorte que plusieurs cellules endommagées se rebellent et oublient par là même leur fonction

Règle 1

Interdiction de se reproduire, sauf pour remplacer une cellule endommagée ou morte.

Règle 2

Interdiction de se maintenir en vie si des dommages sont détectés dans la structure de la cellule, en particulier dans l'ADN. Si les dommages sont trop importants, le suicide est obligatoire !

essentielle à l'ensemble de l'organisme. Heureusement, pour éviter que la cellule endommagée n'acquière trop d'autonomie, la « bonne volonté » des cellules est encadrée de façon stricte par certaines règles qui assurent que le comportement social est toujours respecté, ce qui permet d'éliminer rapidement les cellules rebelles et de veiller au maintien des fonctions vitales.

Cependant, l'application de ces règles n'est pas parfaite et certaines cellules parviennent à trouver les mutations de gènes qui leur permettront de contourner ces règlements et de former un cancer.

Autrement dit, un cancer surgit lorsqu'une cellule cesse de se résigner à jouer le rôle qui lui a été assigné et n'accepte plus de coopérer avec les autres pour mettre ses ressources au profit de toutes les autres cellules d'un organisme. Cette cellule est devenue un hors-la-loi qui s'isole de ses semblables, ne répond plus aux ordres transmis par la société dans laquelle elle se trouve et n'a désormais qu'une seule chose en tête : assurer sa propre survie et celle de ses descendants. Tout peut alors arriver : la cellule rebelle a retrouvé ses instincts de survie ancestraux.

Le développement du cancer

Il est important de comprendre que cette transformation de la cellule ne signifie pas pour autant qu'un cancer va immédiatement se développer dans l'organisme. Nous allons le voir plus loin, ce comportement délinquant de la cellule se produit régulièrement au cours de la vie d'un individu sans nécessairement dégénérer en cancer. Il faut plutôt voir le développement du cancer comme un phénomène graduel pouvant évoluer en sourdine pendant plusieurs années, voire plusieurs décennies, avant de provoquer la manifestation de symptômes. Cette « lenteur » du cancer à se développer est extrêmement importante pour nous, car comme nous allons le voir tout le long de ce livre, elle nous donne une occasion en or d'intervenir à plusieurs étapes de son développement et de bloquer l'évolution de la cellule transformée vers une cellule cancéreuse mature. Bien que chaque cancer possède des facteurs déclencheurs qui lui sont propres, tous les cancers suivent en gros le même processus de développement, lequel se divise en trois grandes étapes : l'initiation, la promotion et la progression (Figure 11).

1. *L'initiation*

L'initiation est, comme son nom l'indique, l'étape initiale du processus cancéreux, celle où une première mutation apparaît dans l'ADN des cellules. Ces mutations peuvent être causées par l'exposition à un agent cancérigène (rayons ultraviolets, fumée de cigarette, certains virus) ou par des erreurs qui se glissent spontanément dans les gènes lors du renouvellement des cellules, ou encore être une conséquence de défauts génétiques transmis par l'hérédité.

À quelques exceptions près (certains cancers pédiatriques, par exemple), les cellules « initiées » ne sont pas encore suffisamment activées, à ce stade-ci, pour être jugées cancéreuses; elles ont plutôt le *potentiel* de former des tumeurs si jamais l'exposition aux agents toxiques continue régulièrement ou encore si un facteur de promotion permet à la cellule initiée de poursuivre ses

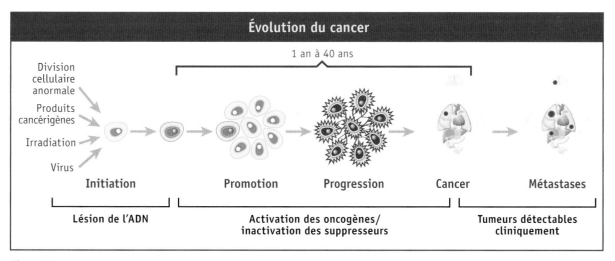

Évolution du cancer

1 an à 40 ans

Division cellulaire anormale
Produits cancérigènes
Irradiation
Virus

Initiation — Promotion — Progression — Cancer — Métastases

Lésion de l'ADN | Activation des oncogènes/ inactivation des suppresseurs | Tumeurs détectables cliniquement

Figure 11

35

tentatives de trouver de nouvelles mutations qui peuvent l'aider à se développer de façon autonome. Comme nous le verrons, certaines molécules présentes dans l'alimentation ont la propriété de maintenir ces tumeurs potentielles dans un état latent et peuvent donc empêcher le développement du cancer.

2. La promotion

Au cours de cette étape, la cellule initiée contourne les règles 1 et 2 mentionnées précédemment et atteint ainsi le seuil critique de cellule transformée. La très grande majorité des travaux de recherche en cours sur le cancer porte sur

Les instincts suicidaires des cellules

La cellule a élaboré un programme extrêmement détaillé et musclé pour forcer à la retraite les cellules endommagées ou n'étant plus fonctionnelles : le suicide ! L'apoptose permet à l'organisme de détruire une cellule « proprement » sans provoquer de dommages pour les cellules avoisinantes et sans engendrer de réactions inflammatoires des tissus. Il s'agit donc d'un phénomène essentiel qui participe à plusieurs processus physiologiques comme le développement embryonnaire, l'élimination de cellules immunitaires incompétentes et, point névralgique dans le cas du cancer, la destruction de cellules qui montrent des dommages importants à l'ADN.

l'identification des facteurs qui permettent aux cellules de contourner ces deux règles. Généralement, pour parvenir à désobéir à la règle 1, les cellules cancéreuses libèrent de grandes quantités de protéines qui permettent aux cellules de croître de façon autonome, sans aide extérieure. Parallèlement, la cellule qui cherche à devenir cancéreuse doit absolument se débarrasser des protéines responsables de l'application de la règle 2, sans quoi tous ses efforts seront immédiatement contrés par un mécanisme de suicide cellulaire appelé *apoptose* (voir encadré). Dans les deux cas, les mutations provoquant une modification dans la fonction des protéines entraîneront une croissance incontrôlée des cellules modifiées et les rendront immortelles. Il s'agit cependant d'une étape difficile qui s'échelonne sur une longue période de temps (de 1 an à 40 ans), car la cellule doit multiplier les tentatives de mutation dans l'espoir d'acquérir les caractéristiques nécessaires à sa croissance (Figure 11). Les facteurs qui favorisent la désobéissance aux deux grandes règles qui régissent la vie de la cellule demeurent encore mal connus, mais il est possible que certaines hormones et certains facteurs de croissance, de même que les taux de radicaux libres, jouent tous un rôle dans cette étape cruciale. On peut néanmoins penser que la phase de promotion est celle qui offre le plus grand champ d'intervention pour la prévention du développement du cancer, car plusieurs des facteurs impliqués peuvent être contrôlés en bonne partie par le mode de vie des individus. Comme nous le verrons en détail dans les chapitres suivants, plusieurs facteurs d'origine alimentaire peuvent influencer positivement cette étape en contraignant la future tumeur à demeurer à ce stade précoce. Cette prévention est capitale, car les cellules transformées qui ont réussi à franchir les deux premières étapes sont extrêmement dangereuses et vont le devenir encore plus au cours de la phase de progression.

Les six signatures du cancer

1. Croissance anarchique permettant aux cellules cancéreuses de se reproduire même en l'absence de signaux biochimiques.
2. Refus d'obéir aux ordres d'arrêt de croissance émis par les cellules situées à proximité et qui perçoivent le danger encouru par le tissu.
3. Résistance au suicide par apoptose, évitant ainsi le contrôle par les mécanismes de protection de la cellule.
4. Capacité de provoquer la formation de nouveaux vaisseaux sanguins par angiogenèse, permettant l'apport en oxygène et en nourriture essentiels à la croissance.
5. Acquisition de toutes ces caractéristiques faisant en sorte de rendre les cellules cancéreuses immortelles et donc capables de se reproduire indéfiniment.
6. Capacité d'envahir et de coloniser les tissus de l'organisme, d'abord de façon localisée, puis en se répandant sous forme de métastases.

3. La progression
C'est véritablement au cours de ce processus que la cellule transformée acquiert son indépendance et des caractéristiques de plus en plus malignes qui lui permettent d'envahir le tissu dans lequel elle est localisée, et même de se répandre dans d'autres tissus de l'organisme sous forme de métastases. Toutes les cellules cancéreuses provenant de tumeurs ayant réussi à atteindre ce stade possèdent six caractéristiques communes, qui peuvent être considérées comme la « signature » de ce qu'est un cancer à l'état mature (voir encadré). C'est pour cette raison que le cancer est une maladie aussi difficile à traiter : en acquérant l'ensemble de ces nouvelles propriétés, les cellules cancéreuses arrivées à maturité sont devenues en quelque sorte une nouvelle forme de vie capable de se reproduire de façon autonome et de résister à une foule de conditions défavorables.

Le traitement du cancer : les limites des approches actuelles

Il n'y a pas de procédure universelle utilisée pour traiter le cancer : le type de cancer, sa taille et sa localisation dans l'organisme, la nature des cellules qui le composent (ce qu'on appelle communément le stade), de même que l'état de santé général du patient représentent tous des paramètres importants pour le choix de la meilleure stratégie de traitement. La plupart du temps, l'excision des tumeurs par la chirurgie, la radio-thérapie et la chimiothérapie sont utilisées simultanément ou encore de façon séquentielle. Par exemple, exciser la tumeur par chirurgie est une procédure assez courante, suivie d'un traitement de radiothérapie ou de chimiothérapie pour éliminer les cellules cancéreuses résiduelles.

Malgré les progrès considérables réalisés grâce à ces approches thérapeutiques, le cancer demeure une maladie très difficile à traiter. Ces difficultés sont attribuables aux trois grandes limites des thérapies actuelles.

Les effets secondaires. Un des principaux problèmes des médicaments de chimiothérapie est leur toxicité pour plusieurs cellules saines de l'organisme, qui provoque de multiples effets secondaires. Mentionnons entre autres la diminution des cellules immunitaires et des plaquettes, l'anémie, les troubles digestifs (nausée, atteinte des muqueuses digestives), la perte des cheveux (alopécie), sans compter différentes complications cardiaques, rénales ou autres. En conséquence, la durée du traitement est souvent limitée par ces effets secondaires et ne permet parfois pas d'éliminer complètement les cellules cancéreuses. De plus, certains médicaments de chimiothérapie utilisés dans le traitement de plusieurs tumeurs provoquent des mutations dans l'ADN ; ils sont donc par définition cancérigènes et peuvent augmenter les risques de cancer à plus ou moins long terme.

La résistance. Si, de façon générale, tous les cancers sont fortement diminués ou même éradiqués par une chimiothérapie ou une radiothérapie (on dit alors que les tumeurs « répondent » au traitement), il y a toutefois souvent récidive de la tumeur au bout d'un certain temps. Ces récidives sont généralement de mauvais augure, car ces nouvelles tumeurs sont souvent devenues résistantes à un large éventail de traitements. Dans le cas de la chimiothérapie, par exemple, un mécanisme qui est souvent utilisé par les cellules tumorales pour s'adapter au poison est la fabrication de certaines protéines qui « pompent » les médicaments hors de la cellule et les empêchent donc de lui causer des dommages. Un autre mécanisme consiste à se débarrasser de gènes qui les obligeraient à se suicider lorsque le médicament parvient à entrer dans la cellule. Bref, même si un traitement par chimiothérapie réussit à tuer 99,9 % des cellules cancéreuses, il suffit qu'une seule d'entre elles ait réussi à acquérir un nouveau caractère qui lui confère une résistance face au médicament pour que renaisse une tumeur composée cette fois des clones de cette cellule tumorale, encore plus dangereux que les cellules de la tumeur précédente. Comme nous l'avons dit, il ne faut peut-être pas s'étonner outre mesure de la capacité d'adaptation des cellules cancéreuses ; ce mécanisme d'adaptation est à la base de la vie sur la Terre. Même des cellules moins évoluées sont souvent capables de trouver des moyens de résister aux obstacles rencontrés, comme en témoigne la recrudescence de certaines maladies liée à la résistance des bactéries à plusieurs classes d'antibiotiques.

L'hétérogénéité des tumeurs. Il existe d'énormes différences dans la composition des tumeurs, autant entre différents individus qu'au sein d'un même cancer. L'analyse des diverses régions anatomiques d'un cancer du poumon, par exemple, montre la présence de plusieurs défauts génétiques différents qui ont évolué chacun à sa manière. En d'autres mots, une masse cancéreuse n'est pas un seul cancer, mais bien une combinaison de plusieurs cancers, chacun contenant plusieurs millions de cellules complètement dégénérées (Figure 12). De la même façon, ce qu'on appelle un « cancer du sein » est en fait un terme générique qui fait référence à une famille d'au moins dix maladies distinctes, chacune ayant une empreinte moléculaire propre et certaines caractéristiques qui lui sont spécifiques. Cette grande hétérogénéité du cancer fait donc en sorte que même si un traitement donné parvient à neutraliser un oncogène qui favorise la croissance d'un cancer, la tumeur risque de contenir des sous-populations de cellules qui utilisent d'autres moyens pour croître et qui seront résistantes à ce traitement. En conséquence, même les nouvelles thérapies anticancéreuses qui ciblent spécifiquement certaines anomalies génétiques des tumeurs sont souvent impuissantes à guérir une majorité de patients, malgré les coûts parfois exorbitants associés à ces médicaments.

Tous ces facteurs illustrent à quel point le cancer arrivé à maturité représente une maladie d'une incroyable complexité, qu'il est

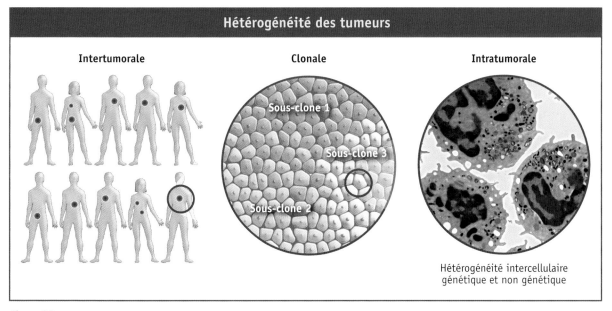

Hétérogénéité des tumeurs

Intertumorale

Clonale

Intratumorale

Sous-clone 1

Sous-clone 3

Sous-clone 2

Hétérogénéité intercellulaire génétique et non génétique

Figure 12

extrêmement difficile de traiter avec succès. Il est toutefois important de réaliser que l'apparition d'une tumeur n'a rien d'un phénomène instantané, mais est plutôt le résultat d'un long processus qui s'échelonne sur plusieurs années où la cellule, « réveillée » par l'apparition d'une erreur dans son matériel génétique, se transforme de fond en comble pour venir à bout des multiples embûches présentes tout le long de son développement. Le point le plus important de ce long processus reste que, pendant de nombreuses années, des décennies même, les cellules cancéreuses demeurent extrêmement vulnérables et que seulement quelques-unes d'entre elles réussiront à atteindre un stade malin. Cette vulnérabilité fait en sorte qu'il est possible d'interférer à plusieurs endroits dans le développement de la tumeur et de prévenir ainsi l'apparition du cancer. Nous allons insister sur ce point dans ce livre, car il s'agit d'un aspect crucial pour réduire les décès par cancer : il faut attaquer la tumeur pendant qu'elle est vulnérable si on veut vraiment diminuer le nombre de cancers dans nos sociétés. En retrouvant, pour ainsi dire, les instincts originels de ses ancêtres qui devaient assurer leur survie de façon autonome, la cellule tumorale acquiert une puissance redoutable. Et c'est ce qui rend le cancer si difficile à combattre : essayer de détruire ces cellules primitives, c'est comme tenter d'éliminer la force d'adaptabilité qui nous a engendrés. C'est combattre les forces à l'origine même de la vie.

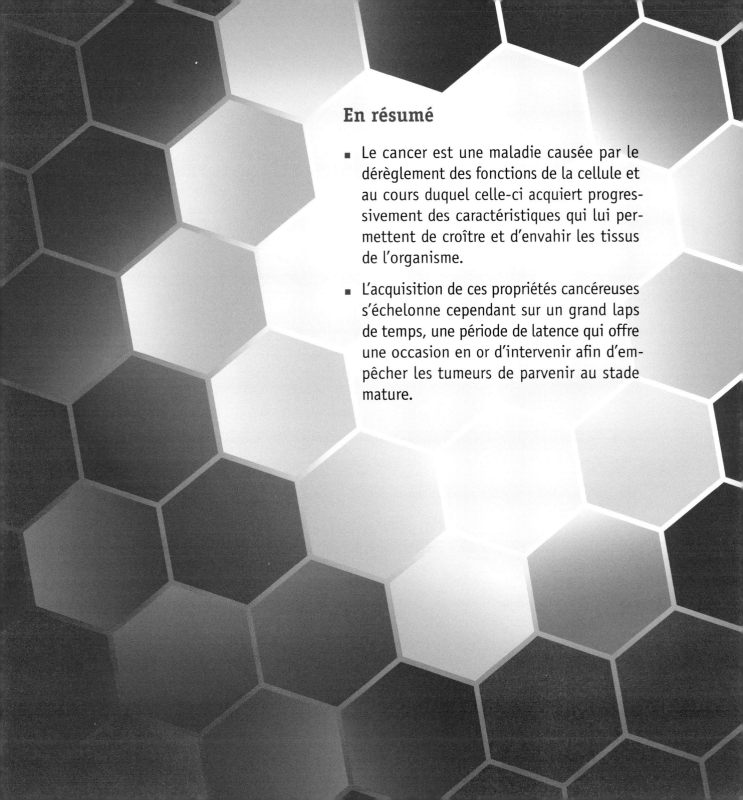

En résumé

- Le cancer est une maladie causée par le dérèglement des fonctions de la cellule et au cours duquel celle-ci acquiert progressivement des caractéristiques qui lui permettent de croître et d'envahir les tissus de l'organisme.

- L'acquisition de ces propriétés cancéreuses s'échelonne cependant sur un grand laps de temps, une période de latence qui offre une occasion en or d'intervenir afin d'empêcher les tumeurs de parvenir au stade mature.

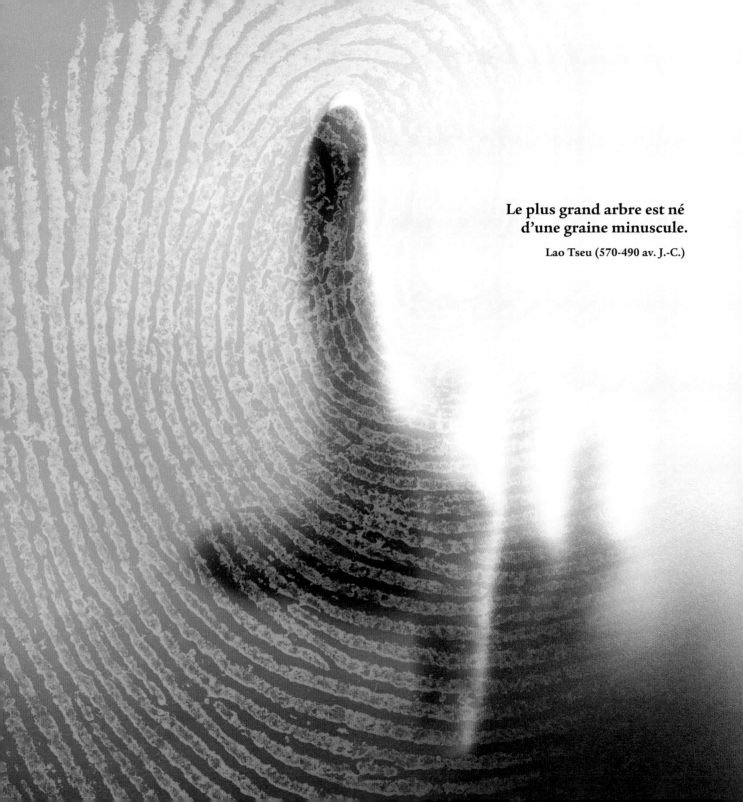

Le plus grand arbre est né
d'une graine minuscule.

Lao Tseu (570-490 av. J.-C.)

Chapitre 3

Le cancer, une question d'environnement… cellulaire

Y a-t-il, dans l'armure des cellules tumorales, une faille qui nous permettrait d'améliorer nos chances de les vaincre ? La réponse est oui. La cellule cancéreuse, malgré toute sa puissance, sa polyvalence et son instabilité génétique, ne peut parvenir à elle seule à envahir les tissus dans lesquels elle se trouve ; elle doit compter sur un environnement favorable à cette croissance, un milieu d'accueil qui se chargera de lui procurer les éléments essentiels à sa progression et favorisera cette quête constante des mutations nécessaires à la réalisation de ses visées conquérantes. Il faut donc absolument empêcher la création d'un tel environnement procancéreux pour prévenir efficacement le développement du cancer.

Une graine dans un terreau

On peut d'une certaine façon comparer le développement du cancer à celui d'une graine dans un terreau, une semence qui semble vulnérable à première vue, mais qui, lorsque les conditions lui sont favorables, possède l'incroyable capacité de tirer profit de toutes les richesses présentes dans ce terreau pour croître jusqu'à maturité (Figure 13). Dans le cas d'une plante, on sait que cette graine doit pouvoir compter sur un apport adéquat de soleil et d'eau, deux facteurs indispensables à l'assimilation des éléments nutritifs du terreau. C'est la même chose pour le cancer : les cellules précancéreuses, qu'elles soient d'origine héréditaire ou acquises au cours de notre vie, sont incapables par elles-mêmes de tirer profit des richesses de l'environnement dans lequel elles sont localisées. En fait, cet environnement (appelé stroma) est composé d'un très grand nombre de cellules non cancéreuses, en particulier des cellules du tissu conjonctif, milieu peu réceptif à la présence de ces cellules précancéreuses et même doté d'un caractère anticancéreux qui restreint leur développement. L'évolution de ces cellules précancéreuses dépend donc totalement de facteurs additionnels qui vont « activer » ce stroma, le forcer à modifier son statu quo pour qu'elles puissent y puiser les éléments nécessaires à leur progression.

Deux types de facteurs procancéreux présents dans l'environnement immédiat des cellules précancéreuses sont particulièrement importants pour le développement du cancer. Le premier, qui peut être d'une certaine façon comparé à l'eau, vise à enraciner plus solidement la graine dans le terreau, à faire en sorte qu'elle puisse s'établir et compter sur un approvisionnement constant en nutriments. Pour y arriver, les cellules cancéreuses fabriquent des signaux chimiques, notamment le VEGF, pour attirer vers elles les cellules d'un vaisseau sanguin situé à proximité. Par sa liaison à un récepteur à la surface des cellules du vaisseau, le VEGF incite ces cellules à se frayer un chemin vers la tumeur en dissolvant le tissu environnant et à former suffisamment de nouvelles cellules pour fabriquer un nouveau vaisseau sanguin. Ce phénomène, appelé *angiogenèse tumorale* (du grec *angio*, vaisseau, et *genèse*, formation), contribue donc à la progression de la tumeur en lui fournissant un

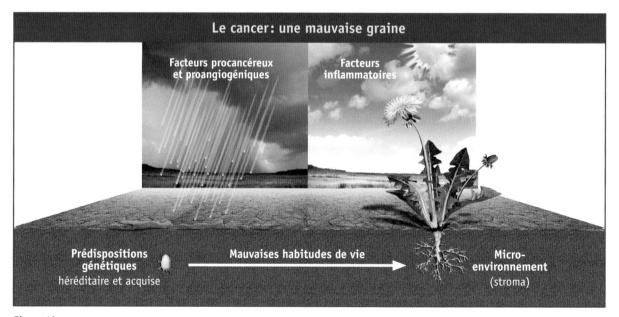

Figure 13

nouveau réseau de vaisseaux sanguins pour combler ses besoins énergétiques et lui permettre de poursuivre l'invasion des tissus environnants (Figure 14).

Cette croissance stimulée par les facteurs procancéreux et proangiogéniques serait cependant beaucoup plus lente si la tumeur immature ne pouvait compter sur un autre type de facteur procancéreux, qui, de façon analogue au soleil pour une plante, va accélérer le processus en lui apportant une source importante de stimulateurs puissants : les cellules inflammatoires de notre système immunitaire. En d'autres mots, comme l'eau et le soleil dans le cas d'une plante, ces facteurs procancéreux et inflammatoires agissent de concert pour permettre aux

cellules précancéreuses de puiser les éléments nécessaires à leur progression dans leur environnement immédiat.

Le cancer, une maladie inflammatoire

L'inflammation provoquée par notre système immunitaire est un phénomène essentiel à l'intégrité de notre organisme ; sans elle, nous serions complètement à la merci des nombreux agents pathogènes présents dans notre environnement (voir encadré p. 46). Mais lorsqu'elle devient trop intense ou se produit sur une trop longue période, l'inflammation peut provoquer le développement de plusieurs pathologies et même

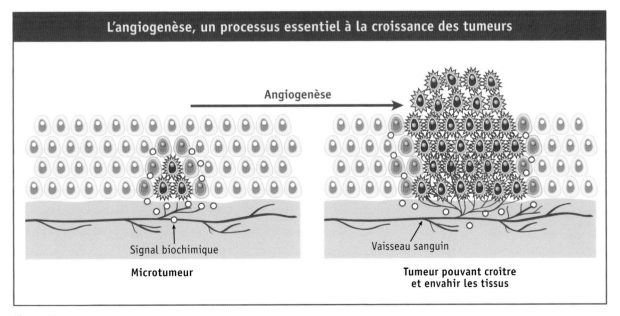

L'angiogenèse, un processus essentiel à la croissance des tumeurs

Angiogenèse

Signal biochimique

Vaisseau sanguin

Microtumeur

Tumeur pouvant croître et envahir les tissus

Figure 14

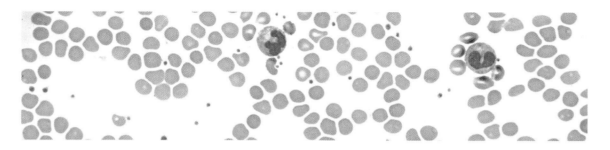

L'inflammation, une alliée qui peut aussi devenir une ennemie...

Le système immunitaire est l'ensemble des phénomènes qui permettent de nous défendre contre les agressions, qu'elles soient d'origine pathogène (bactéries, virus), chimique ou traumatique. Ce système est une véritable force armée constituée de soldats d'élite répartis en groupes spécialisés dans des tâches de neutralisation ou d'attaque bien précises. L'«escouade inflammatoire», la division chargée de neutraliser rapidement les intrus, intervient en première ligne. Les cellules de cette escouade, en particulier certains globules blancs appelés macrophages, sont dites «inflammatoires» car elles relâchent des molécules très réactives destinées à éliminer d'éventuels agents pathogènes qui tenteraient d'envahir notre corps, ce qui provoque une irritation (facilement repérable sous forme de rougeurs, d'enflures ou de picotements). Cette réaction inflammatoire sert également à amorcer la réparation des tissus abîmés, grâce aux nombreux facteurs de croissance sécrétés par les cellules inflammatoires qui accélèrent l'arrivée de cellules saines et favorisent la formation de nouveaux vaisseaux sanguins. En temps normal, cette réaction devrait être de courte durée, car la présence continue de molécules inflammatoires devient extrêmement irritante pour les tissus touchés. Lorsqu'elle perdure, un état d'inflammation chronique s'installe, ce qui peut provoquer des douleurs intenses au siège de l'inflammation. Comme nous le verrons, l'inflammation chronique peut également être favorisée par certains facteurs du mode de vie (tabagisme, obésité, surcharge calorique, carence en acides gras oméga-3). Bien que ce type d'inflammation chronique ne cause pas nécessairement de symptômes apparents, il crée néanmoins un climat propice à la croissance des cellules présentes dans l'environnement enflammé; un état particulièrement dangereux si le tissu contient des microtumeurs composées de cellules précancéreuses. Celles-ci peuvent alors utiliser les facteurs de croissance sécrétés par les cellules inflammatoires ainsi que le nouveau réseau de vaisseaux sanguins créé à proximité de l'inflammation pour devenir une tumeur mature.

favoriser la progression de maladies comme le cancer. Une étroite association entre l'inflammation et le cancer était déjà connue des premiers pathologistes qui se sont intéressés au cancer. En effet, la présence d'une abondance de macrophages et d'autres cellules immunitaires dans les tumeurs est une caractéristique fondamentale d'un grand nombre de cancers (soulignons que, de façon générale, plus cette présence est importante, plus la tumeur a atteint un stade avancé et dangereux).

L'importance de l'inflammation dans le développement du cancer est également bien illustrée par la relation étroite qui existe entre diverses pathologies causées par une inflammation chronique et l'augmentation fulgurante du risque de cancer associé à ces pathologies inflammatoires. En effet, on sait depuis longtemps que l'inflammation chronique, qu'elle soit causée par l'exposition répétée à des produits toxiques (fumée de cigarette, fibre d'amiante), par certaines bactéries ou virus (*Helicobacter pylori*, virus de l'hépatite), ou encore par la présence d'un déséquilibre métabolique durable, augmente considérablement les risques de développer un cancer des organes touchés par ces agressions inflammatoires (Figure 15). Par exemple, l'inflammation causée par la présence continue de *H. pylori* dans l'estomac accroît de trois à six fois le risque de cancer de cet organe, alors que la colite ulcéreuse, maladie inflammatoire chronique du gros intestin, augmente de près de dix fois le risque de cancer du côlon. Ces relations sont loin de représenter des cas isolés : globalement, on estime actuellement que, dans le monde, un cancer sur six est directement lié à la présence de pathologies inflammatoires chroniques.

Maladies inflammatoires qui prédisposent au cancer	
Maladie inflammatoire de l'intestin	**Cancer colorectal**
Gastrite induite par *H. pylori*	**Cancer gastrique**
Salpingites	**Cancer ovarien**
Schistosomiase	**Cancer de la vessie**
H. pybri	**Lymphome du MALT**
Virus hépatiques B et C	**Cancer du foie**
HHV8	**Sarcome de Kaposi**
Silice	**Carcinome bronchial**
Amiante	**Mésothéliome**
Métaplasie de Barrett	**Cancer de l'œsophage**
Thyroïdite	**Carcinome papillaire thyroïdien**
Prostatite	**Cancer de la prostate**

Figure 15

L'inflammation met le feu aux poudres !

Les mécanismes par lesquels les cellules précancéreuses utilisent l'inflammation pour progresser jusqu'à un stade mature sont complexes et témoignent de l'extraordinaire faculté du cancer d'utiliser tous les éléments présents dans son environnement immédiat pour parvenir à ses fins.

Par exemple, les cellules cancéreuses sécrètent des messages destinés aux cellules inflammatoires situées à proximité, les forçant à relâcher un grand nombre de facteurs de croissance et d'enzymes qui permettent aux cellules cancéreuses de se frayer un chemin dans la structure du tissu, ainsi que certaines molécules essentielles à la formation d'un réseau de vaisseaux sanguins indispensables à la progression du cancer (Figure 16). Tous ces facteurs sont normalement destinés à accélérer la guérison et à rétablir l'équilibre des tissus endommagés, mais pour une tumeur précancéreuse qui cherche à améliorer ses chances de croissance, ces outils sont de véritables cadeaux du ciel !

Ces facteurs favorisent également la survie des cellules cancéreuses en activant une protéine clé au nom charmant de « nuclear factor κB » (NFκB), qui joue également un rôle crucial dans la croissance de ces cellules en augmentant la production de cyclooxygénase-2 (COX-2), une enzyme très importante impliquée dans la production de molécules inflammatoires. Cette surabondance de COX-2 a pour conséquence d'augmenter la présence des macrophages et des cellules immunitaires sur le site de l'inflammation. On assiste alors à l'établissement d'un véritable cercle vicieux dans lequel les facteurs de croissance produits par les macrophages sont utilisés par les cellules cancéreuses pour survivre et progresser ; en parallèle, cette survie des cellules cancéreuses provoque l'émission de

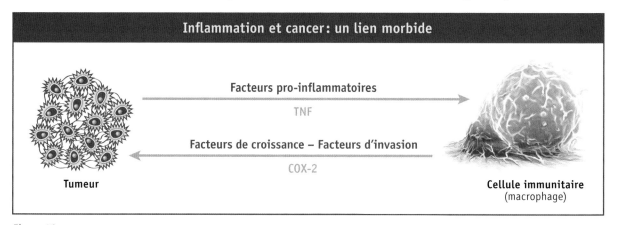

Inflammation et cancer : un lien morbide

Facteurs pro-inflammatoires

TNF

Facteurs de croissance – Facteurs d'invasion

COX-2

Tumeur

Cellule immunitaire
(macrophage)

Figure 16

grandes quantités de molécules inflammatoires, favorisant ainsi le recrutement d'autres macrophages. C'est pour cette raison que l'inflammation constitue un élément clé dans la progression du cancer : en créant un environnement riche en facteurs de croissance, la présence continue de cellules inflammatoires procure aux cellules précancéreuses des conditions idéales qui leur permettent d'accélérer leurs tentatives de mutations et d'acquisition de nouvelles propriétés essentielles pour poursuivre leur progression.

Obésité : le poids de l'inflammation

La présence d'inflammation chronique si essentielle au développement du cancer n'est pas toujours causée par des agressions extérieures, mais peut également être grandement favorisée par le mode de vie. Le contributeur le plus important à la création d'un tel climat inflammatoire est sans contredit l'excès de graisse corporelle : lorsqu'elles sont surchargées de gras, les cellules qui composent le tissu adipeux (les adipocytes) agissent comme de véritables aimants qui attirent les cellules inflammatoires du système immunitaire ainsi que certaines classes de lymphocytes, ce qui cause une inflammation chronique de faible intensité, invisible et indétectable, mais qui perturbe néanmoins l'équilibre général du corps (Figure 17).

La contribution de cette inflammation causée par le surpoids au développement du cancer est

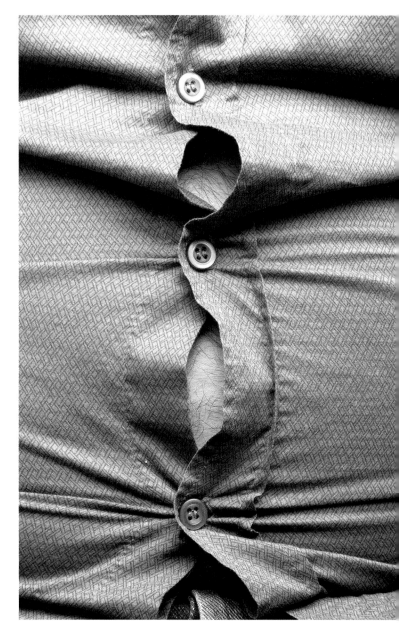

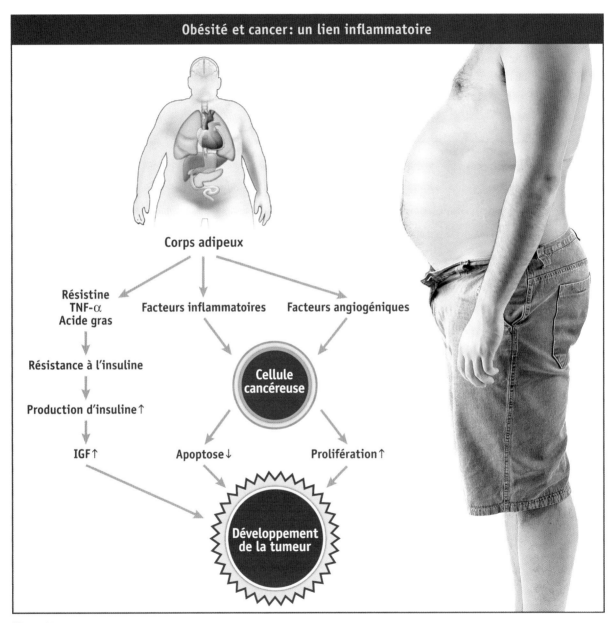

Figure 17

D'après Calle et Kaaks, 2004.

bien illustrée par la hausse significative de l'incidence de cette maladie et de la mortalité qui y est associée chez les personnes en surpoids, un impact particulièrement prononcé pour les cancers de l'utérus, de l'œsophage, du rein, du côlon et du sein (Figure 18). Globalement, on estime que le surpoids et l'obésité sont responsables d'un demi-million de personnes atteintes à l'échelle du globe. Les femmes sont particulièrement vulnérables, puisque le surpoids est associé à une hausse très importante des cancers de l'endomètre, du côlon et du sein (postménopause). Chez les hommes, les cancers du côlon et du rein représentent à eux seuls les deux tiers des cancers liés au surpoids.

Ces statistiques sont alarmantes, car l'embonpoint et l'obésité sont en quelque sorte devenus la norme dans la plupart des pays industrialisés. Au Canada, deux personnes sur trois sont en surpoids et, selon les critères établis par l'Organisation mondiale de la santé, environ 1 milliard de personnes dans le monde présentent un excédent de poids (indice de masse corporelle supérieur à 25), avec 312 millions d'entre elles, dont environ 30 millions d'enfants, qui sont obèses (indice de masse corporelle supérieur à 30). Il s'agit donc d'une crise sanitaire sans précédent, qui risque même de s'amplifier au cours des prochaines années, puisque le surpoids affecte une proportion croissante d'enfants, qui sont beaucoup plus à risque de conserver cet excès de poids à l'âge adulte.

Curieusement, au lieu de réagir et de tout mettre en œuvre pour endiguer ce phénomène,

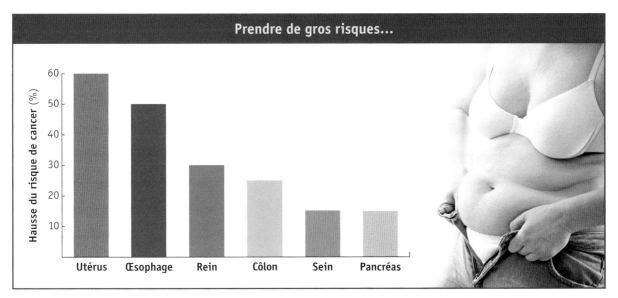

Figure 18

D'après M.J. Khandekar et coll., 2011.

notre société semble résignée face à cette explosion de l'embonpoint et de l'obésité, un peu comme s'il s'agissait d'une nouvelle « tendance » avec laquelle nous sommes tenus de composer pour éviter de stigmatiser les personnes en surpoids. Cette vision fataliste est pourtant très dangereuse, car l'embonpoint et l'obésité ne sont pas des problèmes esthétiques mais bien des états physiologiques totalement anormaux, qui provoquent un dérèglement majeur de l'équilibre de l'organisme et imposent d'énormes contraintes à l'ensemble du corps humain.

L'inflammation chronique associée à l'excès de graisse fait donc en sorte que le surpoids doit être considéré comme un agent cancérigène au même titre que le tabac, l'alcool ou les rayons UV. Toute forme d'embonpoint, surtout au niveau de l'abdomen, devrait être perçue comme un signal d'alarme, la manifestation visible, dans l'équilibre de nos fonctions vitales, de profondes modifications qui augmentent notre risque d'être touchés par plusieurs maladies dont le cancer.

Refuser l'hospitalité au cancer

Toutes ces observations indiquent que pour prévenir le cancer il faut absolument modifier l'environnement cellulaire dans lequel se trouvent les cellules précancéreuses de façon à éviter qu'il contienne les éléments susceptibles de créer un climat propice à la croissance de ces tumeurs.

Il est important de comprendre que ce principe s'applique à l'ensemble des cellules précancéreuses, qu'elles soient d'origine héréditaire, formées par une exposition à une substance cancérigène ou encore simplement le résultat d'un mauvais jeu du hasard (Figure 19). Par exemple, une personne qui naît avec un gène défectueux formera des cellules précancéreuses très tôt dans son existence (la « graine »), mais ces tumeurs immatures ne pourront généralement croître que si elles peuvent compter sur la présence d'un « terreau » favorable à cette croissance. Ainsi, les femmes porteuses d'une mutation du gène BRCA sont à plus haut risque de développer un cancer

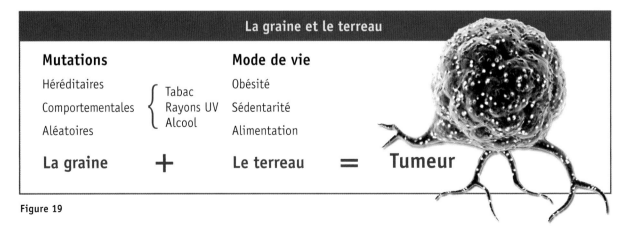

La graine et le terreau

Mutations		Mode de vie
Héréditaires	Tabac	Obésité
Comportementales	Rayons UV	Sédentarité
Aléatoires	Alcool	Alimentation

La graine + **Le terreau** = **Tumeur**

Figure 19

du sein et de l'ovaire, mais ce risque est considérablement augmenté par des facteurs du mode de vie qui créent des conditions propices à la progression des tumeurs, notamment une mauvaise alimentation et un excès de poids corporel. Même chose pour la hausse du risque de cancer qui accompagne le vieillissement : l'accumulation d'erreurs génétiques spontanées au cours de l'existence augmente significativement le nombre de tumeurs immatures dans les organes, mais leur évolution en cancers matures peut être grandement favorisée par le mode de vie. Les cancers du foie et de l'œsophage, par exemple, ont plus que sextuplé depuis quarante ans, quel que soit l'âge des personnes touchées, conséquence encore une fois d'une mauvaise alimentation et de la surcharge pondérale. En somme, même en présence d'une prédisposition génétique grave ou d'une accumulation d'erreurs spontanées au fil du vieillissement, c'est le mode de vie qui demeure le facteur qui exerce la plus grande influence sur le risque d'être touché par la maladie.

Pour refuser l'hospitalité au cancer, il faut d'abord limiter au minimum l'inflammation chronique. Au cours des dernières années, plusieurs études ont montré que les utilisateurs habituels de médicaments anti-inflammatoires qui inhibent spécifiquement l'activité de la COX-2 avaient un risque plus faible d'être touchés par certains types de cancer, notamment celui du côlon. Cependant, ces médicaments ont des effets secondaires importants sur le système cardiovasculaire (qui ont même entraîné le retrait du marché du Vioxx), ce qui limite leur utilisation à des fins préventives. Néanmoins, l'effet protecteur de ces molécules anti-inflammatoires indique que la réduction de l'inflammation représente une approche très prometteuse dans la prévention du cancer.

En plus de l'embonpoint et de l'obésité, la consommation excessive d'aliments transformés, surchargés de sucres et de gras néfastes, la carence en produits d'origine végétale, notamment en fruits et en légumes, représentent tous des facteurs susceptibles de créer des conditions pro-inflammatoires propices au développement du cancer.

Empêcher la formation de nouveaux vaisseaux par le processus d'angiogenèse est un autre aspect essentiel à considérer. Il est maintenant bien établi qu'en l'absence de nouveaux vaisseaux sanguins les tumeurs sont incapables de croître au-delà de 1 mm³, une taille insuffisante pour causer des dommages irréparables aux tissus environnants. Empêcher la néovascularisation de tumeurs qui n'ont pas encore acquis leur totale indépendance de croissance, c'est-à-dire des tumeurs immatures présentes à l'état latent dans l'organisme, pourrait donc constituer une stratégie très efficace pour prévenir le développement des cancers. De plus, puisque la très grande majorité des tumeurs dépendent d'un apport sanguin suffisant, inhiber la formation de ces nouveaux vaisseaux peut empêcher le développement de plusieurs cancers. Même les tumeurs liquides, comme les leucémies, requièrent une vascularisation de la moelle osseuse et sont donc susceptibles d'être visées par ces traitements.

En somme, il faut voir la croissance du cancer non pas comme un phénomène isolé, mais comme un processus dont le succès dépend directement des conditions favorables fournies par l'hôte. Cette forte dépendance du cancer envers son environnement est cependant une faiblesse, une faille dans son armure qu'il est possible d'exploiter. Le cancer ne crée rien, c'est un parasite obligatoire qui demeure dans un état fragile aussi longtemps qu'il se trouve en terrain inhospitalier. Lorsque les conditions lui sont favorables, nous l'avons vu, il déploie des trésors d'ingéniosité pour utiliser à son profit son environnement immédiat et est constamment à la recherche de nouvelles mutations qui lui permettront de croître. En revanche, en l'absence de conditions favorables, le cancer est démuni et n'arrive pas à exprimer son plein potentiel. Il est condamné à demeurer discret, anonyme et impuissant.

La prévention du cancer par la réduction de l'inflammation et l'inhibition de l'angiogenèse n'est pas un rêve, elle existe déjà. Certains aliments que nous mangeons, notamment des végétaux, constituent des sources privilégiées de composés anti-inflammatoires et antiangiogéniques qui, administrées quotidiennement, parviennent à créer un climat hostile à la progression du cancer. Grâce à cette approche préventive, le cancer n'est plus une maladie fatale. Il devient plutôt une maladie chronique qui nécessite un traitement constant pour la contrôler.

En résumé

- L'inflammation chronique participe activement à la croissance du cancer en favorisant la survie et la croissance des cellules précancéreuses, ainsi qu'en leur permettant d'acquérir un réseau de vaisseaux sanguins qui subviennent à leurs besoins énergétiques.

- L'embonpoint et l'obésité favorisent l'établissement de cet environnement pro-inflammatoire et augmentent ainsi le risque de développer plusieurs types de cancers.

- La consommation régulière d'aliments d'origine végétale et le maintien d'un poids corporel normal jouent un rôle crucial dans la réduction de l'inflammation et de l'angiogenèse, éléments indispensables à la prévention du cancer.

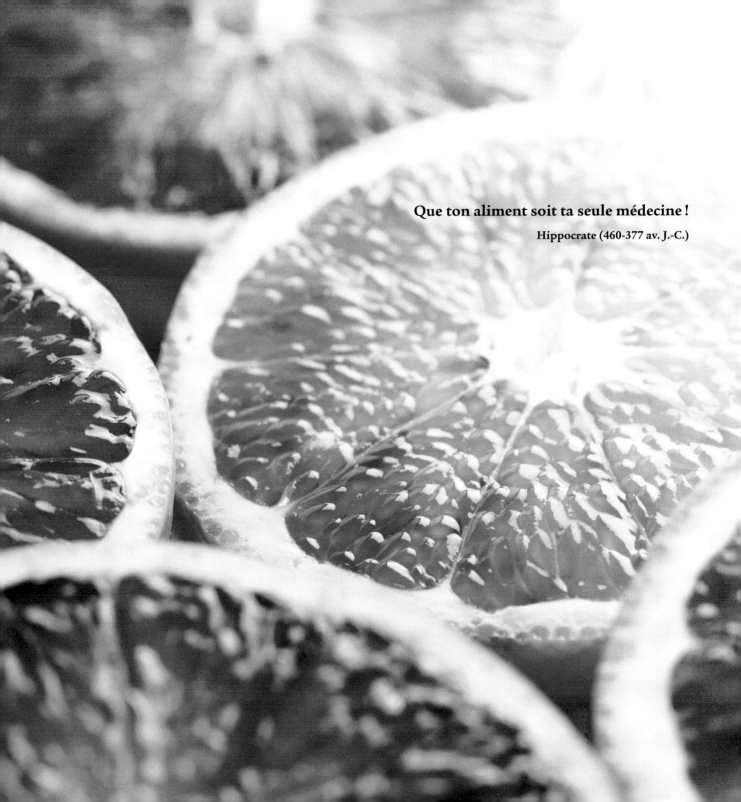

Que ton aliment soit ta seule médecine !

Hippocrate (460-377 av. J.-C.)

Chapitre 4

La prévention du cancer par l'alimentation

La forte proportion de cancers attribuables à la nature de l'alimentation occidentale est, nous l'avons vu, un signe de la détérioration des habitudes alimentaires d'une société qui a perdu contact avec la notion même d'alimentation et qui ne perçoit l'action de se nourrir que comme un acte destiné à apporter de l'énergie à l'organisme, sans égard pour son impact sur la santé. Il est certain que ce type d'alimentation irréfléchi, axé sur la satisfaction pure et simple de la nécessité de manger, est nocif pour la santé. À une époque où nous avons souvent tendance à considérer le progrès comme synonyme de bienfait, nous devons admettre que cette relation n'est pas valable dans le cas de l'alimentation, et qu'au contraire l'industrialisation est en voie de détruire les fondements mêmes de notre culture alimentaire.

Tout ce que nous savons aujourd'hui sur les propriétés nutritives ou toxiques d'une plante, ou encore sur l'utilisation de certains aliments à des fins thérapeutiques, est le résultat d'une longue quête faite par l'être humain au cours de son évolution pour déterminer la valeur et la qualité des aliments présents dans son environnement immédiat. Ce que nous appelons « fruit » ou « légume » est justement le résultat de cette sélection qui s'est échelonnée sur une période de 15 millions d'années, durant laquelle les humanoïdes se sont adaptés aux changements de leur environnement, constamment à l'affût de nouvelles sources alimentaires, de nouvelles espèces végétales pouvant leur procurer un avantage de survie. L'alimentation telle qu'on la connaît maintenant est donc un phénomène tout à fait récent : si on transposait l'histoire de 15 millions d'années d'alimentation de l'être humain et de ses ancêtres sur un calendrier de 365 jours, l'agriculture, vieille de seulement 8 000 ans, n'aurait été inventée que le 31 décembre vers 19 heures, alors que l'industrialisation de la nourriture, encore plus récente, n'apparaîtrait que trois minutes avant le Nouvel An (Figure 20). Souligner l'importance capitale des végétaux pour le maintien d'une bonne santé n'a par conséquent rien de bien original ni de bien révolutionnaire : en pratique, ces aliments font partie de notre alimentation depuis 15 millions d'années ! Vu sous cet angle, il n'est pas étonnant qu'une carence en végétaux, typique du régime alimentaire actuel des pays occidentaux, puisse provoquer des effets aussi néfastes sur la santé.

Végétaux à la carte

On peut visualiser le processus de sélection des aliments en trois grandes étapes (Figure 21). Au cours de la première étape, qu'on pourrait appeler « étude de toxicité », les premiers humains ont été obligés de multiplier les essais pour déterminer si les végétaux à leur disposition étaient comestibles. Entreprise périlleuse, bien entendu, qui s'est certainement soldée par de sérieuses intoxications, voire des décès, dans le cas des végétaux

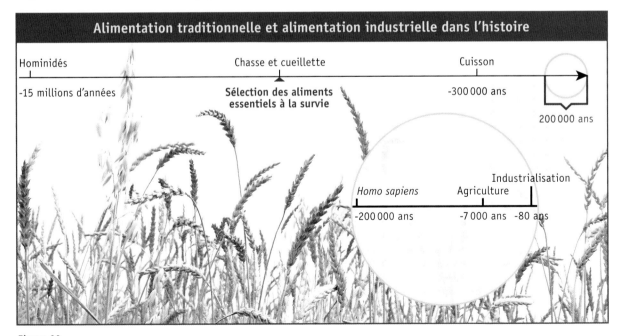

Figure 20

particulièrement néfastes à cause de leur contenu en poisons. Évidemment, dans plusieurs cas, l'observation d'autres animaux pouvait s'avérer utile et éviter les accidents (il est fort probable que l'idée de manger des huîtres ne serait jamais venue aux humains s'ils n'avaient vu les loutres marines le faire), mais il est certain qu'un très grand nombre d'essais et erreurs ont été nécessaires pour déterminer quels végétaux ne causaient pas de désordres physiques et pouvaient être considérés comme non toxiques et comestibles. Ces connaissances étaient évidemment transmises à la famille immédiate ainsi qu'aux autres membres de la communauté, sans quoi tous ces efforts auraient été bien inutiles.

Au cours de la deuxième étape du processus de sélection, qu'on pourrait qualifier d'« étape d'évaluation », les végétaux non toxiques sélectionnés au départ étaient inclus dans l'alimentation mais continuaient d'être « sous observation », car, malgré leur caractère non toxique, plusieurs ne procuraient pas vraiment de bénéfice pour l'organisme, soit parce qu'ils contenaient des toxines ou des drogues qui à long terme pouvaient nuire à la survie, soit parce qu'ils n'apportaient rien de nutritif ou de positif pour la santé. Manger du gazon n'est peut-être pas toxique, mais cela ne constitue pas une source alimentaire valable pour l'humain.

Enfin, la troisième étape, dite « étape de sélection », est celle où sont choisis les aliments qui assurent un réel bénéfice à l'organisme, soit par leur apport nutritif, soit par l'observation de bénéfices additionnels pour la santé que procure

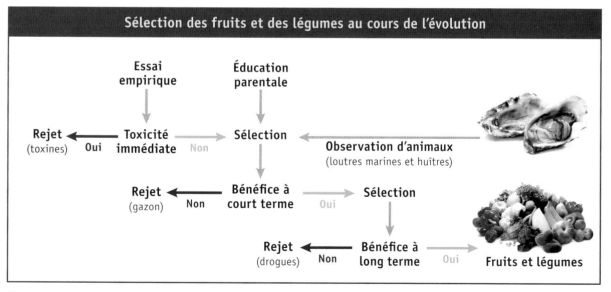

Sélection des fruits et des légumes au cours de l'évolution

Figure 21

leur consommation. Car l'être humain ne cherche pas à manger seulement pour vivre ; il veut que cette vie soit la plus agréable et la plus longue possible. Cette quête de longévité l'a poussé à chercher dans l'alimentation des bénéfices supérieurs au seul apport nutritif, pour la simple raison que c'était la seule ressource à sa disposition susceptible d'avoir une influence sur sa santé et de prolonger son existence. Il ne faut donc pas s'étonner que l'histoire de la médecine soit indissociable de celle de l'alimentation, puisque c'est justement l'alimentation qui a été pendant longtemps la seule médecine pour les humains.

Les grandes civilisations antiques – égyptienne, indienne, chinoise et grecque – ont toutes consigné dans des ouvrages très détaillés leurs observations des effets positifs des plantes et des aliments sur la santé ainsi que de leurs vertus curatives. L'importance de l'alimentation comme moyen de préserver la santé a même constitué le fondement de toute l'approche médicale jusqu'au début du XXᵉ siècle. Beaucoup plus qu'une simple question de survie, l'acquisition de ces connaissances sur ce qui est bon, mauvais

Qu'est-ce qu'un aliment ?

Un aliment est un produit consommé régulièrement par une collectivité, laquelle a pu constater son innocuité et ses bénéfices à long terme pour la santé.

ou sans impact pour la santé représente un héritage culturel d'une valeur inestimable illustrant la relation fondamentale qui unit l'homme, la nature et l'alimentation.

Si nous tentions d'imiter les anciens et d'écrire aujourd'hui un livre sur les aliments bénéfiques pour la santé, il n'y aurait pas beaucoup d'aliments actuellement en vogue en Occident qui mériteraient d'y figurer. C'est cette rupture complète avec le passé qui explique que, à une époque où la médecine n'a jamais été aussi puissante, nous assistions à l'émergence de maladies très rares il y a à peine un siècle, comme le cancer du côlon. Il est pourtant possible de tirer des enseignements de certains savoirs millénaires fondés sur l'observation de la nature et des végétaux. L'utilisation de ces connaissances, de concert avec celles de la médecine contemporaine, ne peut qu'avoir des répercussions extraordinaires pour notre santé, particulièrement en ce qui concerne la prévention du cancer.

Les recherches récentes ont permis de démontrer qu'un certain nombre d'aliments sélectionnés par les humains au cours de leur évolution contiennent d'innombrables molécules au potentiel anticancéreux qui peuvent véritablement contribuer à réduire la fréquence des cancers. Le désintérêt actuel des sociétés occidentales quant à la nature de leur alimentation n'est donc pas seulement une simple rupture avec la culture alimentaire, mais, plus grave encore, la mise au rancart d'une source extraordinaire de molécules anticancéreuses très puissantes.

Les végétaux, une source abondante d'agents anticancéreux

La reconnaissance du potentiel thérapeutique de plusieurs plantes est un phénomène très ancien : même nos lointains ancêtres les chimpanzés sont aptes à identifier des espèces végétales qui possèdent des propriétés médicinales capables de combattre efficacement certaines de leurs maladies (voir encadré) !

La recherche effectuée au cours des dernières années est parvenue à mettre en évidence le fait qu'un grand nombre de plantes et de denrées faisant partie du quotidien alimentaire de plusieurs cultures constituaient des sources exceptionnelles de molécules détenant la capacité d'interférer avec certains processus à l'œuvre dans le développement des cancers, d'une façon analogue au mode d'action de plusieurs médicaments utilisés aujourd'hui.

Les médicaments, qu'ils soient contre le cancer ou d'autres maladies, sont toujours des molécules capables de bloquer une étape absolument nécessaire au développement d'une maladie, une sorte d'interrupteur qui, une fois fermé, empêche la maladie de se développer. Puisque, dans la très grande majorité des cas, ce sont des dérèglements dans la fonction d'une classe de protéines

Des chimpanzés pharmaciens

Non seulement les animaux herbivores sont capables d'identifier les plantes toxiques et évitent de les manger, mais quelques-uns d'entre eux, en particulier les chimpanzés, sont à même de sélectionner certaines familles de plantes pour soigner des infections qui les touchent. Par exemple, des chimpanzés frappés de malaises intestinaux mangent les jeunes pousses d'un petit arbre qui n'est habituellement pas consommé par ces singes en raison de sa forte amertume. Un choix fort judicieux, car l'analyse biochimique de cette plante a révélé la présence de plusieurs composés antiparasitaires qui n'avaient jamais été isolés auparavant ! D'autres études ont démontré que, à la suite d'une blessure, des chimpanzés consomment les tiges d'une plante épineuse (*Acanthus pubescens*) ainsi que les fruits et les feuilles de certaines espèces de *Ficus*. Ces choix auraient sûrement été approuvés par les médecins guérisseurs habitant cette région, car ces plantes sont toutes utilisées en médecine locale pour soigner les blessures et les ulcères ! L'utilisation de plantes à des fins curatives remonte donc à l'aube de l'humanité, ce qui illustre à quel point notre relation étroite avec le monde végétal qui nous entoure a façonné l'évolution de notre espèce.

spécialisées, les enzymes, qui sont responsables des maladies comme le cancer, il va de soi que la plupart des médicaments visent à bloquer la fonction de ces enzymes pour rétablir un certain équilibre et empêcher la progression de la maladie. Par exemple, si une enzyme a besoin d'interagir avec une substance donnée pour parvenir à faire progresser une maladie, le médicament cherchera souvent à imiter la structure de cette substance de façon à bloquer son accès à l'enzyme et ainsi réduire la fonction de cette dernière (Figure 22). Les molécules qui parviennent à bloquer l'activité de l'enzyme en agissant comme leurre peuvent non seulement être des molécules synthétiques mais également être présentes naturellement dans des aliments qui font partie de notre quotidien alimentaire. Par exemple, une molécule présente en grande quantité dans le soja, la génistéine (voir chapitre 8), offre une grande similarité structurale avec l'estradiol, une hormone sexuelle féminine de type œstrogène, d'où son appellation de « phytoestrogène » (Figure 23).

Du fait de cette ressemblance, la génistéine agit comme leurre pour la protéine, qui reconnaît normalement l'estradiol et peut occuper l'espace habituellement utilisé par l'hormone, réduisant ainsi l'impact des effets biologiques provoqués par l'estradiol, notamment la croissance excessive des tissus sensibles à cette hormone comme ceux du sein. Ce mode d'action de la génistéine est même comparable à celui du tamoxifène, un médicament prescrit depuis plusieurs années contre le cancer du sein. Cet exemple illustre donc à quel point certains aliments peuvent contenir des molécules ayant des structures et des mécanismes d'action analogues à ceux de plusieurs médicaments synthétiques actuels et combien ils

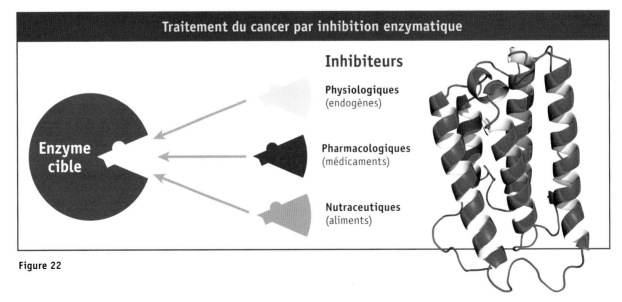

Figure 22

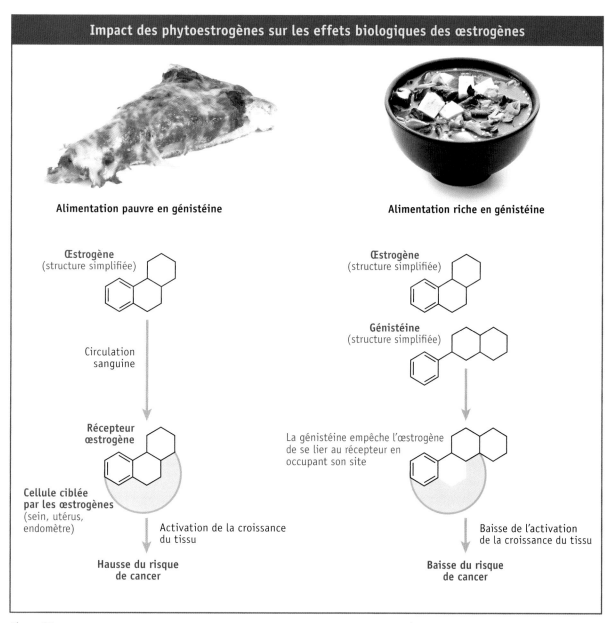

Figure 23

La pharmacie végétale

Le monde végétal contient une véritable banque de composés aux propriétés bénéfiques, nombre d'entre eux étant particulièrement actifs contre les cellules cancéreuses. Certaines molécules anticancéreuses végétales complexes sont très efficaces et peuvent être utilisées telles quelles (taxol, vincristine, vinblastine) pour traiter un cancer avancé ou servir de point de départ à la fabrication de dérivés encore plus performants (etoposide, irinotecan, docetaxel). Cette utilisation thérapeutique des molécules anticancéreuses d'origine végétale est loin d'être marginale, car plus de 60 % des médicaments de chimiothérapie encore utilisés en clinique et qui permettent de sauver de nombreuses vies proviennent d'une façon ou d'une autre de sources végétales !

peuvent être utiles pour la prévention de maladies comme le cancer.

La principale différence entre les molécules présentes dans les aliments et les molécules synthétiques ne tient pas tant à leur efficacité qu'à leur source (végétale ou de synthèse) ainsi qu'à la façon dont elles ont été sélectionnées par les humains. Nous l'avons vu, pour les aliments, ce processus a fait appel à une très longue période de sélection, alors que pour les molécules synthétiques l'échelle de temps est réduite de beaucoup, ce qui rend difficile l'évaluation des effets secondaires possibles.

La sélection des aliments par les humains que nous avons décrite précédemment est d'une certaine façon comparable à l'évaluation de la toxicité des molécules synthétiques, sauf que cette évaluation s'est échelonnée sur plusieurs milliers d'années, une période qui a permis d'exclure toute forme de toxicité qui aurait été associée à l'aliment ; la molécule anticancéreuse présente

Agents anticancéreux d'origine pharmaceutique et d'origine nutritionnelle

Molécules d'origine pharmaceutique
- Structures chimiques connues
- Cibles cellulaire et moléculaire bien établies
- Synthétiques
- Sélectionnées en laboratoire
- Effets secondaires parfois très prononcés
- Synergie ou antagonisme rarement observés et dus au hasard

Molécules d'origine nutritionnelle
- Structures chimiques connues
- Cibles cellulaire et moléculaire bien établies
- Naturelles
- Sélectionnées au cours de l'évolution
- Pas d'effets secondaires
- Synergie ou antagonisme sélectionnés au fil de l'évolution

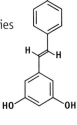

Figure 24

dans cet aliment est donc dépourvue d'effets secondaires. À l'opposé, malgré toutes les précautions, la molécule synthétique est totalement étrangère pour l'organisme, avec le risque inhérent de provoquer des effets secondaires indésirables, ce qui est presque toujours le cas. Donc, même s'il existe beaucoup d'analogies entre les modes d'action des molécules d'origines nutritionnelle et synthétique, la différence fondamentale entre les deux approches est l'absence de toxicité associée à la consommation de molécules anticancéreuses présentes naturellement dans les fruits et légumes (Figure 24). En fait, les molécules d'origine alimentaire possèdent la capacité d'interagir avec la plupart des cibles visées par les médicaments d'origine synthétique développés par l'industrie, illustrant encore une fois à quel point les aliments peuvent avoir des répercussions positives sur la santé (Figure 25).

Ces propriétés anticancéreuses associées aux composés présents dans les aliments d'origine végétale n'ont rien d'abstrait ou de théorique ; au contraire, la présence de molécules capables d'interférer avec le développement du cancer est un phénomène largement répandu chez les végétaux, de sorte que la majorité des médicaments de chimiothérapie utilisés aujourd'hui proviennent de sources végétales (voir encadré). Dans la même veine, plusieurs composés d'origine nutritionnelle qui ont une activité inhibitrice de certains phénomènes associés au développement du cancer servent actuellement de modèles pour

Cibles pharmacologiques des composés phytochimiques

- Inhibition de l'invasion tumorale et des métastases
- Inhibition de récepteurs aux facteurs de croissance
- Inhibition d'enzymes inflammatoires (COX-2)
- Inhibition de facteurs de transcription
- Inhibition de la résistance aux médicaments de chimiothérapie
- Inhibition de l'agrégation des plaquettes
- Anti-œstrogènes
- Action antibactérienne
- Modulation du système immunitaire
- Inhibition des cascades de signalisation cellulaire
- Toxicité envers les cellules cancéreuses
- Perturbation du cytosquelette des cellules cancéreuses
- Inhibition de l'activation métabolique des toxiques par la Phase I (cytochrome P450)
- Activation de la détoxification des toxiques par la Phase II

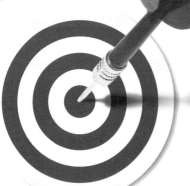

Figure 25

l'industrie pharmaceutique dans le but de fabriquer des molécules analogues qui seront utilisées pour traiter le cancer.

Promouvoir une consommation accrue d'aliments riches en molécules anticancéreuses pour prévenir le cancer revient donc à puiser de nouvelles possibilités d'intervention thérapeutique dans une banque de composés élaborés par la nature depuis 3,8 milliards d'années au moyen d'un processus d'essais et erreurs semblable à celui qu'utilise l'industrie pharmaceutique pour découvrir de nouveaux médicaments qui parviennent à soulager différentes maladies.

Chimiothérapie préventive

L'utilisation de ces molécules présentes dans notre alimentation quotidienne est d'autant plus importante que nous courons constamment le risque de développer des tumeurs et que l'utilisation des molécules anticancéreuses alimentaires permet de maintenir ces tumeurs dans un état latent (voir encadré). Un autre facteur qui rend importante la thérapie préventive du cancer par l'alimentation est la grande différence existant entre les gènes des individus. Tous les êtres humains possèdent environ les mêmes gènes (sinon nous ne serions pas de la même espèce), mais il existe néanmoins dans ces gènes plusieurs variations responsables des caractéristiques distinctes de chaque personne. Ces variations ne sont pas seulement responsables des différences physiques marquées entre les personnes, mais touchent également d'autres gènes qui, s'ils sont inactivés, peuvent rendre certains individus moins aptes à se défendre contre des agressions, comme celles que provoquent les substances cancérigènes.

Même si une proportion restreinte des cancers sont transmissibles par l'hérédité, il n'en demeure pas moins que plusieurs facteurs génétiques rendent certaines personnes beaucoup plus susceptibles de développer un cancer, à la suite de leur exposition à des éléments cancérigènes, par exemple, et elles doivent d'autant plus se protéger par la

Nous sommes tous porteurs de tumeurs		
Organes	Tumeurs présentes à l'autopsie (%)	Tumeurs détectées en clinique (%)
Sein (femmes de 40-50 ans)	33	1
Prostate (hommes de 40-50 ans)	40	2
Thyroïde	98	0,1

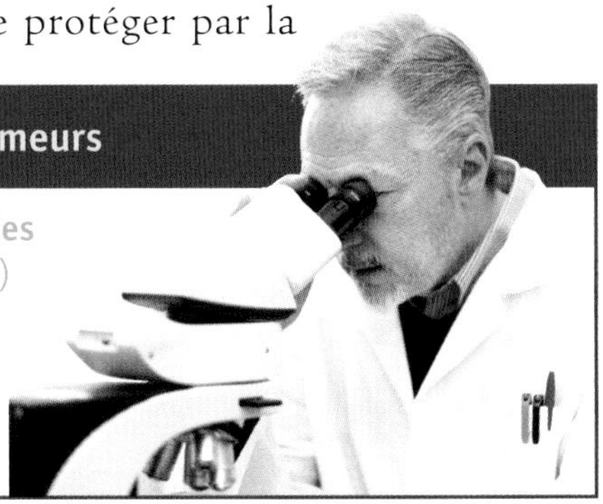

Figure 26

Le cancer : une maladie chronique

Il est important de prendre conscience que la formation de tumeurs est un événement aléatoire relativement fréquent dans la vie d'un individu. Des études de pathologie ont démontré qu'une très grande proportion des personnes décédées de causes autres que le cancer recelaient, cachées dans les tissus, des microtumeurs qui n'avaient pas été détectées cliniquement. Dans une de ces études, 98 % des individus présentaient des petites tumeurs à la thyroïde, 40 % à la prostate et 33 % au sein, alors que des tumeurs de ces organes ne sont normalement détectées que dans un faible pourcentage de la population (Figure 26). De la même façon, même si les Asiatiques ont en général un taux de cancer de la prostate plusieurs fois inférieur à celui des Occidentaux, l'analyse de biopsies effectuées sur des populations asiatique et occidentale montre que le nombre de cellules de la prostate en voie d'acquérir des propriétés cancéreuses (des cellules précancéreuses) est exactement le même dans les deux populations, ce qui indique que les habitudes de vie, dont l'alimentation, sont déterminantes pour permettre ou non à ces microtumeurs d'atteindre un stade clinique.

Grâce à nos défenses naturelles, ces tumeurs qui se forment spontanément en nous demeurent en règle générale sous une forme microscopique, sans danger pour la santé. La présence continuelle de molécules anti-inflammatoires et antiangiogéniques provenant de l'alimentation permet d'assister les défenses naturelles de l'organisme et de maintenir les tumeurs dans un état inoffensif. Ainsi, même si nous courons constamment le risque de développer des cancers, l'utilisation des molécules anticancéreuses présentes dans l'alimentation comme arme thérapeutique constitue une approche essentielle pour maintenir ces tumeurs dans un état latent et éviter qu'elles ne progressent jusqu'au stade de cancer avancé. On doit donc voir le cancer comme une maladie chronique qu'il est possible de contrôler au quotidien à l'aide d'aliments riches en composés anticancéreux.

La consommation régulière de fruits et de légumes correspond donc à une chimiothérapie préventive empêchant les microtumeurs d'atteindre un stade ayant des conséquences pathologiques et sans toxicité pour la physiologie des tissus normaux. Ce rôle préventif de l'alimentation ne se limite pas à empêcher l'apparition d'un cancer (prévention primaire) ; il permet également de contrecarrer la croissance des cellules cancéreuses résiduelles qui auraient échappé à un traitement de chimiothérapie et pourraient se développer à nouveau en tumeurs (récurrence), menaçant encore une fois la vie de la personne atteinte.

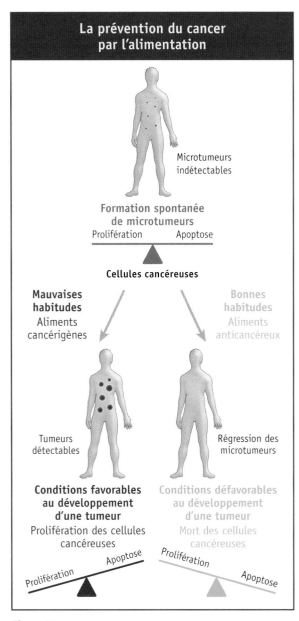

La prévention du cancer par l'alimentation

Microtumeurs indétectables

Formation spontanée de microtumeurs

Prolifération — Apoptose

Cellules cancéreuses

Mauvaises habitudes
Aliments cancérigènes

Bonnes habitudes
Aliments anticancéreux

Tumeurs détectables

Régression des microtumeurs

Conditions favorables au développement d'une tumeur
Prolifération des cellules cancéreuses

Conditions défavorables au développement d'une tumeur
Mort des cellules cancéreuses

Prolifération — Apoptose

Prolifération — Apoptose

Figure 27

consommation de molécules anticancéreuses. Ce concept a été magnifiquement illustré par les résultats d'une étude réalisée à Shanghai, où les individus déficients en deux enzymes importantes pour l'élimination des agresseurs toxiques couraient un risque trois fois plus élevé d'être affectés par un cancer du poumon si leur régime ne contenait pas de légumes crucifères. Par contre, d'autres personnes porteuses des mêmes mutations, mais consommant abondamment de ces légumes, avaient au contraire un risque réduit de cancer par rapport à la population générale. Ces observations montrent à quel point l'alimentation permet d'atténuer l'impact de désordres d'origine génétique qui augmentent la susceptibilité des individus à développer des cancers.

Répétons-le : combattre le développement du cancer par l'alimentation, c'est utiliser les molécules anticancéreuses présentes dans certains aliments comme des armes pour créer un environnement hostile à ces tumeurs, pour bombarder quotidiennement ces microfoyers tumoraux et empêcher leur croissance – comme le fait la chimiothérapie.

Il faut percevoir le corps humain comme un champ de bataille où se livre continuellement un combat entre des cellules mutantes qui cherchent à se développer en entités autonomes pour dégénérer en cancer et nos mécanismes de défense qui veulent préserver l'intégrité de l'organisme. Pour reprendre l'image d'un interrupteur, si le régime alimentaire contient principalement de mauvais aliments ou encore une carence en aliments protecteurs comme les fruits et légumes, les tumeurs latentes se retrouvent dans un environnement plus favorable à leur croissance et risquent de se transformer en cancer. À l'inverse, si l'alimentation est riche en aliments protecteurs et ne comprend qu'une faible proportion de mauvais aliments, les microtumeurs n'arrivent pas à croître suffisamment, et les risques de développer un cancer sont moindres (Figure 27).

Il y a quantité d'avantages à tirer profit de cette longue période de latence pour combattre le cancer et ainsi prévenir efficacement son développement à l'aide des composés anticancéreux des végétaux (Figure 28). D'un point de vue strictement quantitatif, il est beaucoup plus facile d'éliminer quelques milliers de cellules présentes dans une microtumeur bénigne que les milliards de cellules cancéreuses qui composent une tumeur mature. Par exemple, une molécule anticancéreuse très efficace qui serait capable d'éliminer 99,9 % de cellules cancéreuses réussirait à éradiquer une microtumeur, mais il resterait forcément un certain nombre de cellules cancéreuses qui auraient survécu au traitement d'une tumeur plus avancée. Cette efficacité est d'autant plus grande que les cellules précancéreuses sont à un stade vulnérable ; par conséquent, elles sont beaucoup moins aptes à modifier leurs gènes (mutation) dans le but de former un réseau de vaisseaux sanguins essentiels à leurs besoins énergétiques et à fabriquer les protéines qui leur permettront de résister à l'action des molécules anticancéreuses. Autrement dit, plus la tumeur est

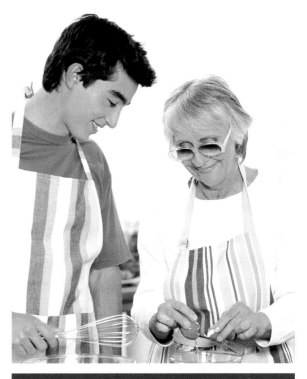

Avantages thérapeutiques du traitement précoce des tumeurs

- Quantité totale de cellules tumorales à détruire (milliers contre milliards)
- Absence de résistance aux médicaments
- Absence de dégénérescence génétique
- Absence de vascularisation tumorale

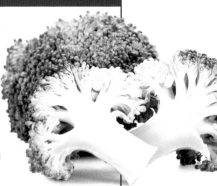

Figure 28

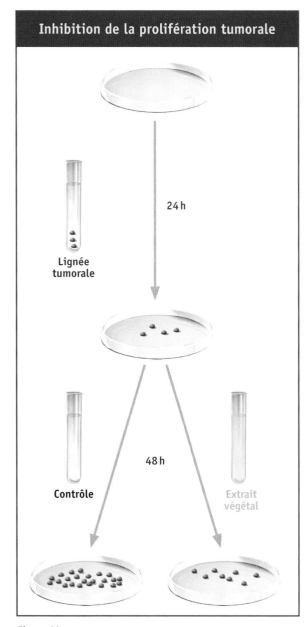

Inhibition de la prolifération tumorale

24 h

Lignée
tumorale

48 h

Contrôle

Extrait
végétal

Figure 29

petite et immature, meilleures sont les chances de l'éliminer.

À la recherche des aliments anticancéreux

On comprendra donc que l'identification des aliments possédant des quantités importantes de molécules anticancéreuses revêt une importance énorme pour maximiser nos chances de contrer le cancer. Une procédure bien établie consiste à fabriquer des extraits bruts de végétaux, à stériliser les préparations obtenues et à utiliser ce matériel pour déterminer dans quelle mesure ils inhibent la croissance de différentes tumeurs d'origine humaine à l'aide de modèles de cellules cancéreuses cultivées en laboratoire (Figure 29). À titre d'exemple, on peut voir que l'addition d'extraits d'ail, de betterave et de certains choux, comme le kale, provoque un arrêt de la croissance de cellules cancéreuses isolées de tumeurs du sein et de la prostate (Figure 30).

Certains aliments d'origine végétale possèdent également de puissantes propriétés anti-inflammatoires et peuvent contribuer à empêcher la création d'un climat d'inflammation chronique propice au développement du cancer. Par exemple, la curcumine du curcuma et le resvératrol du vin rouge (voir chapitres 9 et 15) contiennent des molécules capables de bloquer une étape cruciale de la synthèse de la COX-2 par les cellules cancéreuses ; cette propriété joue un

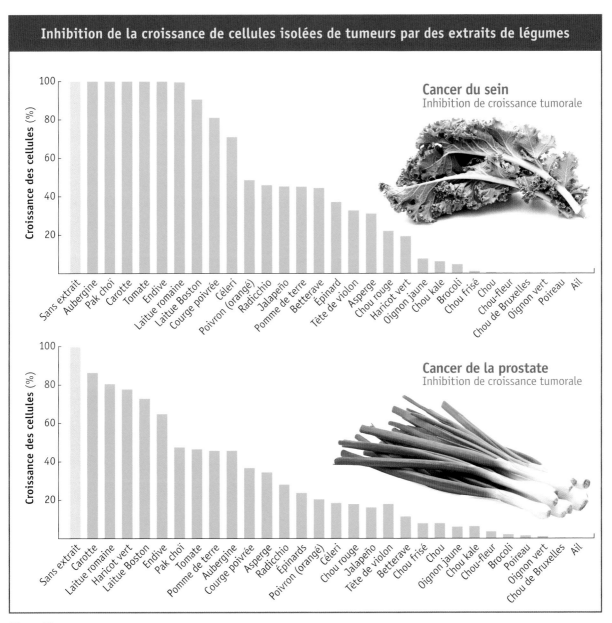

Figure 30

rôle important dans leur potentiel d'interférence avec la croissance de certains types de cellules cancéreuses. Cette propriété anti-inflammatoire semble être partagée par plusieurs végétaux. En effet, des recherches effectuées dans notre laboratoire indiquent que l'ajout d'extraits de groseilles, de mûres ou de canneberges à des cellules dérivées d'un cancer de la prostate inhibe remarquablement la hausse de COX-2 induite par le TNF, une puissante molécule impliquée dans l'apparition de l'inflammation (Figure 31). Compte tenu du rôle important de l'inflammation dans le développement du cancer, il va sans dire que les propriétés anti-inflammatoires de plusieurs aliments ne peuvent qu'avoir un impact positif sur la prévention du cancer.

Tout compte fait, la plus faible incidence de cancer chez les individus consommant de plus grandes quantités de végétaux est directement liée à leur contenu en composés anticancéreux, qui permettent de restreindre le développement des microtumeurs se développant spontanément dans nos tissus. Un apport constant de ces composés anticancéreux dans l'alimentation représente donc la base de toute stratégie visant à prévenir le développement du cancer.

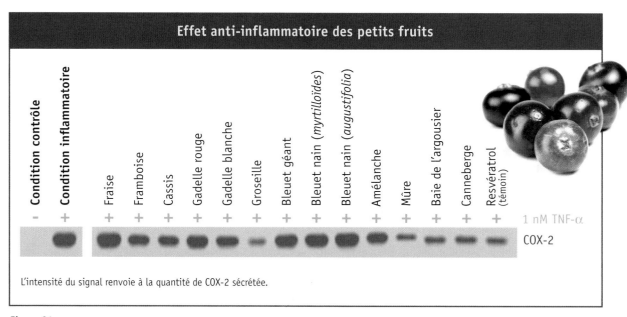

Effet anti-inflammatoire des petits fruits

L'intensité du signal renvoie à la quantité de COX-2 sécrétée.

Figure 31

En résumé

- Les aliments sélectionnés au cours de l'évolution contiennent des composés bénéfiques aux propriétés anticancéreuses à bien des égards similaires à ceux d'origine synthétique.

- La prise en compte de ces composés dans le régime alimentaire quotidien crée des conditions hostiles empêchant le développement des microfoyers tumoraux générés spontanément au cours de notre vie.

- Prévenir le cancer par l'alimentation est équivalent à une chimiothérapie non toxique utilisant les molécules anticancéreuses présentes dans les aliments et qui combat le cancer à la source avant qu'il parvienne à maturité et menace le bon fonctionnement de l'organisme.

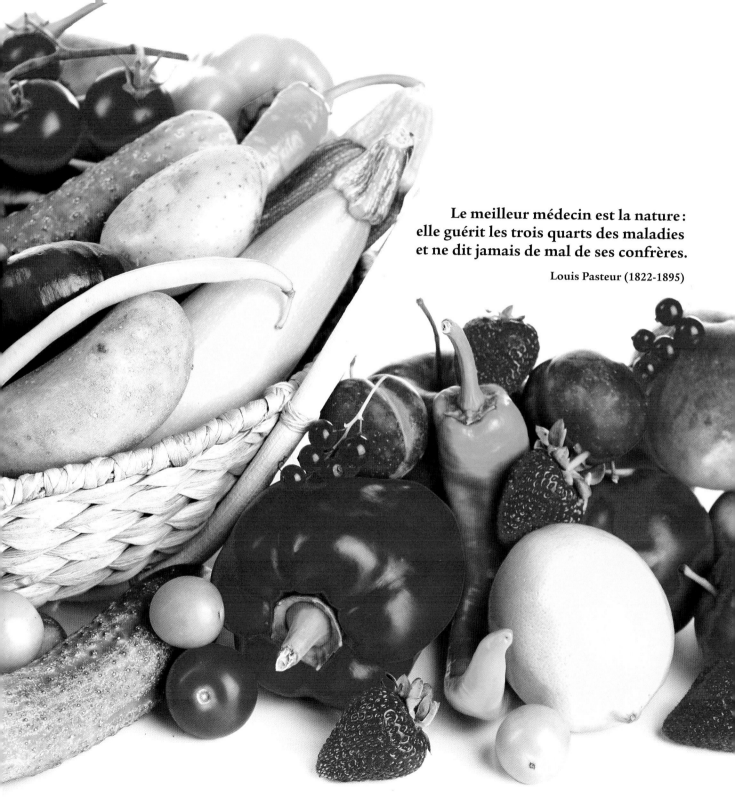

Le meilleur médecin est la nature :
elle guérit les trois quarts des maladies
et ne dit jamais de mal de ses confrères.

Louis Pasteur (1822-1895)

Chapitre 5

Les composés phytochimiques : un cocktail anticancéreux dans votre assiette !

En nutrition, les aliments que nous mangeons sont généralement présentés sous deux angles. On parlera de macronutriments (les glucides, les protéines et les lipides) et de micronutriments (les vitamines et les minéraux) (Figure 32). Cette description est cependant incomplète, car dans le cas des fruits et des légumes la composition de ces aliments ne se limite pas à ces éléments nutritifs : il existe en effet une autre classe de molécules qui sont présentes en quantités appréciables : les composés phytochimiques (du grec *phyto*, plante). Ces composés sont les molécules responsables de la couleur et des propriétés organoleptiques (affectant les organes des sens) propres non seulement aux fruits et aux légumes, mais également à plusieurs boissons et épices intimement liées aux traditions culinaires de nombreux pays.

Le rouge éclatant de la framboise, l'odeur si caractéristique de l'ail ou encore la forte sensation d'astringence causée par le cacao ou le thé sont tous des caractéristiques directement liées à la présence de différents composés phytochimiques dans ces aliments. Et ces composés sont présents en abondance : un régime alimentaire équilibré comprenant un mélange de fruits, de légumes et de boissons comme le thé et le vin rouge contient environ 1 ou 2 g de composés phytochimiques, ce qui correspond à l'ingestion d'un cocktail d'environ 5 000 à 10 000 composés différents par jour ! Loin d'être négligeable, le contenu des fruits et légumes en molécules phytochimiques est donc sans conteste une caractéristique essentielle de ces aliments (Figure 33).

Jusqu'à tout récemment, les vitamines, minéraux et fibres étaient considérés comme les seules propriétés bénéfiques des fruits et des légumes pour la prévention des maladies chroniques, notamment le cancer. Cependant, aucune étude n'est parvenue à démontrer que des doses massives de suppléments vitaminiques peuvent apporter une protection quelconque contre les maladies chroniques, dont le cancer. Les résultats de nombreuses études menées sur le sujet indiquent même plutôt l'inverse : il y a une *augmentation* des risques de décès associés à la prise de fortes doses de certains de ces suppléments, en particulier ceux de bêtacarotène, de sélénium et des vitamines A et E. Du point de vue de la prévention du cancer, il est donc de plus en plus

certain que la protection offerte par la consommation régulière de végétaux est surtout liée à leur contenu en composés phytochimiques.

Le cocktail phytochimique : un arsenal de molécules anticancéreuses

Les composés phytochimiques sont les molécules qui permettent aux plantes de se défendre contre les infections et dommages causés par les micro-organismes, les insectes ou d'autres prédateurs. Les plantes ne peuvent fuir leurs agresseurs et ont par conséquent dû élaborer des systèmes de

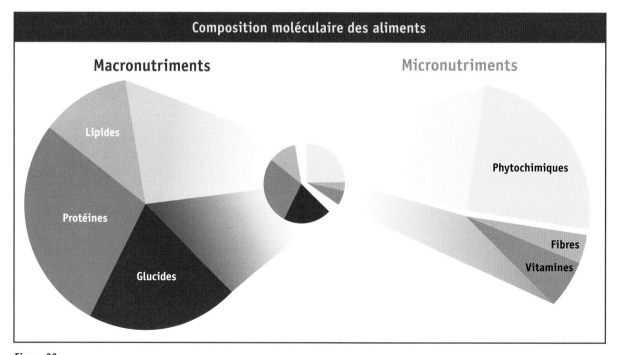

Figure 32

protection très perfectionnés pour repousser ou contrecarrer les effets néfastes d'agresseurs présents dans leur environnement. Ces pesticides naturels sont essentiels à la survie des espèces végétales et, par ricochet, de l'ensemble des animaux de la planète. Sans compter que plusieurs de ces insecticides (caféine, nicotine, morphine, entre autres) influencent grandement le quotidien de l'humanité en raison de leurs puissantes propriétés psychoactives !

Les composés phytochimiques produits par la plante ont des fonctions antibactérienne, antifongique et insecticide, ce qui réduit les méfaits causés par les agresseurs et permet à la plante de survivre à ces conditions hostiles. C'est d'ailleurs pour cette raison que ces composés sont souvent présents en grandes quantités dans les parties les plus susceptibles d'être attaquées par les agresseurs, notamment les racines et les fruits. Par exemple, comme nous le verrons au chapitre 15, lorsque le raisin des vignes est attaqué par certains micro-organismes, il sécrète de grandes quantités d'une substance qui agit comme fongicide et contrecarre l'effet négatif de ces parasites.

Le rôle protecteur de ces différents composés phytochimiques n'est cependant pas restreint à leurs effets sur la bonne santé des plantes ; ces molécules jouent également un rôle de premier plan dans nos systèmes de défense contre le développement du cancer. En effet, plusieurs études sur les composés isolés de ces aliments ont montré qu'un grand nombre d'entre eux interfèrent avec divers événements impliqués dans le développement du cancer et, par conséquent, pourraient représenter *la plus grande arme mise à notre disposition pour combattre le développement de cette maladie.*

D'une part, les dizaines de milliers de composés phytochimiques d'origine végétale possèdent plusieurs effets pharmacologiques qui freinent la progression du cancer, que ce soit en attaquant directement les cellules cancéreuses, en modulant positivement l'environnement de ces cellules pour les maintenir dans un état latent et inoffensif ou encore en augmentant la biodisponibilité de molécules anticancéreuses (Figure 35).

D'autre part, les végétaux possèdent une très faible densité calorique, et leur consommation régulière permet de réduire l'apport en énergie et ainsi d'éviter le surpoids, un important facteur de risque de cancer. Il ne faudrait pas non plus passer sous silence l'énorme impact des aliments d'origine végétale sur la composition de la flore microbienne intestinale : les amidons et les fibres des végétaux ne sont pas bien absorbés par

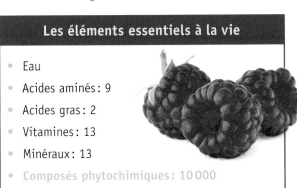

Les éléments essentiels à la vie

- Eau
- Acides aminés : 9
- Acides gras : 2
- Vitamines : 13
- Minéraux : 13
- Composés phytochimiques : 10 000

Figure 33

Communication végétale

L'incroyable capacité des plantes à se défendre est bien illustrée par la stratégie utilisée par l'acacia. Lorsque les koudous – une espèce de gazelle friande des feuilles de cet arbre – agressent un acacia en broutant ses feuilles, l'arbre réagit rapidement en produisant un gaz, l'éthylène, qui se diffuse dans les environs et atteint les acacias situés dans un voisinage de 50 mètres. Au contact de ce gaz, les arbres fabriquent des tanins, des molécules astringentes qui assèchent la bouche de l'animal et le découragent de poursuivre trop longtemps son repas, ce qui dévasterait le feuillage de la population d'acacia (Figure 34). Une autre tactique est utilisée par certains végétaux en réponse aux dommages causés par des insectes herbivores comme le criquet américain (*Schistocerca americana*). Au cours de leur « repas », ces insectes sécrètent une classe de molécules, les cæliférines, qui sont rapidement reconnues par la plante comme un signal associé à la présence d'un ennemi. Les plantes émettent alors un mélange très complexe de molécules odorantes qui attire les ennemis naturels des criquets et leur permet de se débarrasser de leurs agresseurs. Prisonnières de leurs racines qui les empêchent de bouger, les plantes conservent toutefois leur liberté de parole !

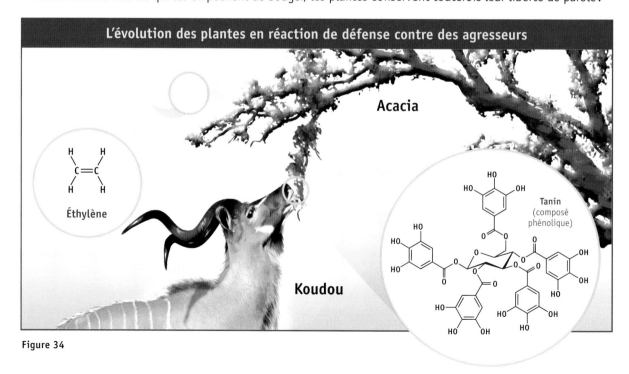

Figure 34

l'intestin et sont en grande partie fermentés au niveau du côlon par les bactéries résidentes, ce qui génère des produits bénéfiques comme des acides gras à courtes chaînes dotés d'activités anti-inflammatoires. Cet impact est important, car la composition de cette flore intestinale, appelée microbiome, est de plus en plus reconnue comme une facette essentielle du contrôle du métabolisme et de la prévention des maladies chroniques en général. Par exemple, le microbiome des personnes obèses est différent de celui des personnes qui sont minces, et ces différences ont été associées à une hausse du risque des cancers du côlon et du foie. Il est intéressant de noter que certains composés phytochimiques, notamment les polyphénols, sont eux aussi très peu absorbés par l'intestin et atteignent le côlon, où ils favorisent la croissance de bactéries intestinales bénéfiques. Le simple fait d'intégrer une abondance de végétaux aux habitudes alimentaires favorise donc l'établissement d'un microbiome composé d'une proportion optimale de bactéries bénéfiques essentielles à la prévention du cancer.

Tous les végétaux contiennent en quantités variables plusieurs composés phytochimiques (Figure 36), et c'est d'ailleurs ce contenu qui est responsable des propriétés organoleptiques si caractéristiques de ces aliments (amertume, astringence, odeur...). Le manque d'enthousiasme de certaines personnes envers les végétaux est d'ailleurs lié en grande partie à ces propriétés organoleptiques : alors que le goût des graisses et du sucre est immédiatement reconnu par notre cerveau comme synonyme d'un apport

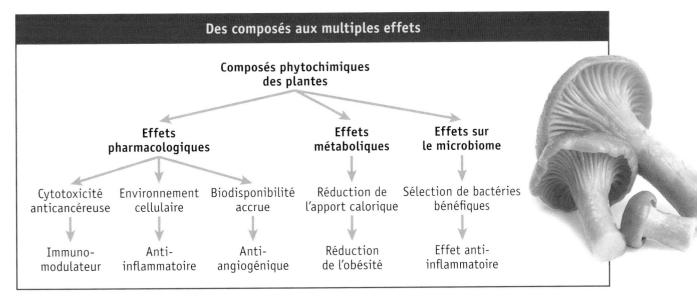

Des composés aux multiples effets

Composés phytochimiques
des plantes

Effets
pharmacologiques

Effets
métaboliques

Effets sur
le microbiome

Cytotoxicité
anticancéreuse

Environnement
cellulaire

Biodisponibilité
accrue

Réduction de
l'apport calorique

Sélection de bactéries
bénéfiques

Immuno-
modulateur

Anti-
inflammatoire

Anti-
angiogénique

Réduction
de l'obésité

Effet anti-
inflammatoire

Figure 35

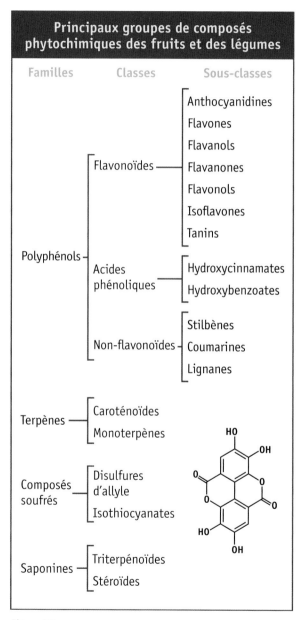

Principaux groupes de composés phytochimiques des fruits et des légumes

Familles	Classes	Sous-classes
Polyphénols	Flavonoïdes	Anthocyanidines
		Flavones
		Flavanols
		Flavanones
		Flavonols
		Isoflavones
		Tanins
	Acides phénoliques	Hydroxycinnamates
		Hydroxybenzoates
	Non-flavonoïdes	Stilbènes
		Coumarines
		Lignanes
Terpènes	Caroténoïdes	
	Monoterpènes	
Composés soufrés	Disulfures d'allyle	
	Isothiocyanates	
Saponines	Triterpénoïdes	
	Stéroïdes	

Figure 36

énergétique rapide et efficace, l'amertume et l'astringence des végétaux sont plutôt interprétées comme une agression potentiellement néfaste pour la santé. Heureusement, ces réflexes de notre cerveau primitif ont été progressivement atténués au cours de l'évolution, ce qui permet aux humains d'identifier un nombre toujours croissant d'espèces végétales qui peuvent contribuer activement au maintien d'une bonne santé.

Il est souvent très facile de déterminer les principaux composés phytochimiques d'un aliment simplement par sa couleur ou son odeur. Par exemple, la plupart des fruits aux couleurs vives sont des sources importantes d'une classe de molécules appelées polyphénols (Figure 37). Plus de 4 000 polyphénols ont été identifiés jusqu'à présent, ces molécules étant particulièrement abondantes dans certaines boissons comme le vin rouge et le thé vert, ainsi que dans plusieurs aliments solides comme les raisins, les pommes, les oignons et les baies sauvages. On les trouve également dans plusieurs herbes et épices, ainsi que dans les légumes et les noix. D'autres classes de composés phytochimiques sont plutôt caractérisées par leur odeur. Par exemple, l'odeur de soufre associée à l'ail broyé ou encore au chou cuit est due à la présence de composés soufrés dans ces aliments, alors que celle (plus agréable) des agrumes est associée à la présence de certains terpènes.

Nous décrirons plus en détail ces différentes molécules dans les chapitres qui leur seront spécifiquement consacrés, mais disons tout de suite que c'est la teneur élevée de certains aliments en ces différentes classes de composés phyto-chimiques qui leur permet d'exercer leurs fonctions de prévention du cancer et d'être considérés comme des alicaments. En d'autres termes, un alicament est un aliment, que ce soit un fruit, un légume, une boisson ou un produit de fermentation, qui contient en grande quantité une ou plusieurs de ces molécules au potentiel anticancéreux.

Le concept d'alicament nous permet de sélectionner de façon préférentielle les aliments que nous devons inclure dans un régime alimentaire destiné à prévenir le développement du cancer. Car si tous les fruits et légumes contiennent (par définition) des composés phytochimiques, la *quantité* de même que la *nature* de ces composés varient énormément d'un fruit à l'autre et d'un légume à l'autre. Tous les fruits et légumes n'ont pas été créés égaux : la pomme de terre et la carotte ne peuvent être comparées au brocoli ou au chou frisé en ce qui concerne leur teneur en composés phytochimiques actifs contre le cancer, pas plus que la banane n'est comparable au raisin ou à la canneberge. Il existe des différences importantes dans les taux de composés actifs associés aux aliments et, dans quelques cas, certains composés ne se retrouvent que dans un seul aliment.

Ces différences ont évidemment d'énormes répercussions pour la prévention du cancer : par exemple, lorsque les chercheurs examinent l'impact de la consommation totale de fruits et légumes sur le risque de cancer, ils n'observent en général qu'une très légère diminution du risque,

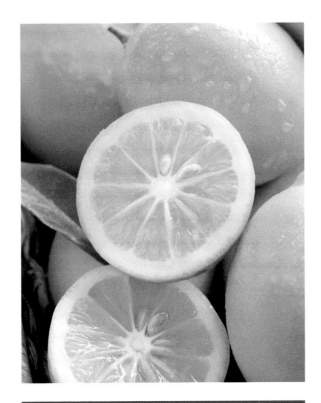

Les polyphénols et la santé

- Plus grande classe de composés phytochimiques trouvée dans la nature
- Molécules responsables de l'astringence et de l'amertume des aliments
- Très grande variation de l'apport en polyphénols selon le régime alimentaire : de 0 à 1 g par jour

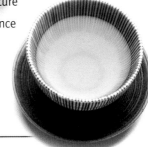

Figure 37

soit environ 9 %. Par contre, lorsque la consommation de certains végétaux spécifiques est prise en compte, les réductions du risque de certains cancers sont beaucoup plus importantes. Une étude réalisée auprès de 76 000 femmes a montré récemment que celles qui consomment régulièrement des pêches et des bleuets voient leur risque d'être touchées par un cancer du sein hormono-indépendant diminuer du tiers, tandis que la consommation d'autres fruits n'a pas d'impact significatif sur ce risque (Figure 38). Le même phénomène est observé pour l'ensemble des végétaux de l'alimentation : chaque classe d'aliments

n'est active que contre certains cancers spécifiques (Figure 39), et ce n'est qu'en consommant régulièrement une grande variété de végétaux dotés de propriétés anticancéreuses qu'on peut combiner ces activités préventives et parvenir à véritablement réduire le risque global de cancer.

Cette notion est capitale quand on tente d'expliquer les propriétés anticancéreuses des végétaux, car, par un curieux hasard, plusieurs des composés phytochimiques qui affichent les plus fortes activités de prévention du cancer ne sont présents que dans certains aliments bien

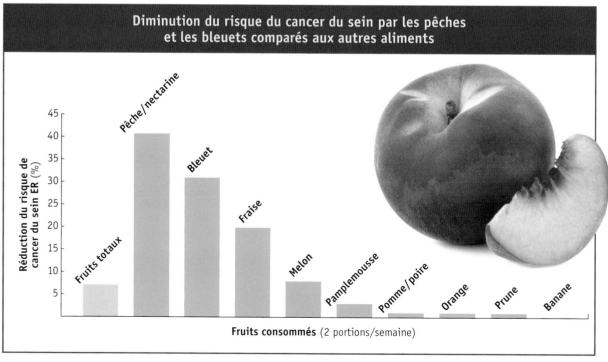

Figure 38

D'après Fung et coll., 2013.

Études prospectives montrant le lien entre la consommation d'aliments spécifiques et l'incidence des cancers dans les populations humaines

Aliment	Nombre de participants	Type de cancers	Réduction du risque (%)
Légumes crucifères	47 909	Vessie	50 %
	4 309	Poumon	30 %
	29 361	Prostate	50 %
Tomates	47 365	Prostate	25 %
Agrumes	521 457	Estomac, œsophage	25 %
	477 312	Estomac	39 %
Légumes verts (folate alimentaire)	81 922	Pancréas	75 %
	11 699	Sein (post-ménopause)	44 %
Légumes verts	31 000	Sein	30 %
Lignanes	58 049	Sein (post-ménopause ER+)	28 %
Carottes	490 802	Tête et cou	46 %
Pommes, poires, prunes	490 802	Tête et cou	38 %
Thé vert	69 710	Colorectal	57 %
Huiles végétales et noix (tocophérol alimentaire)	295 344	Prostate	32 %
Vitamine D / Calcium	10 578	Sein (post-ménopause)	35 %
Bleuets	75 929	Sein (ER-)	31 %
Noix	75 680	Pancréas	35 %

Figure 39

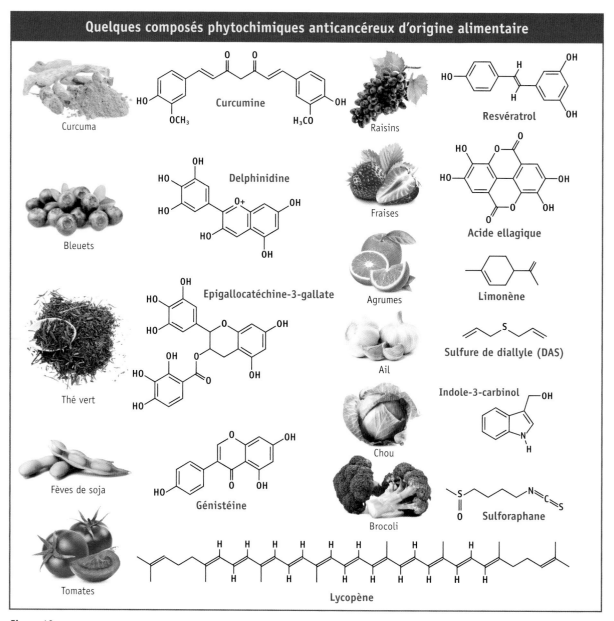

Quelques composés phytochimiques anticancéreux d'origine alimentaire

Curcuma — Curcumine

Raisins — Resvératrol

Bleuets — Delphinidine

Fraises — Acide ellagique

Thé vert — Epigallocatéchine-3-gallate

Agrumes — Limonène

Ail — Sulfure de diallyle (DAS)

Chou — Indole-3-carbinol

Fèves de soja — Génistéine

Brocoli — Sulforaphane

Tomates — Lycopène

Figure 40

précis (Figure 40). Que ce soit les isoflavones du soja, le resvératrol du raisin, la curcumine du curcuma, les isothiocyanates et indoles du brocoli ou encore les catéchines du thé vert, toutes ces molécules anticancéreuses ont une distribution dans la nature extrêmement restreinte. Autrement dit, s'il est vrai que, de manière générale, les fruits et les légumes sont des parties intégrantes d'un régime alimentaire équilibré, il faut examiner de plus près les composés phytochimiques qu'ils contiennent dans le cadre d'un régime visant à réduire les risques de cancer.

De la même façon, il est impératif d'augmenter la portée de ces recommandations pour y inclure trois aliments parmi ceux qui possèdent les plus hauts taux de composés anticancéreux trouvés dans la nature, soit le thé vert, le soja ainsi que le curcuma. Car en plus des faits scientifiques démontrant incontestablement les propriétés anticancéreuses des molécules associées à ces aliments, et dont nous traiterons dans les chapitres suivants, il faut souligner une coïncidence éloquente : les pays ayant les plus faibles taux de cancers, les pays asiatiques en particulier, comptent précisément le thé vert, le soja et le curcuma à la base de leur alimentation.

Cela suppose la nécessité de modifier considérablement le régime alimentaire typique des sociétés occidentales. En effet, combiner des aliments aussi divers que tomates, choux, thé vert, piments, curcuma, soja, ail et raisin équivaut d'une certaine façon à intégrer des millénaires de traditions culinaires développées par les cultures du monde, tant européennes qu'asiatiques. Mais c'est aujourd'hui possible pour la grande majorité des gens grâce à un accès facile à des denrées alimentaires provenant des quatre coins du monde.

Et beaucoup plus que des antioxydants !

Avant de décrire les façons par lesquelles les composés phytochimiques peuvent être bénéfiques pour la prévention du cancer, il est important de mentionner un point fondamental : ces molécules ne sont pas que des antioxydants. Il est actuellement impossible de parler des propriétés bénéfiques d'un aliment sans qu'il soit fait mention de son « potentiel antioxydant » ou de son contenu élevé en « antioxydants ». En fait, de nos jours, le terme *antioxydant* est tellement utilisé à toutes les sauces dans les médias de masse qu'on pourrait penser que la seule fonction des aliments est de constituer une source d'antioxydants (et évidemment de vitamines, mais puisque les vitamines possèdent la plupart du temps des propriétés antioxydantes...) et que c'est seulement ce caractère qui fait qu'un aliment est bon ou mauvais pour la santé (voir encadré p. 86).

Effectivement, plusieurs composés phytochimiques, notamment les polyphénols, possèdent une structure chimique idéale pour absorber les radicaux libres et, de fait, ces molécules sont des antioxydants beaucoup plus

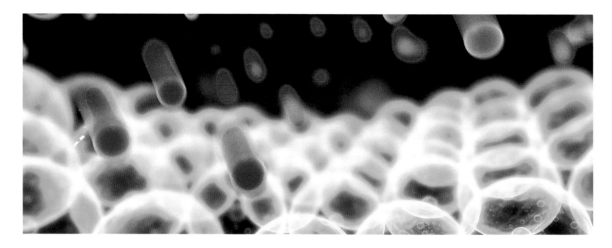

Qu'est-ce qu'un antioxydant?

L'oxygène de l'air que nous respirons sert de combustible à nos cellules pour produire de l'énergie biochimique sous la forme d'une molécule extrêmement importante, l'ATP. Cette combustion n'est cependant pas parfaite et génère des quantités considérables de « déchets » communément appelés les « radicaux libres ». Ces radicaux libres sont nocifs pour la cellule, car ils attaquent la structure de plusieurs de ses constituants, particulièrement l'ADN, les protéines et les lipides, ce qui provoque des dommages considérables. En vieillissant, une cellule peut accumuler plus de 50 000 lésions imputables aux radicaux libres, et cette altération de l'ADN contribuerait au développement du cancer (Figure 41).

Pour simplifier, disons qu'un antioxydant est tout simplement une molécule qui transforme ces radicaux libres en produits inoffensifs, réduisant ainsi leurs effets néfastes. Nos cellules contiennent plusieurs molécules antioxydantes pour se protéger des radicaux libres, mais il est probable que cette défense soit insuffisante pour contrer les effets négatifs de la multitude d'agresseurs toxiques d'origines alimentaire et environnementale qui nous entourent – radiations ionisantes, rayons ultraviolets, fumée de cigarette... L'addition d'antioxydants à l'alimentation pourrait alors apporter des renforts au système de défense naturelle de nos cellules et donc nous protéger du cancer. Cependant, plusieurs études ont montré que les suppléments d'antioxydants (bêtacarotène, vitamines A et E) n'ont aucun effet sur le risque de cancer et augmenteraient même les risques de développer la maladie.

puissants que les vitamines. Par exemple, une pomme de taille moyenne, qui contient relativement peu de vitamine C, soit environ 10 mg, a une activité antioxydante équivalente à celle de 2 250 mg de vitamine C ! Autrement dit, les propriétés antioxydantes des fruits et des légumes tiennent plus de la présence de composés phytochimiques comme les polyphénols, alors que leur contenu en vitamines ne joue qu'un rôle assez mineur dans ces propriétés.

Par contre, d'autres classes de composés dont nous verrons l'importance dans le chapitre suivant, les isothiocyanates, ont une activité antioxydante très moyenne et sont pourtant parmi les molécules ayant le plus d'influence sur le développement du cancer. Donc, si l'activité antioxydante est une *propriété* de plusieurs molécules, cette propriété n'est pas nécessairement responsable de ses effets biologiques. La théorie des antioxydants concorde également plus ou moins bien avec certaines données accumulées au fil des années ; ainsi, bien qu'une pomme de terre au four (avec sa peau) ait une activité antioxydante quatre fois plus élevée que le brocoli, douze fois plus que le chou-fleur et vingt-cinq fois plus que la carotte, elle présente un faible potentiel en prévention du cancer. Par conséquent, si les propriétés antioxydantes sont une caractéristique commune à plusieurs aliments d'origine végétale et peuvent certainement contribuer à contrecarrer les effets néfastes des radicaux libres, notamment en ce qui concerne l'oxydation des parois des vaisseaux à l'origine de plusieurs maladies vasculaires, il faut cependant arrêter de voir ces aliments seulement comme des sources d'antioxydants. C'est d'ailleurs pour cette raison que le Département américain de l'Agriculture (USDA) a récemment cessé la publication des données sur l'activité antioxydante de différents aliments, de façon à éviter que ces valeurs soient utilisées de façon abusive par les industriels pour promouvoir les bienfaits de leurs produits.

Au contraire, l'avantage d'un régime alimentaire basé sur un apport quotidien d'alicaments réside dans la grande polyvalence du mode d'action des composés présents dans ces aliments. Loin d'être seulement des neutralisateurs de radicaux libres, les composés phytochimiques possèdent la propriété de cibler un grand nombre d'événements distincts, tous associés au développement du cancer (Figure 42), quelques-unes de

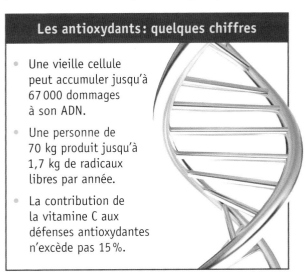

Les antioxydants : quelques chiffres

- Une vieille cellule peut accumuler jusqu'à 67 000 dommages à son ADN.

- Une personne de 70 kg produit jusqu'à 1,7 kg de radicaux libres par année.

- La contribution de la vitamine C aux défenses antioxydantes n'excède pas 15 %.

Figure 41

ces molécules agissant même sur plusieurs plans. Des composés actifs, comme ceux de l'ail et du chou, agissent en empêchant l'activation des substances cancérigènes, alors que d'autres, comme certains polyphénols (resvératrol, curcumine, catéchines ou génistéine), empêchent la croissance des tumeurs en interférant directement avec les cellules tumorales ou encore en contrecarrant la formation des nouveaux vaisseaux sanguins essentiels au développement du cancer. À plusieurs égards, ces processus visés par les composés d'origine nutritionnelle sont analogues à ceux de molécules synthétiques qui

sont actuellement développées comme médicaments, illustrant encore une fois à quel point les aliments riches en molécules anticancéreuses possèdent une action semblable à celle des médicaments. Cette combinaison de composés phytochimiques laisse donc à la tumeur peu de chances de se développer, car en éliminant dès le départ l'activité mutagénique des cancérigènes, et en contrôlant la croissance de tumeurs microscopiques ayant malgré tout pu se développer, ces composés parviennent à maintenir la tumeur éventuelle à un stade primitif non dommageable pour l'organisme.

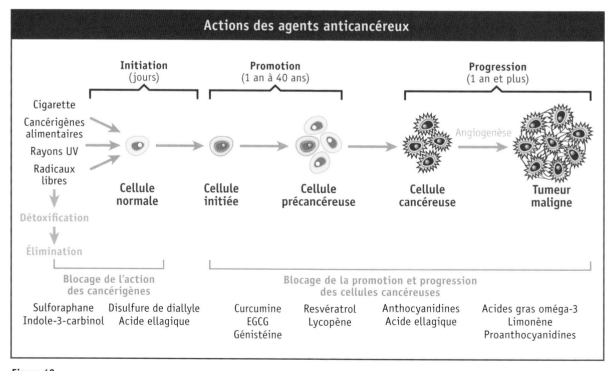

Figure 42

En résumé

- Les végétaux ne sont pas uniquement une source de vitamines et de minéraux : ils contiennent plusieurs milliers de composés phytochimiques qui jouent des rôles clés dans le maintien de la bonne santé de ces plantes.

- Ces composés phytochimiques possèdent des propriétés anticancéreuses très puissantes qui ciblent de nombreux processus impliqués dans le développement du cancer.

- Une alimentation basée sur un apport constant en aliments contenant des taux exceptionnels de ces composés représente la meilleure arme actuellement à notre disposition pour la prévention du cancer.

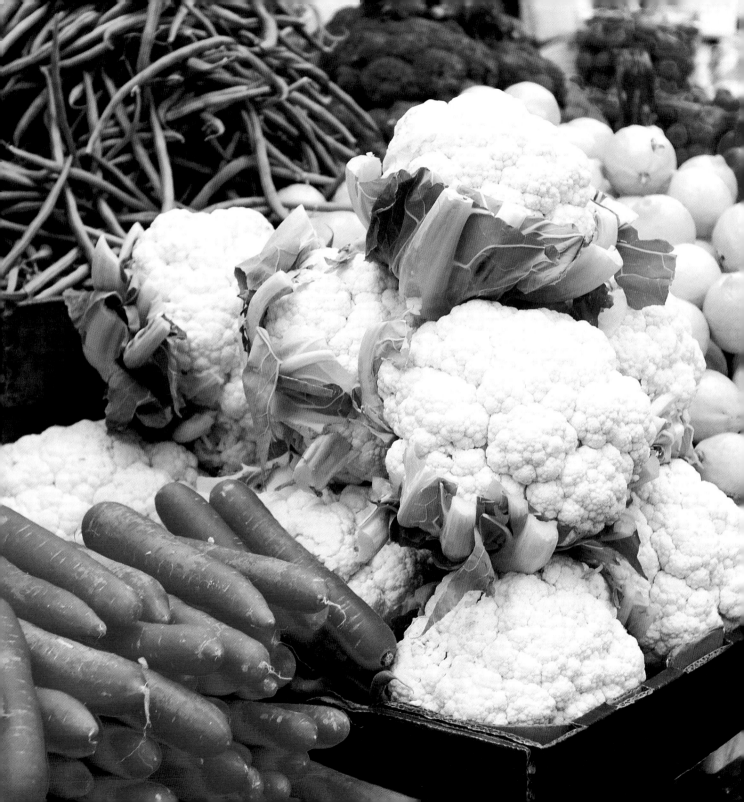

Deuxième partie

Les aliments anticancéreux

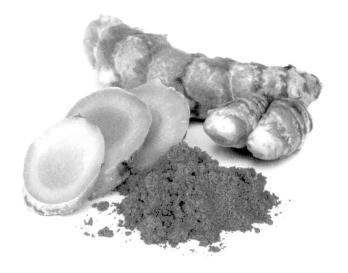

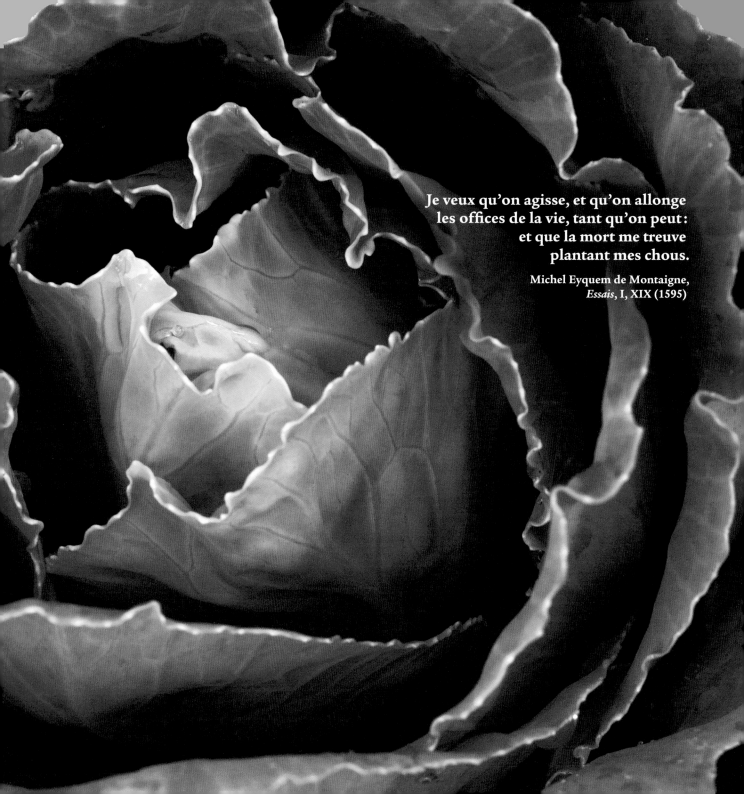

Je veux qu'on agisse, et qu'on allonge
les offices de la vie, tant qu'on peut :
et que la mort me treuve
plantant mes chous.

Michel Eyquem de Montaigne,
Essais, I, XIX (1595)

Chapitre 6

Les cellules cancéreuses détestent les choux !

Une légende grecque fondée sur les récits de *L'Iliade* raconte que Dionysos, le dieu de la vigne, fut fort mal reçu lors de son passage en Thrace. Le belliqueux Lycurgue, roi des Édoniens, repoussa en effet l'armée du dieu à l'aide de son aiguillon de bœuf, le forçant ainsi à se réfugier dans la grotte de Thétis, la nymphe de la mer. Cependant, rendu fou par cette victoire, Lycurgue se mit à saccager ce qu'il croyait être les vignes sacrées du dieu, mais qui était en fait les pieds de son propre fils, Dryas. Dionysos punit le roi pour ce sacrilège en faisant subir une terrible sécheresse au peuple thrace, sa colère ne pouvant être apaisée que par la mise à mort de Lycurgue. Torturé et écartelé par les Édoniens, Lycurgue pleura de douleur avant de mourir, et de ses larmes poussèrent des choux…

Loin d'être la seule histoire rocambolesque associée au chou (on n'a qu'à penser à son rôle dans la naissance des bébés), cette légende constitue néanmoins un reflet de la place importante occupée par ce légume dans l'histoire des civilisations européenne et méditerranéenne. Cultivé depuis au moins 6 000 ans, et étant par ce fait probablement le doyen de nos légumes, le chou est omniprésent tant dans l'histoire de l'alimentation que dans les traditions littéraires antique et médiévale, et comme le disait Rabelais dans les aventures de Pantagruel, « O que troys & quatre foys heureulx sont ceulx qui plantent chous », sa culture représentait un symbole de tranquillité et de pacifisme.

Pourtant, le moins qu'on puisse dire est que ces légumes ne font certainement pas partie des aliments qui suscitent beaucoup de passion et d'enthousiasme chez les gens ! Fades pour les

(Suite page 96)

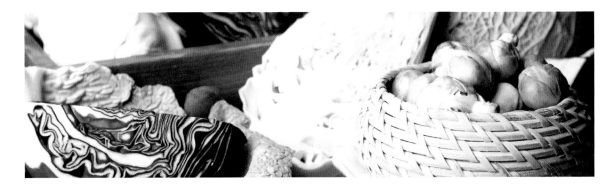

Les choux

Les plantes de la famille du chou appartiennent à une sous-famille de crucifères connue en botanique sous l'appellation de *Brassica*. Les principaux choux consommés, tous des descendants de l'espèce *Brassica oleracea*, sont les choux pommés (*Brassica oleracea capitata*), le brocoli (*Brassica oleracea italica*), le chou-fleur (*Brassica oleracea botrytis*), les choux de Bruxelles (*Brassica oleracea gemmifera*) et les choux sans tête à feuilles (*Brassica oleracea acephala*) comme le chou frisé et le chou cavalier. Les choux comestibles asiatiques sont des descendants d'une espèce *Brassica* distincte au goût plus délicat. Il y avait à une époque des centaines de variétés distinctes de choux aujourd'hui disparues, probablement à cause des pressions commerciales d'uniformité et de productivité. À noter que le navet, la moutarde, le cresson, la roquette et le radis appartiennent également aux légumes crucifères, tout comme les espèces oléagineuses de colza et sa variante d'origine canadienne, le canola.

Les choux pommés
Cette catégorie regroupe différents choux qui se distinguent autant par leur forme que par leur couleur : le chou à feuilles lisses blanc ou rouge, ainsi que le chou de Milan (chou de Savoie) vert, à feuilles cloquées ou frisées, souvent appelé chou frisé en Amérique mais qu'il ne faut pas confondre avec le chou frisé européen, qui correspond plutôt au chou kale, un chou feuillu sans pomme.

Le brocoli
Aujourd'hui légume vedette de tout régime alimentaire « santé » qui se respecte, le brocoli est pourtant longtemps resté relativement inconnu ailleurs que dans ses pays d'origine, le sud de l'Italie et la Grèce. Le mot « brocoli » est d'ailleurs dérivé du latin *bracchium*, signifiant « branche », probablement à cause de sa forme en bouquets semblable à celle d'un petit arbre. La culture du brocoli fut longtemps confinée à l'Italie, puis à l'est de la

Méditerranée après le déclin de l'Empire romain, et il fallut attendre le mariage de Catherine de Médicis avec Henri II, au début du XVIe siècle, pour le voir apparaître en France sous l'appellation d'« asperge italienne ». De la même façon, ce n'est qu'avec l'arrivée massive d'immigrants italiens que le brocoli fit véritablement son entrée en Amérique, où il est actuellement un des légumes verts les plus populaires.

Le chou-fleur

Cauli-fiori pour les Romains, chou syrien pour les Arabes du XIIe siècle, cette variété de chou est probablement un descendant du brocoli qui a migré vers le Moyen-Orient à la chute de l'Empire romain pour revenir ensuite en Europe. « Le chou-fleur n'est pas autre chose qu'un chou qui est passé par l'université », ironisait Mark Twain dans *Le Calendrier de Pudd'nhead Wilson*, et il n'avait peut-être pas tort, si l'on considère les efforts considérables qui ont été nécessaires pour sélectionner ce chou aux fleurs si abondantes et dépourvues de chlorophylle, conséquence de leur enveloppement sous une couche épaisse de feuilles.

Le chou de Bruxelles

On pourrait presque dire que le monde se divise en deux : ceux qui aiment le chou de Bruxelles et ceux qui le détestent. On croit que cette espèce de chou est apparue au XIIIe siècle, mais elle ne s'est vraiment développée qu'à partir du début du XVIIIe siècle dans le nord de l'Europe, près de Bruxelles, tout simplement dans l'optique de rentabiliser au maximum la superficie cultivable nécessaire à l'approvisionnement de la population toujours croissante de la cité. C'est une réussite sur toute la ligne si on en juge par les vingt à quarante petits choux pommés qui poussent le long d'une seule tige. Les choux de Bruxelles sont véritablement dans une classe à part pour leur contenu en composés phytochimiques anticancéreux et, si on évite de les faire trop cuire, ils peuvent constituer un aliment exemplaire dans une stratégie de prévention du cancer.

Le chou « feuillu »

Ce chou de la variété *acephala*, qui veut littéralement dire « sans tête », se caractérise par des feuilles épaisses non pommées, relativement lisses pour le chou cavalier (collard) ou très frisées dans le cas du chou kale. Les botanistes considèrent que ces choux, et en particulier le kale, sont probablement la forme la plus proche du chou sauvage originel, et donc que ces espèces sont certainement parmi les premiers choux cultivés. D'ailleurs, le père de la botanique, le Grec Théophraste (372-287 av. J.-C.), énumère dans ses traités la culture de plusieurs espèces de choux, dont le kale, culture qui fut par la suite confirmée par les Romains Pline et Caton. Surtout populaires en Europe du Nord, ces choux gagneraient à être plus connus, car ils sont des sources exceptionnelles de fer, de vitamines A et C, d'acide folique et de composés anticancéreux, comme nous le verrons plus loin.

uns, dépourvus de finesse pour les autres, le chou et ses cousins sont plus ou moins méprisés par certaines personnes. Pourtant, récoltés à temps et apprêtés de façon convenable, ils peuvent constituer de véritables délices, d'autant qu'ils sont parmi les aliments les plus aptes à contrer efficacement le développement du cancer.

Le chou est le prototype d'une famille de légumes appelés les *crucifères*, terme servant à désigner la forme en croix des fleurs produites par ces plantes pour se reproduire. Même si cela peut paraître à première vue difficile à croire, les principales espèces de choux existant aujourd'hui, c'est-à-dire le brocoli, le chou-fleur, les choux de Bruxelles, les chou frisé, etc., descendent toutes directement du chou sauvage (voir encadré p. 94-95). C'est à partir de cette plante (*Brassica oleracea)*, qui pousse toujours à l'état sauvage sur les terrains accidentés des côtes rocheuses et des falaises de la côte atlantique de l'Europe et de la Méditerranée, que les humains ont domestiqué le chou et forcé la main de l'évolution en sélectionnant, il y a peut-être 4 000 ans, certains spécimens qui possédaient des caractéristiques bien précises répondant aux goûts culinaires de ces peuples. Par exemple, les Romains semblaient rechercher un chou dont l'inflorescence était massive et parvinrent à développer les premières variétés de brocoli et, par la suite, de choux-fleurs. Cette diversification de l'espèce *Brassica* a dû représenter une activité extrêmement importante dans l'Antiquité, car les

spécialistes estiment que la plupart des espèces de choux actuellement connues étaient déjà présentes à l'époque romaine, trois siècles avant Jésus-Christ.

Les vertus thérapeutiques du chou

Dans les temps anciens, il semble que les plantes de la famille des crucifères étaient principalement cultivées pour leurs vertus médicinales. Que ce soit la moutarde, dont la culture remonte à plus de 6 000 ans en Chine, ou encore les diverses formes de choux décrites par les botanistes grecs et romains, ces cultures visaient essentiellement à produire des plantes destinées à soulager divers désordres, de la surdité à la goutte, en passant par les troubles gastro-intestinaux. Le chou, en particulier, était considéré comme un aliment médicinal très important pour les civilisations grecque et romaine, supplantant même l'ail, à une certaine époque, en tant que remède favori. Vanté par Pythagore, baptisé « légume aux mille vertus » par Hippocrate (460-377 av. J.-C.), qui le préconisait entre autres comme remède contre la diarrhée et la dysenterie, le chou était véritablement considéré à cette époque comme un aliment nécessaire à une bonne santé. Avec raison d'ailleurs, puisque le cynique Diogène (413-327 av. J.-C.) vécut jusqu'à l'âge vénérable de 83 ans, n'ayant comme domicile qu'un pauvre tonneau et se nourrissant presque exclusivement de choux.

Marcus Porcius Cato, ou Caton l'Ancien (234-149 av. J.-C.), homme d'État romain très puissant qui occupa la plus honorable et la plus redoutée de toutes les fonctions – celle de censeur, magistrat notamment chargé d'établir le montant de l'impôt –, a été le premier à utiliser le terme *Brassica* (du celtique *bresic*, signifiant « chou ») utilisé encore aujourd'hui pour désigner les légumes de cette famille. Très méfiant envers les médecins, tous grecs à cette époque, Caton considérait le chou comme le remède universel contre les maladies, une véritable fontaine de jouvence responsable de sa bonne santé et de sa virilité (il eut un fils à 80 ans). Même s'il occupait ses loisirs à cultiver plus d'une centaine de plantes médicinales, Caton écrivait dans son traité d'agriculture *De agri cultura* que « mangé cru avec du vinaigre, cuit à l'huile ou à la graisse, le chou chasse tout et guérit tout », tant la gueule de bois causée par l'abus de vin que certaines maladies graves; selon lui, l'application d'une feuille de chou écrasée soulage un chancre qui apparaît sur les seins. Si nous disposons heureusement de moyens modernes plus efficaces pour traiter le cancer du sein, le rôle du chou comme remède aux abus d'alcool semble avoir traversé les âges, d'après la récente apparition sur le marché russe d'une boisson salée faite à base de jus de chou et destinée à atténuer les effets des lendemains de fête difficiles...

Les effets anticancéreux des légumes crucifères

Les études réalisées jusqu'à présent indiquent que les légumes crucifères sont parmi les principaux responsables des propriétés anticancéreuses associées à la consommation de fruits et de légumes. Par exemple, lors d'une étude analysant 252 cas de cancer de la vessie qui s'étaient développés chez 47 909 professionnels de la santé sur une période de dix ans, la consommation de cinq portions ou plus de légumes crucifères par semaine, en particulier du brocoli et du chou, a été associée à une baisse de moitié du risque de cancer de la vessie, comparativement aux individus ne consommant qu'une portion ou moins de ces légumes. Même observation pour le cancer du sein : les femmes suédoises qui consomment le plus de crucifères, une ou deux portions par jour, voient leur risque de développer un cancer du sein s'abaisser de moitié par rapport à celles qui n'en consomment pas ou peu. Sans énumérer toutes les études suggérant un réel effet chimioprotecteur des légumes crucifères, mentionnons seulement que leur consommation régulière a également été associée à une baisse du risque de plusieurs autres cancers, comme ceux du poumon, du système gastro-intestinal (estomac, côlon, rectum) ainsi que de la prostate (Figure 43). Dans ce dernier cas, trois portions ou plus de légumes crucifères par semaine se sont même révélées plus efficaces pour prévenir le cancer de la prostate que la consommation de tomates, pourtant suggérée à plusieurs reprises comme un aliment prévenant le développement de cette maladie (voir chapitre 13).

Un effet protecteur des crucifères est aussi observé pour la prévention des récidives chez des personnes atteintes de certains cancers (prévention secondaire). Par exemple, les patients touchés par un cancer de la vessie qui mangent au moins une portion de brocoli par semaine voient leur risque de mortalité liée à ce cancer diminuer de 60 %. Dans la même veine, des études indiquent que les survivantes d'un cancer du sein qui consomment trois portions hebdomadaires de crucifères ont un risque de récidive diminué de 50 %.

Donc, si la quantité de fruits et de légumes présents dans l'alimentation joue certainement un rôle clé dans la prévention du cancer, ces données indiquent que des types de légumes, notamment les crucifères, sont particulièrement importants pour contrer le développement de la maladie. Ces observations sont capitales dans le contexte de l'alimentation occidentale, en particulier nord-américaine, où les pommes de terre constituent jusqu'à 50 % de l'apport quotidien en fruits et légumes et où la place occupée par les légumes crucifères demeure encore très restreinte.

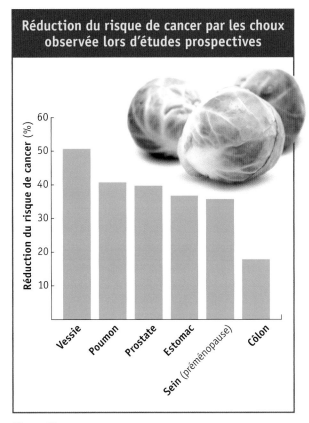

Réduction du risque de cancer par les choux observée lors d'études prospectives

Réduction du risque de cancer (%)

Vessie · Poumon · Prostate · Estomac · Sein (préménopause) · Côlon

Figure 43

Les composés phytochimiques des légumes de la famille du chou

Les effets spectaculaires des légumes de la famille du chou sur la diminution du risque de développer plusieurs cancers suggèrent que ces légumes constituent une source importante de composés phytochimiques. De tous les végétaux comestibles pour l'homme, les légumes crucifères sont probablement ceux qui contiennent la plus grande variété de molécules phytochimiques aux propriétés anticancéreuses. En plus de plusieurs polyphénols retrouvés chez d'autres aliments protecteurs, présentés plus loin, les légumes crucifères possèdent également la caractéristique de

Teneur en glucosinolates des principaux légumes crucifères	
Légumes crucifères	Glucosinolates (mg/100 g)
Choux de Bruxelles	237
Collards (choux cavaliers)	201
Kale	101
Cresson de fontaine	95
Navet	93
Chou pommé (blanc ou rouge)	65
Brocoli	62
Chou-fleur	43
Chou chinois (pak choi)	54
Chou chinois (pe-tsaï)	21

Figure 44 D'après McNaughton et Marks, 2003. Les quantités indiquées sont la moyenne des résultats obtenus jusqu'à présent.

contenir un groupe de composés appelés *glucosinolates* (Figure 44). Ces molécules sont particulièrement abondantes dans les choux de Bruxelles et les choux feuillus (kale et cavalier), mais elles sont aussi présentes en quantités appréciables dans l'ensemble des crucifères.

Les glucosinolates

Contrairement à la plupart des composés phytochimiques qui seront décrits dans les chapitres suivants, l'importance des glucosinolates dans la prévention du cancer par l'alimentation n'est pas directement liée à ces molécules mais plutôt à leur propriété de libérer deux classes de composés à très forte activité anticancéreuse, les *isothiocyanates* et les *indoles*.

Plus d'une centaine de glucosinolates existent dans la nature, servant de « réservoir » destiné au stockage de plusieurs isothiocyanates et indoles différents, tous dotés d'un très grand potentiel anticancéreux (Figure 45). Au cours de la mastication du légume, les cellules de la plante sont brisées, ce qui provoque le mélange des différents compartiments présents dans les cellules, normalement séparés l'un de l'autre.

Les glucosinolates qui étaient stockés dans un des compartiments des cellules de brocoli sont alors mis en contact avec la *myrosinase*, une enzyme présente dans un autre compartiment et qui a pour fonction de couper certaines parties des molécules de glucosinolates. La mastication

Les légumes crucifères : isothiocyanates

Légumes	Principaux isothiocyanates
Chou	Isothiocyanate d'allyle
	3-Méthylsulfinylpropyl isothiocyanate
	4-Méthylsulfinylbutyl isothiocyanate
	3-Méthylthiopropyl isothiocyanate
	4-Méthylthiobutyl isothiocyanate
	2-Phényléthyl isothiocyanate
	Isothiocyanate de benzyle
Brocoli	Sulforaphane
	3-Méthylsulfinylpropyl isothiocyanate
	3-Butenyl isothiocyanate
	Isothiocyanate d'allyle
	4-Méthylsulfinylbutyl isothiocyanate
Navet	2-Phényléthyl isothiocyanate
Cresson de fontaine	2-Phényléthyl isothiocyanate
Cresson de jardin	Isothiocyanate de benzyle
Radis	4-Méthylthio-3-butenyl isothiocyanate

Figure 45

du brocoli fait en sorte que l'isothiocyanate principal de ce légume, la glucoraphanine, se retrouve soudain en présence de la myrosinase et est immédiatement transformée en sulforaphane, une puissante molécule anticancéreuse (Figure 46). Autrement dit, les molécules anticancéreuses des légumes crucifères sont présentes à l'état latent dans les légumes intacts, mais la consommation de ces légumes permet de libérer les composés actifs anticancéreux, qui peuvent alors accomplir les fonctions anticancéreuses décrites plus loin.

Du fait de la complexité de ce mécanisme, plusieurs facteurs doivent être considérés pour maximiser l'apport en isothiocyanates et indoles offert par le légume crucifère. Premièrement, il est important de noter que les glucosinolates sont très solubles dans l'eau : une cuisson à grande eau et de seulement dix minutes des crucifères réduit de moitié la quantité de glucosinolates présents dans ces légumes et est donc à proscrire. Deuxièmement, l'activité de la myrosinase est très sensible à la chaleur, de sorte que la cuisson prolongée des légumes, à grande eau ou non, réduit substantiellement la quantité d'isothiocyanates qui peut être libérée une fois le légume consommé. Des études suggèrent que certaines bactéries de la flore intestinale pourraient transformer les glucosinolates en isothiocyanates et ainsi compenser cette inactivation de l'enzyme du légume causée par la chaleur, mais un tel rôle doit encore être clairement établi. Il est donc préférable de cuire les légumes crucifères le moins possible, dans le minimum de liquide, pour réduire la perte d'activité de la myrosinase et des glucosinolates occasionnée par le trempage des légumes dans l'eau. Des techniques de cuisson rapide, à l'étuvée ou encore sauté au wok, sont certainement des façons faciles de maximiser la quantité de molécules anticancéreuses apportée par les légumes crucifères, en plus de rendre ces légumes généralement plus attrayants et de meilleur goût. Les produits surgelés subissent une étape de blanchiment à température élevée lors de leur préparation, ce qui réduit autant leur contenu en glucosinolates que l'activité de la myrosinase, et ces produits sont par conséquent une source de molécules anticancéreuses nettement inférieure aux légumes frais. Enfin, pour favoriser la

libération des molécules actives, rappelez-vous de bien mastiquer vos légumes avant d'avaler !

Le sulforaphane, la « star » des isothiocyanates

Les isothiocyanates contiennent dans leur structure un atome de soufre, le grand responsable de l'odeur caractéristique produite par la cuisson trop prolongée des choux et de leurs cousins. Puisque chaque isothiocyanate provient de la coupure d'un glucosinolate différent, la nature des isothiocyanates associés aux légumes crucifères dépend évidemment de la nature des glucosinolates présents dans ces légumes. Certains glucosinolates sont présents de façon quasi uniforme dans les légumes crucifères, alors que d'autres membres de cette famille contiennent des quantités très élevées d'un type précis de glucosinolate, et donc de l'isothiocyanate correspondant. Ces différences dans la composition sont importantes, car quelques isothiocyanates possèdent des propriétés anticancéreuses plus puissantes que d'autres. C'est notamment le cas du sulforaphane associé au brocoli.

Le sulforaphane a été isolé pour la première fois en 1959 à partir de la passerage drave (*Cardaria draba*), dans laquelle il est présent en très grande quantité. D'un point de vue nutritionnel, le brocoli est cependant de très loin la meilleure source de sulforaphane, cette molécule pouvant atteindre 60 mg par portion. Il est également

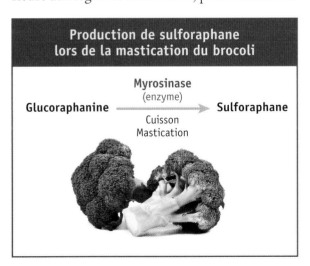

Production de sulforaphane lors de la mastication du brocoli

Glucoraphanine → Sulforaphane

Myrosinase (enzyme)

Cuisson Mastication

Figure 46

intéressant de noter que les germes de brocoli peuvent contenir jusqu'à cent fois plus de sulforaphane que le brocoli mature.

Le sulforaphane, et donc le brocoli, mérite une considération particulière dans le cadre de toute stratégie de prévention du cancer par l'alimentation. Cet intérêt est justifié par plusieurs résultats obtenus au cours de la recherche des vingt dernières années et qui indiquent que le sulforaphane accélère considérablement l'élimination par l'organisme des substances toxiques qui ont le potentiel d'induire le cancer. Loin d'être un phénomène sans conséquences, l'augmentation de l'efficacité des systèmes de détoxification par le sulforaphane réduit nettement l'apparition, le nombre et la grosseur des tumeurs mammaires de rats ou de souris provoquées par certaines substances cancérigènes. Comme nous l'avons vu précédemment, les études épidémiologiques indiquent que cet effet anticancéreux s'applique également aux humains.

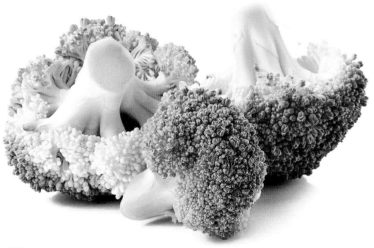

Il semble que le sulforaphane soit également capable d'agir directement auprès des cellules cancéreuses et d'induire leur mort en déclenchant le processus d'apoptose. Au cours d'une série d'études portant sur la capacité des substances d'origine nutritionnelle à provoquer la mort de cellules isolées d'une tumeur cérébrale infantile, le médulloblastome, nous avons observé que le sulforaphane était la seule molécule d'origine nutritionnelle testée capable de provoquer la mort de ces cellules. Cette capacité du sulforaphane à provoquer la mort de cellules cancéreuses a également été observée pour d'autres types de tumeurs, comme celles du côlon et de la prostate, ainsi que dans le cas de la leucémie lymphoblastique aiguë, et suggère donc qu'une action directe de la molécule sur les cellules tumorales contribue à ses propriétés anticancéreuses.

Le sulforaphane possède également des propriétés antibiotiques bactéricides, notamment contre le *Helicobacter pylori*, la bactérie responsable des ulcères gastriques. Cette activité, de prime abord sans relation directe avec le cancer, pourrait néanmoins jouer un rôle très important dans la protection contre le cancer de l'estomac, puisqu'on estime actuellement que l'infection au *H. pylori*, avec les ulcères gastriques qui en découlent, augmente considérablement (de trois à six fois) le risque de cancer de cet organe. L'ingestion de brocoli permettrait au sulforaphane d'être en contact direct avec la bactérie dans l'estomac même et de prévenir à la source le développement de cette maladie. Toutes ces propriétés font du sulforaphane l'isothiocyanate ayant le potentiel anticancéreux le plus puissant et, par ricochet, font du brocoli l'un des aliments les plus importants pour prévenir l'apparition de plusieurs cancers.

Malgré toutes les propriétés bénéfiques associées au sulforaphane, il serait faux de croire que seule la consommation régulière de brocoli peut aider à prévenir le cancer. Les isothiocyanates et indoles présents dans les autres membres de la famille des crucifères possèdent également plusieurs propriétés anticancéreuses qui contribuent vraisemblablement à l'effet protecteur de ces légumes. Parmi ces molécules, deux méritent une attention particulière : l'isothiocyanate de phénéthyle (PEITC) ainsi que l'indole-3-carbinol (I3C).

L'isothiocyanate de phénéthyle (PEITC). Le PEITC est une molécule formée à partir de la gluconasturtiine, un glucosinolate présent en grande quantité dans le cresson de fontaine et le chou chinois. Tout comme le sulforaphane, le PEITC est capable de protéger les animaux de laboratoire de cancers provoqués par l'exposition à des substances toxiques, notamment les cancers de l'œsophage, de l'estomac, du côlon et du poumon. Dans ce dernier cas, certaines études ont démontré qu'un apport accru en cresson dans le régime alimentaire d'un groupe de fumeurs (60 g par repas pendant trois jours) était associé à une baisse des formes toxiques de la NNK, une nitrosamine cancérigène du tabac. Étant donné le très fort potentiel cancérigène de la NNK, ces résultats illustrent bien à quel point

les isothiocyanates agissent comme de puissants agents protecteurs contre le développement de tumeurs induites par les substances cancérigènes.

Il semble de plus en plus certain que le mécanisme d'action anticancéreuse du PEITC impliquerait également une action directe sur les cellules cancéreuses. Le PEITC est en effet un des isothiocyanates les plus toxiques pour les cellules cancéreuses, notamment celles provenant de leucémies, de cancers du côlon, du sein et de la prostate, cet effet étant lié à la capacité que possède cette molécule de forcer les cellules à mourir par apoptose. Cette propriété suggère donc que le PEITC pourrait non seulement prévenir le développement de tumeurs, mais également jouer un rôle de prévention dans le cas de tumeurs préexistantes. En ce sens, des observations récentes indiquent que le PEITC est capable d'éliminer les cellules souches cancéreuses, une sous-population de cellules tumorales qui résistent souvent aux traitements anticancéreux et qui sont responsables de plusieurs récidives.

Ces observations indiquent que les sources alimentaires de PEITC, comme le cresson de fontaine, peuvent donc constituer un rempart additionnel contre le développement de certains types de cancers, autant en raison de leur capacité à enrayer l'action de substances hautement cancérigènes que de leurs propriétés cytotoxiques envers les cellules cancéreuses.

L'indole-3-carbinol (I3C). Même s'il provient de l'hydrolyse de glucosinolates comme les isothiocyanates, le I3C est différent de cette classe de molécules, tant du point de vue de sa structure chimique (sans atome de soufre) que de son mode d'action anticancéreuse. Le I3C provient de la dégradation de la glucobrassicine, un glucosinolate trouvé dans la très grande majorité des légumes crucifères, quoiqu'il soit légèrement plus abondant dans le brocoli et les choux de Bruxelles.

Les recherches plus récentes sur le rôle chimiopréventif du I3C montrent un impact sur le métabolisme des œstrogènes et sur son aptitude à interférer avec les cancers dépendants des œstrogènes comme les cancers du sein, de l'endomètre et du col de l'utérus. En effet, il semble que le I3C ait la capacité d'induire dans la structure de l'estradiol des modifications qui réduisent la capacité de cette hormone à favoriser la croissance des cellules de ces tissus. Cet effet est bien illustré par des résultats montrant que des cellules du col de l'utérus contenant le virus du papillome humain HPV16 (la principale cause de ce cancer) et pouvant se développer en cellules cancéreuses à la suite d'un traitement aux œstrogènes voient leur croissance stoppée par l'administration de I3C.

En conclusion, les efforts considérables déployés par nos lointains ancêtres pour générer toutes ces variétés de choux en valaient certainement la peine, si on considère le contenu exceptionnel des légumes crucifères en composés phytochimiques anticancéreux, en particulier de glucosinolates et de leurs formes actives, les isothiocyanates et les indoles. Inclure ces légumes dans le régime alimentaire représente donc un moyen facile d'apporter à l'organisme des quantités considérables de ces molécules et, par conséquent, de prévenir le développement de plusieurs cancers, notamment ceux du poumon et du tractus gastro-intestinal. Rappelons que les données actuellement disponibles sur les bienfaits du brocoli sont particulièrement encourageantes. Par exemple, un régime comprenant trois ou quatre portions de brocoli par semaine, ce qui est loin d'être excessif, s'est avéré suffisant pour protéger des individus de polypes du côlon, une étape importante dans le développement du cancer de cet organe. Enfin, l'action inhibitrice de certains constituants des crucifères envers les œstrogènes fait de ces légumes des éléments essentiels à la lutte contre le cancer du sein.

En résumé

- Les légumes crucifères contiennent des quantités importantes de plusieurs composés anticancéreux qui freinent le développement du cancer en empêchant les substances cancérigènes de provoquer des dommages aux cellules.

- Le brocoli et les choux de Bruxelles constituent des sources exceptionnelles de ces molécules anticancéreuses.

- Une cuisson légère ainsi qu'une bonne mastication des légumes sont nécessaires pour profiter pleinement de leur potentiel anticancéreux.

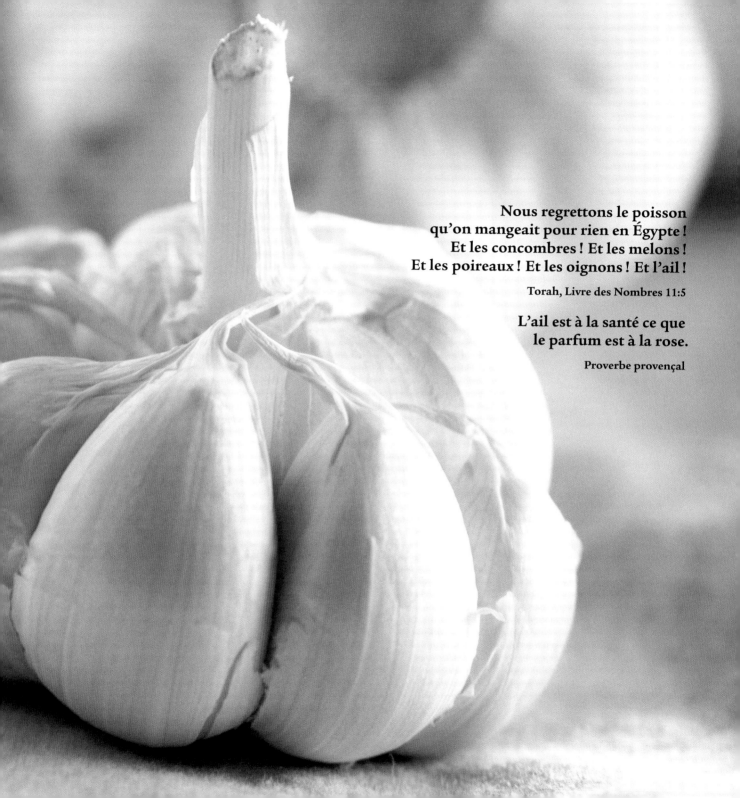

Nous regrettons le poisson
qu'on mangeait pour rien en Égypte !
Et les concombres ! Et les melons !
Et les poireaux ! Et les oignons ! Et l'ail !

Torah, Livre des Nombres 11:5

L'ail est à la santé ce que
le parfum est à la rose.

Proverbe provençal

Chapitre 7

L'ail et l'oignon, ou comment faire fuir le cancer

Les nombreuses références historiques concernant l'usage de l'ail et de ses cousins de la famille *Allium* (oignon, poireau, etc.) (voir encadré p. 108-109) par les civilisations anciennes représentent un des exemples les mieux documentés de l'utilisation de plantes pour le traitement des maladies et le maintien de la santé en général. Tout le long de l'histoire des plus grandes civilisations, l'ail a toujours été considéré tant comme un aliment que comme un médicament et, de ce fait, aucune autre famille de plantes n'est aussi intrinsèquement liée à l'épanouissement des cultures culinaires et médicales du monde.

La culture de l'ail et de l'oignon tire probablement son origine de l'Asie centrale et du Moyen-Orient, il y a au moins 5 000 ans, et s'est par la suite progressivement répandue vers la Méditerranée, en particulier en Égypte, et vers l'Orient, où leur emploi en cuisine était déjà courant en Chine plus de 2 000 ans avant J.-C. Les Égyptiens raffolaient particulièrement de l'ail et de l'oignon et leur attribuaient force et endurance. D'ailleurs, l'historien grec Hérodote d'Halicarnasse (484-425 av. J.-C.) relate dans ses écrits la découverte d'inscriptions sur la grande pyramide de Khéops décrivant la somme considérable (1 600 talents d'argent) dépensée pour nourrir les ouvriers avec des repas à base d'ail et d'oignon.

Loin d'être un aliment strictement destiné à la classe ouvrière, l'ail avait une grande importance dans les coutumes égyptiennes, comme l'indiquent les gousses retrouvées parmi les richesses du tombeau de Toutânkhamon (env. 1300 av. J.-C.). D'ailleurs, le *Codex Ebers*, un papyrus médical égyptien datant de cette époque, mentionne plus de vingt remèdes à base d'ail contre

(Suite page 110)

Les principaux membres de la famille *Allium*

L'ail

Incontestablement le condiment le plus répandu du monde, l'ail (*Allium sativa*) est un ingrédient essentiel de la plupart des traditions culinaires. Dans l'écriture chinoise, le mot signifiant «ail», *suan*, est représenté par un seul signe, ce qui implique une grande utilisation de cet aliment dès le début de l'évolution de ce langage. Utilisé dès l'Antiquité pour soigner les morsures d'animaux, comme celles des serpents, l'ail a même acquis la réputation légendaire d'être un des moyens les plus efficaces pour éloigner les vampires. Légende d'autant plus étrange que les propriétés anticoagulantes associées à la consommation de l'ail devraient plutôt avoir un effet d'attraction sur ces buveurs de sang invétérés!

L'oignon

Natif de l'Eurasie, le bulbe d'*Allium cepa* est maintenant cultivé et consommé comme légume et condiment partout dans le monde. Essentiel à la culture égyptienne, qui le croyait doté de vertus de force et de puissance, symbole d'intelligence dans l'ancienne Chine ou encore légume de base de l'alimentation européenne au Moyen Âge, l'oignon fait depuis longtemps partie intégrante des traditions culinaires de l'ensemble des civilisations. Au point de vue phytochimique, l'oignon est une source majeure du flavonoïde quercétine, dont la quantité peut atteindre jusqu'à 50 mg par 100 g.

La molécule responsable des propriétés lacrymales de l'oignon, l'oxyde de propanethial, est également libérée par le bris du bulbe, mais étant très soluble dans l'eau, elle peut facilement être éliminée si l'on rince l'oignon pelé sous l'eau courante.

Le poireau

De saveur plus subtile que ses cousins, le poireau (*Allium porrum*) est une plante originaire de la région méditerranéenne, probablement du Proche-Orient. C'est un légume très anciennement connu et à l'origine de plusieurs anecdotes, notamment sur ses propriétés vocales. Aristote, par exemple, était persuadé que le cri perçant de la perdrix était lié à une nourriture riche en poireaux. Hypothèse qui séduisit l'empereur romain Néron, qui consommait les poireaux en si grande quantité pour s'éclaircir la voix qu'il hérita du sobriquet d'empereur «porrophage»! Notons enfin que le poireau est l'emblème national du pays de Galles, en souvenir d'une bataille mémorable contre les Saxons païens (vers 640) lors de laquelle saint David aurait conseillé au roi Cadwallader de distinguer ses guerriers de leurs adversaires en leur faisant porter un poireau dans leurs chapeaux. Les Gallois écrasèrent les Saxons, et on célèbre encore cette victoire chaque 1er mars, jour de la Saint-David, en portant un poireau ainsi qu'en mangeant le *cawl*, un plat traditionnel à base de poireau.

L'échalote

Le nom latin de l'échalote (*Allium ascalonicum*) fait référence au lieu d'origine de la plante, Ascalon (Ashqelon), ville de l'ancienne Palestine, en bordure de la mer Méditerranée. Les croisés (XIIe siècle) ont probablement introduit l'échalote en Europe, où elle trouva sa terre de prédilection en France. En effet, la France, avec la Bretagne, est devenue au fil des années le seul pays producteur de ce condiment, d'où l'appellation courante d'échalote française.

Les échalotes ressemblent beaucoup plus à l'ail qu'à l'oignon, avec un bulbe formé de plusieurs gousses, chacune d'elles recouverte d'une pellicule. Le terme *échalote* est souvent utilisé à tort, en Amérique, pour désigner les oignons verts, qui sont essentiellement des oignons immatures.

La ciboulette

La ciboulette (*Allium schoenoprasum*) tire son nom du latin *cepula,* qui signifie « petit oignon ». Probablement originaire d'Asie et d'Europe, la ciboulette était particulièrement utilisée en Chine, il y a au moins 2 000 ans, autant pour parfumer les mets que pour soigner les saignements et les empoisonnements. C'est au retour de son voyage en Orient que Marco Polo sensibilisa l'Europe aux propriétés médicinales et culinaires de cette plante.

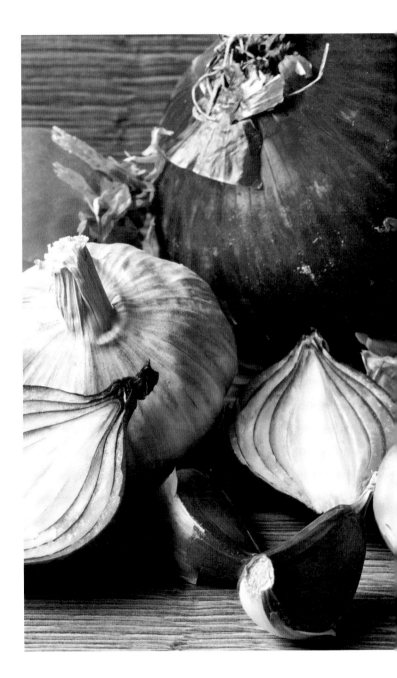

une variété d'affections telles que maux de tête, vers, hypertension et tumeurs.

Cela dit, l'usage médicinal de l'ail n'est pas propre à l'Égypte mais semble plutôt être commun à la plupart des civilisations anciennes. De nombreuses références aux usages médicinaux de l'ail ont également été faites par Aristote, Hippocrate, Aristophane et le naturaliste romain Pline l'Ancien, ce dernier allant jusqu'à décrire pas moins de soixante et un remèdes à base d'ail dans son *Histoire naturelle*. L'ail était recommandé pour traiter les infections, les problèmes respiratoires, les troubles digestifs ainsi que le manque d'énergie. Introduit en Europe par les Romains, son usage s'intensifia au Moyen Âge comme moyen de lutter contre la peste et d'autres maladies contagieuses, puis, aux XVIIIe et XIXe siècles, contre des maladies comme le scorbut et l'asthme. Ce n'est qu'en 1858 que Louis Pasteur confirma finalement les puissants effets antibactériens de l'ail.

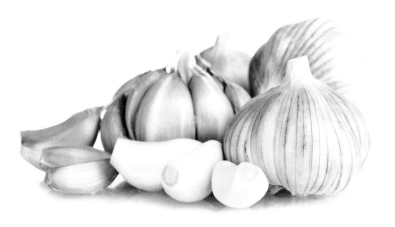

Les composés soufrés de l'ail et de l'oignon

On peut sourire en imaginant la surprise des premiers humains qui ont croqué pour la première fois un bulbe d'ail ou d'oignon, car comment auraient-ils pu soupçonner que des aliments en apparence aussi inodores soient capables de développer autant d'arôme et de saveur ?

Cette grande différence s'explique par les modifications chimiques qui se produisent dans les bulbes des membres de la famille *Allium* à la suite d'un bris mécanique, d'une façon un peu analogue à ce que nous avons décrit pour les légumes crucifères. L'arôme et le goût si caractéristiques des différentes espèces *Allium* sont dus à leur contenu élevé en plusieurs composés phytochimiques soufrés, c'est-à-dire des molécules qui contiennent un atome de soufre dans leur structure chimique. Prenons l'exemple de l'ail pour illustrer les réactions se déroulant dans la petite gousse que vous vous préparez à écraser pour ajouter au plat sur le feu. Conservés à température fraîche, les bulbes ont graduellement accumulé de l'*alliine*, le constituant principal de l'ail. Lorsque vous écrasez la gousse, les cellules du bulbe sont brisées, ce qui provoque la libération d'une enzyme appelée *alliinase* qui entre alors en contact avec l'alliine et la transforme très rapidement en *allicine*, une molécule très odorante directement responsable de la forte odeur dégagée par le bulbe que vous venez de broyer. L'allicine est une molécule très abondante (sa quantité peut atteindre jusqu'à 5 mg/g) mais très instable, et elle est presque instantanément transformée en produits soufrés plus ou moins complexes (Figure 47). La plupart des gens ont entendu parler de cette fameuse allicine, car tous les fabricants de suppléments d'ail vantent les bienfaits de leurs produits en grande partie en se basant sur leur contenu en allicine. Sans être nécessairement frauduleuse, cette publicité n'en est pas moins inexacte, car ces suppléments ne contiennent pas de l'allicine mais de l'alliine, et on devrait plutôt parler de leur *potentiel* à provoquer la libération de l'allicine, potentiel qui est directement lié à une bonne préservation de l'activité de l'alliinase présente dans ces suppléments. D'ailleurs, des tests réalisés par un laboratoire américain indépendant ont démontré que la quantité d'allicine libérée par ces suppléments peut varier de 0,4 mg à 6,5 mg selon le fabricant. Le moyen le plus simple de connaître exactement la quantité d'allicine ingérée est donc de consommer de l'ail frais.

Des réactions très similaires se produisent dans l'oignon émincé; dans ce cas, la différence de l'odeur est essentiellement attribuable à la nature légèrement distincte des molécules présentes dans l'oignon, qui, au lieu de générer de l'allicine et ses dérivés, provoque plutôt la production d'acides sulféniques et de thiosulfinates. En parallèle, une autre enzyme (LF synthase) transforme l'acide 1-propénylsulphénique en un gaz volatil et très irritant appelé oxyde de propanethial. Ce gaz se diffuse dans l'air et atteint

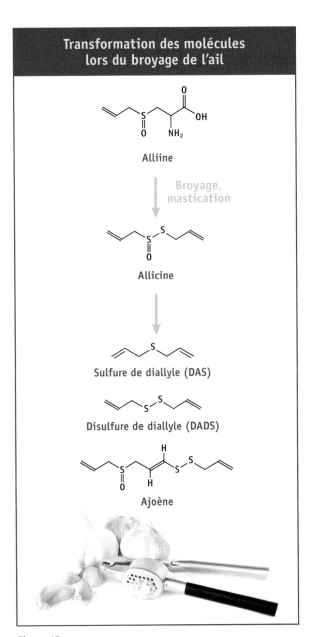

Transformation des molécules lors du broyage de l'ail

Alliine

Broyage, mastication

Allicine

Sulfure de diallyle (DAS)

Disulfure de diallyle (DADS)

Ajoène

Figure 47

l'œil, provoquant alors une irritation qui induit la sécrétion de larmes. Cette formation d'oxyde de propanethial est maximale trente secondes après le bris de l'oignon et diminue par la suite. Avec certaines variétés d'oignons, il peut s'agir d'un mauvais moment à passer!

Les propriétés anticancéreuses de l'ail

Les données actuellement disponibles sur le potentiel anticancéreux des membres de la famille de l'ail suggèrent que ceux-ci jouent un rôle important dans la prévention des cancers du système digestif, en particulier ceux de l'estomac, de l'œsophage, de la prostate et du côlon (Figure 48).

Les premiers indices quant à un rôle de prévention du cancer de l'estomac proviennent d'études épidémiologiques menées dans la province de Yangzhong, dans le nord-est de la Chine, où l'on remarque une forte proportion de ce type de cancer. L'analyse des habitudes alimentaires des habitants de cette région a permis de démontrer que certaines personnes consommaient relativement peu d'ail et d'oignon, et que cette faible consommation était associée à un risque trois fois plus grand de développer un cancer de l'estomac. On a obtenu des résultats similaires en Italie en comparant le régime alimentaire des habitants du Nord, où l'ail est peu utilisé, et du Sud, grands consommateurs d'ail: une consommation abondante et fréquente de légumes de la famille *Allium* réduit considérablement la fréquence du cancer de l'estomac.

Par ailleurs, on pense que les espèces de la famille de l'ail peuvent prévenir d'autres types de cancers, notamment celui de la prostate. Lors d'une étude menée auprès des habitants de la ville de Shanghai, on a découvert que les personnes qui consommaient plus de 10 g de légumes de la famille *Allium* par jour présentaient 50% moins de cancers de la prostate que ceux qui en consommaient moins de 2 g par jour. Cet effet protecteur semble être plus prononcé pour l'ail que pour les autres membres de la même famille. Pour le cancer du sein, par contre, les données actuelles

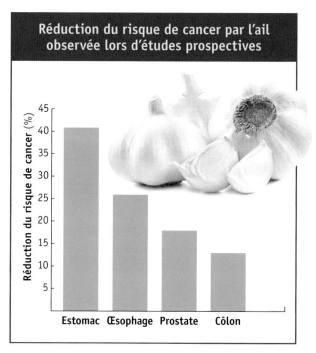

Réduction du risque de cancer par l'ail observée lors d'études prospectives

Réduction du risque de cancer (%)

Estomac Œsophage Prostate Côlon

Figure 48

ne permettent pas encore d'établir avec précision un rôle protecteur de l'ail. Une étude hollandaise indique que si la consommation d'oignons était liée à une forte réduction du cancer de l'estomac, elle n'avait pas d'impact sur les risques de développer un cancer du sein. Par contre, des chercheurs français ont de leur côté observé que la consommation d'ail et d'oignons par des femmes du nord-est de la France (Lorraine) était associée à une baisse de cancer du sein.

Les données actuellement disponibles montrent que les quantités de légumes de la famille *Allium* consommées par plusieurs peuples occidentaux sont beaucoup plus faibles que celles qui sont nécessaires pour observer une diminution du risque de cancer. Par exemple, seulement 15 % des hommes britanniques consomment 6 g d'ail (deux gousses environ) par *semaine*, et à peine 20 % des Américaines ingèrent plus de 2 g d'ail par semaine.

Bien que plusieurs chercheurs aient postulé que l'allicine serait responsable des propriétés médicinales de l'ail, sa très grande instabilité chimique soulève plusieurs doutes quant à l'efficacité de son absorption par l'organisme et de son action sur les cellules. En fait, comme nous l'avons mentionné précédemment, il est maintenant bien connu que l'allicine est rapidement transformée en une foule de composés tels que l'ajoène, le sulfure de diallyle (DAS), le disulfure de diallyle (DADS) et plusieurs autres molécules, et que ces dérivés ont des activités biologiques très intéressantes qui leur sont propres. Au total,

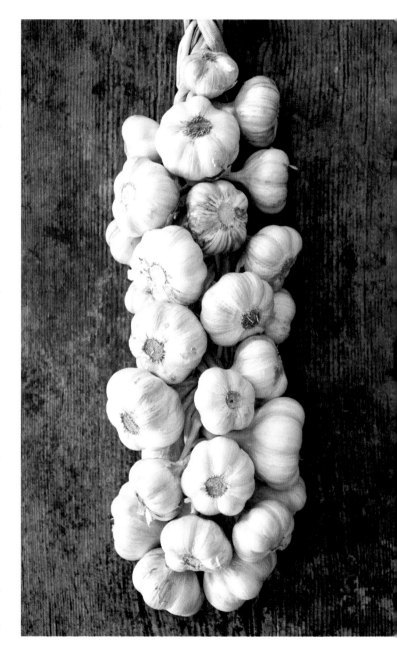

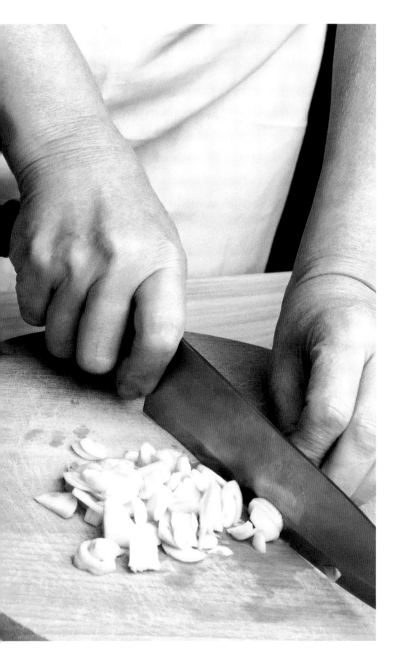

au moins vingt composés dérivés de l'ail ont été étudiés et ont montré des activités anticancéreuses. Cependant, le DAS et le DADS, tous deux solubles dans l'huile, sont généralement considérés comme les principales molécules de l'ail aptes à jouer un rôle dans la prévention du cancer.

En laboratoire, les propriétés anticancéreuses des composés de l'ail ont surtout été étudiées au moyen de modèles animaux où l'apparition d'un cancer est provoquée par des composés chimiques cancérigènes. En règle générale, les résultats obtenus sur les animaux concordent avec les observations réalisées dans la population, c'est-à-dire que les composés phytochimiques de l'ail et de l'oignon ont la propriété de prévenir l'apparition ou encore la progression de certains cancers, en particulier ceux de l'estomac et de l'œsophage, bien que des effets aient également été notés pour le cancer du poumon, du sein et du côlon. L'ail semble particulièrement efficace pour éviter le développement des cancers causés par les nitrosamines, une classe de composés chimiques possédant un très fort potentiel cancérigène. Ces composés chimiques sont formés par la flore intestinale à partir des nitrites, une classe d'agents alimentaires très utilisés comme conservateurs, en particulier dans les marinades et les produits à base de viande comme les saucisses, le bacon et le jambon. En empêchant la formation de nitrosamines, des carcinogènes puissants qui se lient à l'ADN, les composés phytochimiques de l'ail réduisent le risque que ces composés ennemis provoquent des mutations dans l'ADN et, par là même, le risque de développer un cancer. Cet effet protecteur de l'ail face aux nitrosamines semble très puissant, car le DAS est même capable de neutraliser le développement du cancer du poumon provoqué par la NNK, une nitrosamine extrêmement toxique formée par la transformation de la nicotine lors de la combustion du tabac. L'ail semble avoir un meilleur effet protecteur que l'oignon bien que, dans ce dernier cas, il ait été suggéré que la consommation d'oignons était elle aussi associée à un risque moindre de développer un cancer de l'estomac.

Les composés de l'ail et de l'oignon pourraient également interférer avec le développement des cancers par leur effet sur les systèmes responsables de l'activation et de la détoxification des substances étrangères ayant un potentiel cancérigène (voir chapitre 6). En effet, plusieurs composés, comme le DAS, inhibent les enzymes responsables de l'activation des carcinogènes tout en augmentant celles qui agissent dans l'élimination de ces composés. La conséquence immédiate de ces deux propriétés est que les cellules sont moins exposées aux agents cancérigènes et donc moins susceptibles de subir des dommages à leur ADN, ce qui entraînerait le développement du cancer. Les composés de l'ail, tout comme ceux des légumes de la famille du chou, peuvent par conséquent être considérés comme des agents de prévention de première ligne, empêchant le développement du cancer dès le départ.

En plus de leurs activités directes sur les substances cancérigènes, les composés de l'ail attaquent directement les cellules des tumeurs et provoquent leur destruction par le processus d'apoptose (voir chapitre 2, page 36). En effet, le traitement de cellules isolées de cancers du côlon, du sein, du poumon, de la prostate ou encore de leucémies avec différents composés de l'ail provoque des changements importants dans la croissance des cellules tumorales et active le processus menant à leur mort. La molécule la plus apte à provoquer la mort de ces cellules semble être le DAS, quoique des effets similaires soient également observés avec d'autres dérivés, comme l'ajoène. Notre laboratoire a également observé que le DAS pourrait contribuer à la mort des cellules cancéreuses en modifiant leur aptitude à exprimer certaines protéines qui leur confèrent la capacité de résister à certains médicaments de chimiothérapie.

En somme, les propriétés anticancéreuses des légumes de la famille de l'ail semblent principalement liées à leur contenu en composés soufrés. Néanmoins, dans le cas de l'oignon notamment, il ne faut assurément pas négliger l'apport important en certains polyphénols, dont la quercétine, une molécule qui empêche la croissance d'un très grand nombre de cellules cancéreuses et qui interfère avec le développement de cancers chez les animaux. Quoi qu'il en soit, selon les connaissances acquises jusqu'à présent, il est de plus en plus certain que les composés de l'ail et de l'oignon peuvent agir comme de puissants inhibiteurs du développement du cancer en ciblant au moins deux processus impliqués dans le développement des tumeurs. D'une part, ces composés pourraient prévenir l'activation des substances cancérigènes en diminuant leur réactivité ainsi qu'en accélérant leur élimination, ces deux effets contribuant à réduire les dommages causés par ces substances à l'ADN, la principale cible visée par ces cancérigènes. D'autre part, ces molécules sont également capables de réduire la propagation des tumeurs en interférant avec le processus de croissance des cellules cancéreuses, ce qui provoque la mort de ces cellules par apoptose. Même si d'autres études sont nécessaires pour identifier avec encore plus de précision les moyens par lesquels les molécules dérivées de l'ail et de l'oignon parviennent à exercer ces différentes actions, il ne fait toutefois aucun doute que l'ail et les autres végétaux de cette famille méritent une place importante dans une stratégie de prévention du cancer par l'alimentation. L'ail peut faire fuir beaucoup plus que les mauvais esprits et les vampires !

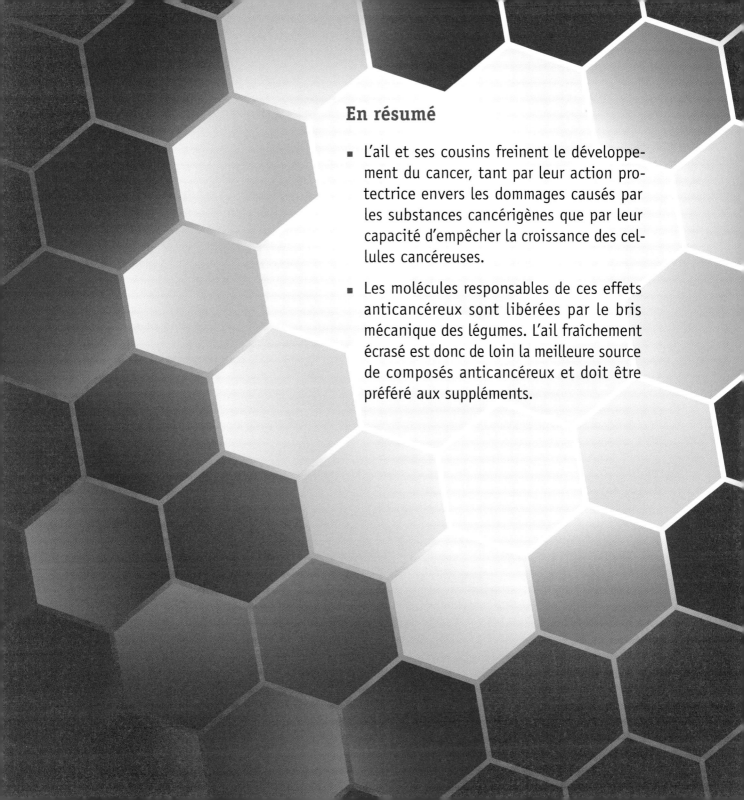

En résumé

- L'ail et ses cousins freinent le développement du cancer, tant par leur action protectrice envers les dommages causés par les substances cancérigènes que par leur capacité d'empêcher la croissance des cellules cancéreuses.

- Les molécules responsables de ces effets anticancéreux sont libérées par le bris mécanique des légumes. L'ail fraîchement écrasé est donc de loin la meilleure source de composés anticancéreux et doit être préféré aux suppléments.

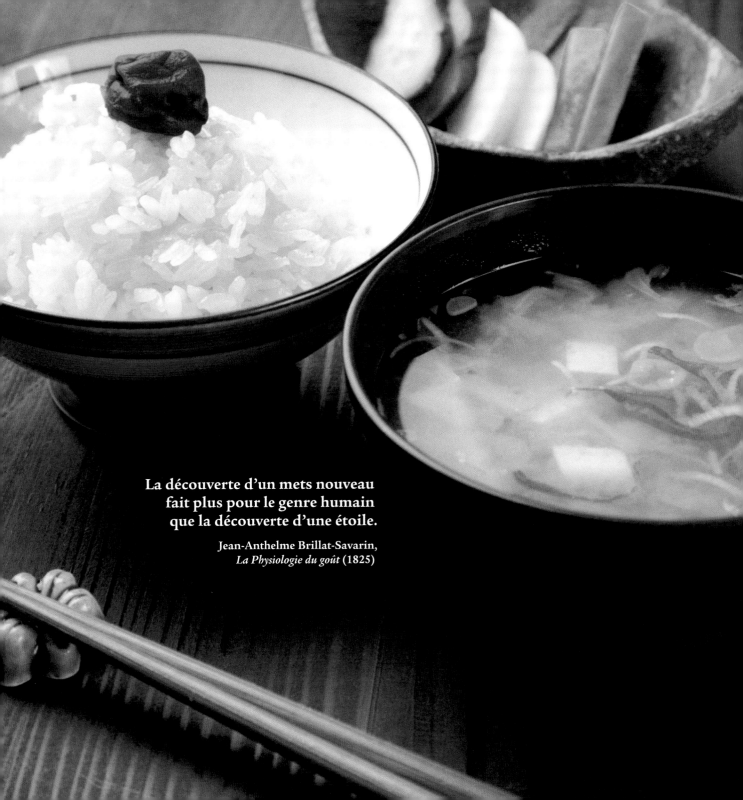

La découverte d'un mets nouveau
fait plus pour le genre humain
que la découverte d'une étoile.

Jean-Anthelme Brillat-Savarin,
La Physiologie du goût (1825)

Chapitre 8

Le soja, une source incomparable de phytoestrogènes anticancéreux

L'origine exacte de la culture du soja demeure inconnue, mais il est admis qu'elle s'est considérablement développée il y a environ 3 000 ans en Mandchourie, dans le nord-est de la Chine (les provinces actuelles de Liaoning, Jilin et Heilongjiang), au cours de la période correspondant à la dynastie Zhou (Tcheou) (1122-256 av. J.-C.). À cette époque, le soja était considéré comme l'une des cinq graines sacrées, avec l'orge, le blé, le millet et le riz, mais selon certains spécialistes ce caractère sacré était surtout lié à son utilisation comme fertilisant des sols pour ses propriétés de fixation de l'azote. En effet, le soja, comme toute la grande famille des légumineuses (haricots, doliques, pois et lentilles, par exemple), possède la caractéristique d'assimiler l'azote présent dans l'atmosphère et de le transmettre à la terre. Ces plantes sont donc très rentables, puisqu'elles permettent de bonifier le sol

tout en formant des substances hautement nutritives dans un laps de temps relativement court.

Le soja n'aurait été véritablement inclus dans l'alimentation qu'après la découverte des techniques de fermentation au temps de la dynastie Zhou. En effet, les premiers aliments fabriqués à partir de la fève de soja furent le résultat de fermentations, comme le miso et la sauce soja, suivis par la découverte de la fabrication du tofu (voir encadré p. 120-121). Quoi qu'il en soit, c'est au cours de cette période que la culture et les procédés de fermentation du soja se sont progressivement répandus dans le sud de la Chine, pour ensuite gagner, au cours des siècles suivants, la Corée, le Japon et le Sud-Est asiatique, où ces peuples appréciaient la facilité de culture du soja, ses propriétés nutritives exceptionnelles ainsi que ses vertus médicinales. Encore de nos jours, la

(Suite page 122)

Les principales sources alimentaires de soja

Les fèves nature (edamame)

L'*edamame*, terme japonais qui signifie «fèves sur la branche», constitue l'amuse-gueule par excellence au Japon. Les cosses sont récoltées hâtivement pour éviter le durcissement excessif des fèves. Après avoir été légèrement bouillies, les fèves sont mangées directement à partir des cosses. En Occident, on peut trouver les cosses surgelées dans bon nombre de supermarchés. C'est certainement la façon la plus savoureuse et agréable de consommer du soja, d'autant plus que ces fèves sont également une excellente source de composés phytochimiques anticancéreux, les isoflavones.

Le miso

Le miso est une pâte fermentée faite d'un mélange de fèves de soja, de sel et d'un agent fermentant (*koji*) provenant généralement du riz et contenant le composé *Aspergillus oryzae*. Les ingrédients sont mélangés et mis à fermenter pendant une période allant de six mois à cinq ans. Apparu au Japon vers les années 700, le miso est depuis la période Muromachi (1338-1573) l'un des ingrédients les plus importants de la cuisine traditionnelle japonaise. Historiquement, le miso fut utilisé sous forme de soupe pour compenser le manque de protéines imposé par l'interdiction bouddhiste de consommer de la viande et, encore aujourd'hui, la soupe miso constitue la base de l'alimentation traditionnelle japonaise *ichiju issai* (une soupe accompagnée d'un plat avec légumes et de riz). Au Japon, pas moins de 4,9 kg de miso sont consommés par personne chaque année!

La sauce soja

La sauce soja constitue le premier ingrédient de l'assaisonnement japonais et est incontestablement le plus célèbre des aliments à base de soja en Occident. Cette sauce est obtenue par la fermentation des fèves de soja à l'aide d'un champignon microscopique, *Aspergillus sojae*. Les variétés de sauce soja sont le *shoyu*, un mélange de fèves de soja et de blé, le *tamari*, fait seulement à partir de fèves de soja, ainsi que la sauce *teriyaki*, qui inclut d'autres ingrédients comme le sucre et le vinaigre.

Les fèves rôties

Les fèves sont trempées dans l'eau, puis rôties jusqu'à ce qu'elles deviennent brunâtres. D'apparence et de saveur comparables aux arachides, elles sont un plat intéressant étant donné leur teneur élevée en protéines et en isoflavones. Au Japon, les fèves de soja rôties sont surtout mangées le 3 février de chaque année, à *Setsubun*, la fête qui célèbre le passage de l'hiver au printemps, d'où leur nom de *Setsubun no mame*. Dans chaque foyer, durant *Setsubun*, quelqu'un porte un masque de démon et les enfants de la maison le chassent en lui lançant des fèves de soja et en disant: *Fuku wa uchi, oni wa soto* («Le bonheur dans la maison, le démon dehors»). La coutume veut qu'il faille manger le nombre de fèves correspondant à son âge pour éloigner la maladie durant l'année qui vient.

Le tofu

La fabrication du tofu remonte probablement à la période Han occidentale (220-22 av. J.-C.) en Chine. Cette technique est basée sur la pressurisation des fèves de soja préalablement trempées dans l'eau, ce qui provoque l'extraction d'un liquide blanchâtre, le «lait».

Le tofu est traditionnellement obtenu par coagulation de ce «lait» à l'aide d'un composé naturel marin, le *nigari*, ou encore par le chlorure de magnésium (extrait du *nigari*), le chlorure de calcium (produit tiré d'un minerai extrait de la terre), le sulfate de calcium (gypse), le sulfate de magnésium (sel d'Epsom) ou des acides (jus de citron, vinaigre). Le tofu occupe une place centrale dans toutes les cuisines asiatiques, avec une consommation annuelle

par personne d'environ 4 kg pour 100 g en Occident. Bien que la saveur du tofu soit relativement fade, elle peut être grandement modifiée selon les ingrédients qui y sont ajoutés, puisqu'il absorbe le parfum des aliments avec lesquels il est préparé.

Le lait de soja

Contrairement à la croyance populaire, la consommation de lait de soja (*tonyu*) est un phénomène récent en Asie et, ironiquement, elle a été grandement popularisée par Harry Miller, un médecin et missionnaire adventiste américain qui a établi les premières usines de fabrication de lait de soja, en 1936 en Chine et en 1956 au Japon. En Chine et en Corée, seulement 5% de l'apport en soja provient du lait, et ce pourcentage est encore plus faible au Japon. Le lait de soja a pour de nombreuses personnes un goût désagréable causé par la présence de composés odorants produits par une enzyme appelée lipooxygénase et libérée par la pressurisation des fèves. Il est donc souvent vendu sous forme de boisson aromatisée contenant des quantités assez importantes de sucre, tout en étant beaucoup moins riche en phytoestrogènes que les aliments traditionnels à base de soja.

consommation de soja et de ses produits dérivés fait partie intégrante des traditions culinaires des pays asiatiques.

Si ces aliments font partie du quotidien des Japonais, des Chinois et des Indonésiens, entre autres, force est d'admettre que le soja demeure relativement méconnu en Occident et que seule une minorité de personnes l'ont intégré à leur alimentation. Par exemple, la consommation quotidienne moyenne de soja est approximativement de 65 g par personne au Japon et d'environ 40 g en Chine, alors qu'en Occident elle n'excède pas 1 g. En Occident, les légumineuses comme le soja sont classées sous « viandes et substituts » dans la pyramide alimentaire, une classification quelque

peu injuste compte tenu de leur richesse en protéines, en acides gras essentiels, en vitamines et minéraux ainsi qu'en fibres alimentaires. Il s'agit véritablement d'un aliment exemplaire dont le potentiel demeure encore largement inexploité dans nos sociétés. D'autant plus que, comme nous le verrons dans ce chapitre, les fèves de soja représentent non seulement une source nutritive intéressante, mais sont également une source extrêmement importante de molécules phytochimiques anticancéreuses.

Les isoflavones, un ingrédient essentiel aux propriétés bénéfiques du soja

Les composés phytochimiques principaux du soja sont un groupe de polyphénols appelés isoflavones. Bien que les isoflavones soient présentes également dans quelques autres végétaux comme les pois chiches, seule la consommation de soja permet d'en fournir à l'organisme des quantités appréciables.

Comme le montre la figure 49, la plupart des produits dérivés du soja contiennent une quantité importante d'isoflavones, sauf la sauce soja, où la majorité de ces molécules sont dégradées durant le long processus de fermentation, et l'huile de soja (souvent vendue sous l'appellation « huile végétale », dans les supermarchés), qui en est totalement dépourvue. Les concentrations les plus fortes d'isoflavones se retrouvent dans

Teneur en isoflavones des principaux aliments dérivés des fèves de soja	
Aliments	Isoflavones (mg/100 g)
Farine (*Kinako*)	199
Fèves rôties (*Setsubun no mame*)	128
Fèves vertes bouillies (*Edamame*)	55
Miso	43
Tofu	28
Lait de soja (*Tonyu*)	9
Tofu dog	3
Sauce soja (*Shoyu*)	1,7
Pois chiches	0,1
Huile de soja	0

Figure 49 Source : USDA Database for Isoflavone Content of Selected Foods, 2001.

la farine de soja (*kinako*), dans les fèves de soja nature ou rôties ainsi que dans certains produits fermentés comme le miso. Le tofu contient également une quantité très appréciable d'isoflavones.

Si la consommation d'aliments à base de soja est très faible en Occident, il n'en demeure pas moins que la majorité d'entre vous consommez à votre insu beaucoup de protéines de soja. En Occident, les produits à base de soja sont dits de « deuxième génération », c'est-à-dire des produits industriels où les protéines animales sont remplacées ou encore bonifiées par l'ajout de protéines dérivées du soja. Donc, au lieu d'être considérées comme des aliments à part entière comme en Orient, les protéines du soja sont plutôt utilisées comme ingrédients mineurs dans des produits aussi variés que des hamburgers, saucisses, produits laitiers, pains, pâtisseries et biscuits.

Ces produits, typiquement occidentaux, ne contiennent que très peu d'isoflavones, puisqu'ils sont fabriqués avec des concentrés de protéines issus du traitement industriel des fèves (extraction à l'aide de solvants dérivés du pétrole, traitement à haute température, lavage avec des solutions à base d'alcool). Les protéines de soja obtenues par ces procédés n'ont donc que très peu à voir avec celles des fèves d'origine. Par conséquent, si la substitution de protéines animales par des protéines végétales dans ces aliments peut présenter un avantage nutritionnel (quoique l'utilisation grandissante de soja d'origine transgénique pose également d'importants problèmes éthiques et écologiques), l'addition de

ces substituts n'augmente pas leur contenu en isoflavones, car les protéines utilisées ont été soumises à de tels procédés, avant d'être intégrées dans l'aliment, que les propriétés anticancéreuses du soja ont disparu depuis longtemps.

Le contenu en isoflavones des aliments dérivés du soja est important, car ces molécules peuvent avoir une influence sur plusieurs événements associés à la croissance incontrôlée des cellules cancéreuses. Les principales isoflavones du soja sont la génistéine et la daidzéine, alors que la glycitéine est présente en plus faible quantité. Une caractéristique intéressante des isoflavones est leur ressemblance frappante avec une classe d'hormones sexuelles féminines appelées œstrogènes et, pour cette raison, ces molécules sont souvent appelées phytoestrogènes (Figure 50). La plupart des

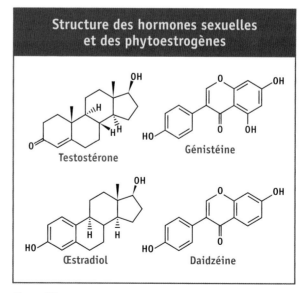

Figure 50

Les isoflavones et les cancers du sein et de la prostate

Les cancers du sein et de la prostate sont ce qu'on appelle communément des cancers « hormono-dépendants », c'est-à-dire que leur croissance dépend en grande partie des taux d'hormones sexuelles dans le sang. Dans des conditions normales, la quantité de ces hormones présentes dans l'organisme est étroitement surveillée par plusieurs systèmes de contrôle qui veillent à ce que leur taux ne dépasse pas une limite donnée. Ces contrôles sont importants, car certaines hormones, comme les œstrogènes, sont de puissants stimulateurs de la croissance des tissus, et une trop grande quantité de ces hormones dans le sang peut provoquer une croissance incontrôlée et générer un cancer. C'est pour cette raison que, dans les cas de cancer du sein, par exemple, il est courant d'observer dans le sang de personnes atteintes des quantités d'œstrogènes plus élevées que chez des personnes sans cancer. Les facteurs responsables des taux plus élevés d'hormones sexuelles chez les patients atteints de ces types de cancers demeurent encore très mal compris mais pourraient inclure des éléments du régime alimentaire. Par exemple, l'apport massif en matières grasses d'origine animale et la surcharge corporelle qui s'ensuit représentent un facteur de risque important pour le développement de certains cancers hormonodépendants comme ceux de l'endomètre ou du sein. Les femmes obèses ont des quantités élevées d'insuline dans le sang, ce qui, par des mécanismes fort complexes, modifie complètement les taux d'œstrogènes et de progestérone de leur organisme. Mentionnons seulement que les taux d'œstrogènes augmentent de façon importante, ce qui mène à une surstimulation des cellules de l'endomètre ou du sein et à une croissance excessive de ces tissus.

Dans le cas du cancer de la prostate, la contribution des androgènes au développement de cette maladie n'est plus à démontrer. La croissance excessive de la prostate semble un phénomène inévitable, puisque environ 40 % des hommes âgés de 50 ans ont un cancer de la prostate à l'état latent. Plusieurs facteurs d'origine alimentaire favoriseraient la progression du cancer de la prostate, dont les matières grasses d'origine animale et l'obésité, et le contrôle de la croissance de ces tumeurs latentes par des composés dérivés de l'alimentation, comme le soja, revêt en conséquence une importance particulière. Par contre, la protection offerte par le soja contre le cancer de la prostate ne se limiterait pas à son effet sur les récepteurs androgènes mais impliquerait également son activité inhibitrice envers les récepteurs à facteur de croissance ainsi qu'une inhibition de l'angiogenèse.

scientifiques s'intéressant au potentiel anticancéreux des isoflavones du soja considèrent la génistéine comme la principale molécule responsable de ces effets, de par sa capacité à bloquer l'activité de plusieurs enzymes impliquées dans la prolifération incontrôlée des cellules tumorales, provoquant du coup l'arrêt de leur croissance.

Nous l'avons mentionné précédemment, en plus de leurs effets sur l'activité de plusieurs protéines impliquées dans la croissance des cellules tumorales des cancers du sein ou de la prostate, les phytoestrogènes pourraient également agir comme antiestrogènes et ainsi diminuer la réponse des cellules à ces hormones. Le principe est le suivant : la génistéine est capable de se lier au récepteur des œstrogènes, mais cette affinité est plus faible et ne permet pas d'induire une réponse aussi forte que celle provoquée par l'hormone. En revanche, la similitude de structure de la génistéine lui permet d'encombrer l'espace utilisé par l'œstrogène, ce qui a pour résultat de diminuer sa liaison au récepteur et, par conséquent, les effets biologiques découlant de cette interaction (voir page 63). Ce mécanisme est analogue à celui du tamoxifène, couramment utilisé pour le traitement du cancer du sein et qui possède une affinité avec le récepteur à œstrogènes identique à celle de la génistéine. Cette propriété de la génistéine et des autres isoflavones d'agir sur les récepteurs hormonaux suscite beaucoup d'espoir pour la prévention des cancers dont la croissance dépend des hormones (voir encadré).

Les propriétés anticancéreuses du soja

Les cancers hormonodépendants, comme ceux du sein et de la prostate, représentent les principales causes de décès par cancer en Occident, alors que ces cancers sont beaucoup plus rares en Orient. L'omniprésence du soja dans l'alimentation asiatique et sa quasi-absence dans celle des pays occidentaux suggèrent que les énormes différences observées entre les taux de cancers chez les Orientaux et chez les Occidentaux pourraient être liées à la capacité des isoflavones comme la génistéine de réduire la réponse aux hormones et donc leur capacité à stimuler de façon trop prononcée la croissance des cellules des tissus cibles.

Les isoflavones et le cancer du sein

Une relation entre le nombre de cancers du sein et la consommation de soja a été suggérée pour la première fois à la suite d'une étude effectuée à Singapour, où les femmes préménopausées consommant le plus de soja (55 g par jour et plus) couraient deux fois moins de risques de développer un cancer du sein que celles qui en consommaient quotidiennement moins de 20 g. Plusieurs données obtenues par la suite auprès de populations asiatiques semblent confirmer ce rôle protecteur du soja ; par exemple, une grande enquête effectuée sur une période de dix ans auprès de 21 852 Japonaises a montré que la consommation quotidienne de soupe miso et un apport en iso-flavones de 25 mg par jour étaient associés à une forte baisse du risque de développer un cancer du sein. Par contre, les résultats des études réalisées auprès des populations occidentales, en Amérique, par exemple, sont moins concluants. Ainsi, une vaste étude californienne portant sur 111 526 professeures n'a montré aucune corrélation entre l'apport de soja et le risque de développer un cancer du sein, résultats également obtenus par trois autres études réalisées à plus petite échelle.

Comment expliquer ces différences ? Premièrement, il est important de noter que, dans plusieurs études où la consommation de soja n'est pas associée à une diminution du risque, l'apport en iso-flavones est extrêmement faible. Par exemple, dans une étude réalisée à San Francisco auprès de femmes non asiatiques, les quantités de l'apport en soja étaient de seulement 3 mg d'isoflavones par jour pour les plus grandes consommatrices, et cet apport était principalement lié à des isoflavones dérivées de protéines de soja ajoutées à des produits industriels. À peine 10 % de ces personnes consommaient du miso ou du tofu plus d'une fois par mois, comparativement à trois fois par jour pour les Japonaises à faible risque de développer la maladie ! En fait, le contenu en isoflavones du groupe ayant l'apport en soja le plus élevé de l'étude californienne (3 mg/jour) est deux fois moindre que celui du groupe ayant l'apport le moins élevé de l'étude japonaise susmentionnée, pour lequel aucun effet protecteur du soja n'avait été observé. Il est donc probable qu'un certain seuil de consommation de soja soit nécessaire pour provoquer une baisse du risque de cancer du sein, puisque, dans toutes les études suggérant un tel rôle protecteur, une consommation de soja générant une quantité supérieure à 25 mg d'isoflavones est associée à une baisse marquée du risque de cancer du sein.

Deuxièmement, il semble qu'un facteur clé pouvant influencer la baisse du taux de cancer du sein soit l'âge où commence l'apport alimentaire en produits contenant du soja. En effet, lorsque les études se penchent sur le risque de développer le cancer du sein en examinant la consommation en soja des femmes au cours de la période prépubère et de l'adolescence, il existe une très forte relation entre une baisse du nombre de cancers du sein et cet apport en soja en bas âge. Cette consommation précoce de soja semble être très importante, car la protection contre le cancer du sein qu'elle procure continue de se faire sentir plus tard dans l'existence, même chez les femmes dont la consommation de soja diminue à l'âge adulte. Par exemple, si pour les Japonaises émigrées en Amérique le risque de développer un cancer du sein est sensiblement le même que celui des Américaines d'origine, il a été clairement démontré que ce risque est beaucoup moins élevé lorsque ces femmes émigrent plus tardivement. Autrement dit, plus ces femmes ont été en contact avec un mode d'alimentation où le soja occupait une place importante, moins les risques de développer un cancer du sein sont grands par la suite, même si leurs habitudes alimentaires se sont modifiées au cours de l'âge adulte. Ces observations concordent parfaitement avec certains résultats obtenus en laboratoire et montrant que des rats nourris avec un régime riche en soja avant la puberté deviennent plus résistants à un composé cancérigène provoquant la formation de tumeurs mammaires que des rats n'ayant été nourris avec du soja qu'à l'âge adulte. La consommation de soja en bas âge, et surtout durant la période de la puberté, pourrait donc s'avérer cruciale dans l'effet anticancéreux de cet aliment.

Les isoflavones et le cancer de la prostate

Comme nous l'avons vu en introduction, il ne fait aucun doute que la composition du régime alimentaire joue un rôle essentiel dans la quantité alarmante de cancers de la prostate affectant les populations occidentales. Tout comme pour le cancer du sein, les Asiatiques ont des taux de ce cancer plusieurs fois inférieurs aux Occidentaux, en dépit d'une proportion similaire de foyers tumoraux latents, ce qui suggère encore une fois que le régime alimentaire oriental contient des éléments empêchant le développement de ces tumeurs latentes vers des stades cliniques plus graves pouvant mener au décès.

Contrairement au cas du cancer du sein, cependant, relativement peu d'études se sont penchées sur le rôle des isoflavones du soja dans la prévention du cancer de la prostate. Une étude portant sur 8 000 hommes d'origine japonaise vivant à Hawaii a suggéré que la consommation de riz et de tofu était associée à une baisse du risque de développer un cancer de la prostate. De la même façon, une étude réalisée auprès de 12 395 adventistes de la Californie indique que la consommation quotidienne d'au moins une portion de soja mène à une réduction marquée (70 %) du risque d'être touché par ce cancer. Il est donc probable qu'un régime alimentaire dans lequel le soja occupe une place privilégiée puisse jouer un rôle important dans la prévention de cette maladie, une hypothèse fortement appuyée par les études sur les animaux.

Dans l'ensemble, les études réalisées jusqu'à présent démontrent assez clairement le rôle important du soja dans la prévention des cancers du sein et de la prostate, de même qu'une réduction possible du risque des cancers de l'utérus et du poumon (Figure 51). Ces effets protecteurs illustrent donc combien l'inclusion du soja aux habitudes alimentaires, en particulier durant l'enfance et l'adolescence, peut entraîner des répercussions extraordinaires sur le risque de cancer. Une consommation modérée mais constante d'aliments dérivés du soja sur une longue période réduit la probabilité d'en arriver à une croissance incontrôlée des tissus du sein et de la prostate, illustrant à merveille comment un composé phytochimique actif parvient à maintenir à l'état latent les tumeurs qui ne cessent de tenter de se développer tout le long de notre vie.

La fausse controverse entourant le soja

Si la très grande majorité des chercheurs, médecins et nutritionnistes s'accordent pour dire que l'introduction du soja dans le régime alimentaire est positive pour la santé, il existe néanmoins une certaine controverse sur sa consommation dans deux cas bien précis : les femmes ménopausées et celles qui ont ou ont eu un cancer du sein. Cette controverse est basée sur le caractère faiblement œstrogénique des isoflavones, de même que sur des résultats contradictoires obtenus chez des animaux de laboratoire auxquels ont été greffées des tumeurs mammaires. En dépit des nombreuses données contradictoires qui ont été véhiculées à ce sujet au cours des dernières années, les résultats récemment obtenus par la recherche démontrent clairement que cette controverse n'a pas sa raison d'être et que la consommation de soja est tout à fait sécuritaire.

Soja et ménopause
La ménopause est causée par la chute radicale dans le sang du taux des hormones sexuelles féminines, les œstrogènes et la progestérone, ce qui mène à l'arrêt des fonctions reproductrices avec le vieillissement. Ce phénomène tout à fait normal est souvent accompagné de désagréments – comme

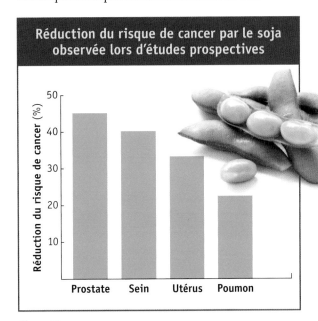

Réduction du risque de cancer par le soja observée lors d'études prospectives

Figure 51

des bouffées de chaleur et un assèchement de la muqueuse vaginale – et, plus important, d'une augmentation des risques de maladies cardiaques et d'un affaiblissement de la masse osseuse (l'ostéoporose). L'ampleur ainsi que la fréquence des effets gênants de la ménopause sont cependant beaucoup moins importantes chez les femmes asiatiques que chez les femmes occidentales : à peine 14 % des Chinoises et 25 % des Japonaises rapportent des épisodes de bouffées de chaleur, alors que de 70 à 80 % des femmes occidentales doivent composer avec ces désagréments (Figure 52).

Comme dans le cas du cancer du sein, la différence marquée dans la consommation de soja par les femmes de ces deux cultures a encore une fois été envisagée comme facteur responsable des

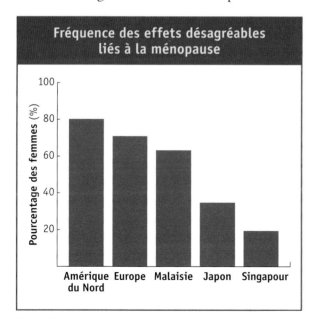

Figure 52

variations observées, amenant du coup l'inévitable apparition sur le marché de produits enrichis en isoflavones provenant d'extraits de soja ou encore de trèfle rouge (une autre source abondante d'isoflavones). Ces produits suscitent une certaine inquiétude, car des préparations riches en isoflavones ont accéléré le développement de cancers du sein chez des souris de laboratoire dont le taux d'œstrogènes était bas, comme chez les femmes ménopausées, ce qui n'est pas sans rappeler les résultats de l'étude mentionnée plus haut. Ces produits sont d'autant plus inquiétants qu'une autre étude a démontré que l'administration d'une préparation de protéines de soja à des femmes âgées de 30 à 58 ans provoque une hausse de plusieurs marqueurs sanguins associés au risque de développer un cancer du sein, avec entre autres l'apparition de cellules hyperplasiques ainsi qu'une hausse du taux d'œstrogènes sanguins. Dans l'ensemble, ces données ont amené plusieurs personnes à suggérer que les femmes ménopausées ainsi que celles qui ont ou ont eu un cancer du sein devraient s'abstenir de consommer du soja.

Dans le cas précis de la ménopause, cette polémique est absurde et n'a aucune raison d'être, car il ne fait aucun doute que le soja n'est pas néfaste pour la santé des femmes, qu'elles soient pré- ou postménopausées, comme en témoignent les faibles taux de cancer dans les pays consommant cet aliment. L'effet néfaste dont on parle ici est plutôt celui des *préparations enrichies en isoflavones*, qui n'ont que peu à voir avec les aliments entiers à base de soja.

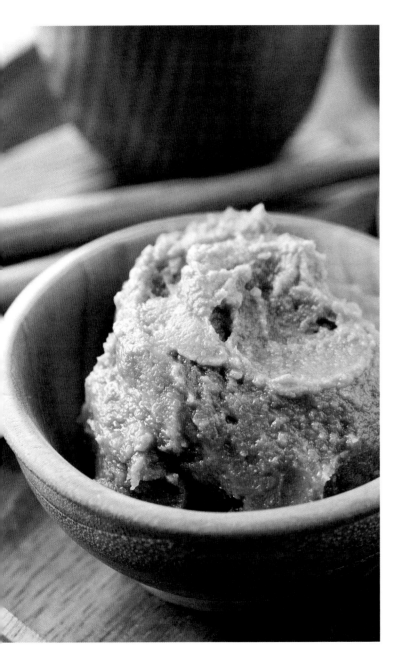

Au lieu d'introduire progressivement du soja dans l'alimentation quotidienne pour atteindre des quantités d'isoflavones analogues à celles que consomment les Asiatiques, les Occidentaux ont le réflexe d'isoler immédiatement les composés actifs de l'aliment et de les commercialiser sous forme de suppléments, idéalement avec la plus grande quantité possible d'isoflavones pour faire mousser les ventes. C'est l'essentiel du problème actuel sur les « dangers » des phytoestrogènes durant la ménopause : il y a actuellement des Occidentaux qui consomment des quantités énormes de ces molécules, sans commune mesure avec celles atteintes par l'alimentation traditionnelle des Asiatiques. Il faut se rappeler que les Asiatiques consomment généralement de 40 à 60 g de soja complet par jour, ce qui correspond à un maximum d'isoflavones de 60 mg. Lors de l'étude concernant l'impact de la soupe miso sur le risque de cancer du sein, les femmes qui présentaient un faible risque de développer la maladie avaient un apport quotidien de 25 mg d'isoflavones, alors qu'à l'opposé certains suppléments actuellement en vente libre, sans aucune réglementation des organismes gouvernementaux, peuvent en contenir jusqu'à 100 mg par comprimé ! On ne peut prévoir les conséquences découlant de l'administration de telles doses d'isoflavones pures qui, comme n'importe quelle hormone, peuvent induire une trop grande réponse des tissus cibles lorsqu'elles sont présentes à des taux trop élevés.

Soja et cancer du sein

Le principal volet de la controverse entourant le soja concerne les femmes affectées par un cancer du sein ou qui ont combattu ce cancer et qui sont actuellement en rémission. Plus de 75 % des cancers du sein sont diagnostiqués chez des femmes de plus de 50 ans et, dans la très vaste majorité des cas, ces cancers sont dépendants des œstrogènes. Puisque la combinaison œstrogènes et progestérone augmente le risque de cancer du sein, certains chercheurs ont émis l'hypothèse que la capacité des isoflavones du soja à interagir avec le récepteur à œstrogènes pourrait favoriser le développement des tumeurs mammaires chez les femmes ayant des taux d'œstrogènes bas et des tumeurs résiduelles ou existantes. L'hypothèse est renforcée par l'observation du fait que l'administration de préparations enrichies en isoflavones à des souris portant des tumeurs mammaires, et dont la croissance dépend des œstrogènes, provoquait une croissance accrue de ces tumeurs.

Évidemment, une large part de cette controverse provient encore une fois de l'utilisation de sources enrichies en isoflavones, et à la lumière de ce que nous venons de décrire pour la ménopause, il est évident que les femmes touchées par un cancer du sein doivent absolument éviter toute forme de suppléments à base de ces composés phytochimiques. D'ailleurs, une étude a démontré que si des sources d'isoflavones purifiées provoquent une augmentation de la croissance de tumeurs mammaires déjà présentes chez un animal de laboratoire, l'aliment entier contenant une quantité équivalente d'isoflavones n'a aucun effet sur cette croissance. Cette innocuité du soja alimentaire pour les personnes touchées par un cancer du sein est également suggérée par les études épidémiologiques montrant que les femmes asiatiques sont non seulement beaucoup moins touchées par ce cancer, mais que celles qui sont malgré tout affectées par cette maladie ont également des taux de survie plus élevés.

De nombreuses études réalisées au cours des dernières années démontrent clairement que la consommation régulière de soja par les survivantes d'un cancer du sein est absolument sans danger et est même associée à une diminution importante du risque de récidive et de la mortalité liée à cette maladie. Par exemple, une étude réalisée auprès de 10 000 femmes touchées par un cancer du sein a établi que les survivantes qui consommaient régulièrement du soja (plus de 10 mg d'isoflavones par jour) avaient 25 % moins de risques d'être affectées par une récidive de leur cancer. Il est également important de noter que, malgré la similitude des isoflavones avec les œstrogènes, les études indiquent que le soja n'interfère aucunement avec l'efficacité du tamoxifène ou de l'anastrozole, deux médicaments fréquemment utilisés pour traiter les cancers du sein hormonodépendants. Pour les personnes qui ont été touchées par un cancer du sein, il n'y a donc que des avantages à intégrer le soja aux habitudes alimentaires.

Il faut garder en tête que la meilleure étude sur les bienfaits du soja a été réalisée par les Asiatiques eux-mêmes au cours des derniers millénaires et que les résultats obtenus sont impressionnants. La consommation de soja pendant l'enfance et l'adolescence ou durant la ménopause n'a jamais présenté aucun risque pour ces personnes, bien au contraire. Par conséquent, une consommation modérée de soja (environ 50-100 g par jour), de façon à absorber environ 25 à 40 mg d'isoflavones quotidiennement, ne peut qu'avoir des effets positifs sur la santé en réduisant considérablement le risque de cancers du sein et de la prostate, qui, rappelons-le, sont les principaux cancers touchant les Occidentaux. De plus, le principal élément actif de ces aliments, la génistéine, n'est pas seulement un phytoestrogène mais également une molécule qui a le pouvoir de contrecarrer l'apparition de plusieurs tumeurs en bloquant notamment la formation de nouveaux vaisseaux sanguins.

Les lignanes, des phytoestrogènes anticancéreux

Même si les isoflavones du soja sont sans doute les phytoestrogènes qui ont reçu jusqu'à présent le plus d'attention de la part des communautés scientifique et médicale, d'autres classes

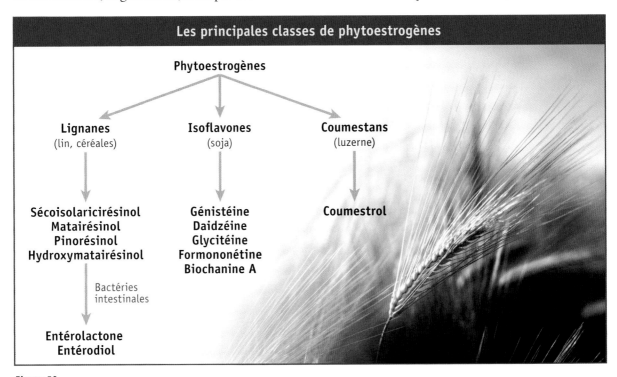

Les principales classes de phytoestrogènes

Phytoestrogènes

Lignanes (lin, céréales) — Isoflavones (soja) — Coumestans (luzerne)

Sécoisolaricirésinol
Matairésinol
Pinorésinol
Hydroxymatairésinol

Génistéine
Daidzéine
Glycitéine
Formononétine
Biochanine A

Coumestrol

Bactéries intestinales

Entérolactone
Entérodiol

Figure 53

de phytoestrogènes existent dans la nature et peuvent aussi participer à la prévention du cancer du sein (Figure 53). C'est notamment le cas des lignanes.

Les lignanes sont des composés complexes présents dans plusieurs végétaux, les graines de lin constituant de loin la meilleure source alimentaire de ces molécules (Figure 54). En effet, ces graines contiennent des niveaux très élevés de *sécoisolaricirésinol* et de son proche parent le *matairésinol*. Ces composés sont importants pour la prévention des cancers dont la croissance dépend des œstrogènes, parce que les bactéries intestinales peuvent les transformer en entérolactone et en entérodiol, deux molécules qui interfèrent avec la liaison des œstrogènes aux cellules mammaires (Figure 55).

Plusieurs études épidémiologiques concernant un rôle possible des lignanes dans la prévention du cancer du sein ont donné des résultats très encourageants. Dans la plupart des cas, une hausse du taux sanguin d'entérolactone (produit par la transformation du sécoisolaricirésinol) est associée à une diminution du risque de cancer du sein, notamment chez les femmes préménopausées, dont les taux d'œstrogènes sont plus élevés.

Sécoisolaricirésinol (SEC) et matairésinol (MAT) contenus dans les aliments riches en lignanes		
Aliment	**SEC**	**MAT**
	(µg/100 g)	
Graines de lin	**369 900**	**1 087**
Graines de tournesol	610	0
Arachides	298	–
Fèves de soja	273	–
Noix de cajou	257	4
Noix de Grenoble	163	5
Haricots rouges	153	–
Pain de seigle	47	65

Figure 54

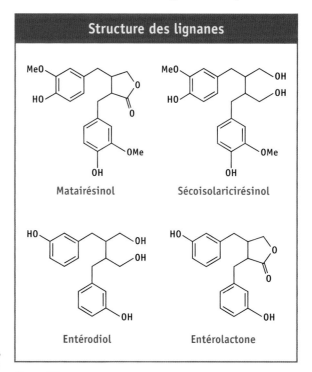

Structure des lignanes

Matairésinol

Sécoisolaricirésinol

Entérodiol

Entérolactone

Figure 55

Ces résultats concordent avec ceux de plusieurs recherches menées sur des animaux de laboratoire auxquels on avait greffé des tumeurs mammaires. Ainsi, on a observé que l'ajout de lignanes au régime alimentaire avait empêché le développement des tumeurs implantées chez ces animaux. Il est aussi intéressant de noter que des études ont montré que la consommation abondante d'aliments riches en lignanes est associée à une réduction très importante (70 %) de la mortalité chez les femmes ménopausées qui avaient été touchées par un cancer du sein. Tout comme le soja, les graines de lin représentent donc une source majeure de phytoestrogènes capables de prévenir autant le développement que les récidives de cancers du sein. Puisque ces graines sont également des sources exceptionnelles d'acide linolénique, un acide gras oméga-3 capable d'interférer avec le développement du cancer en réduisant l'inflammation chronique (voir chapitre 12), il s'agit donc d'un aliment anticancéreux polyvalent qui mérite une place de choix dans toute stratégie de prévention du cancer par l'alimentation.

En résumé

- Les grandes différences dans l'incidence des cancers hormonodépendants (sein et prostate) entre l'Orient et l'Occident pourraient être attribuables en partie à la consommation de produits à base de soja, surtout si cette consommation débute à un âge prépubère.

- La clé, pour profiter des effets anticancéreux du soja, demeure la consommation d'aliments entiers, telles les fèves nature (edamame) ou le tofu, à raison d'environ 50 g par jour. Les suppléments d'isoflavones sont cependant à proscrire.

- En plus du soja, les graines de lin représentent une façon simple et économique d'augmenter l'apport en phytoestrogènes. Il faut cependant les broyer pour permettre la transformation des lignanes en phytoestrogènes actifs.

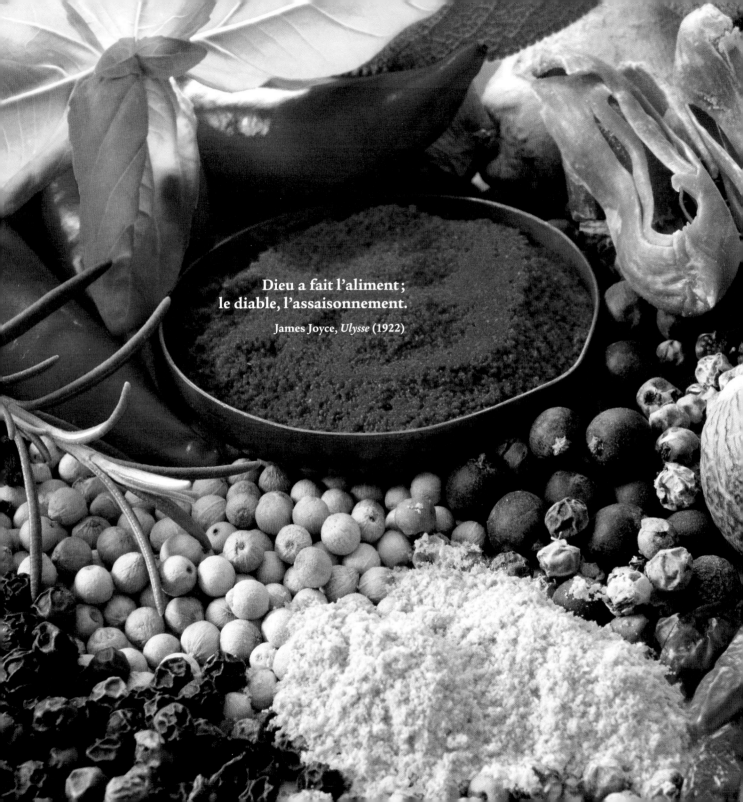

Dieu a fait l'aliment ;
le diable, l'assaisonnement.

James Joyce, *Ulysse* (1922)

Chapitre 9

Les épices et les aromates donnent le goût... de prévenir le cancer !

Il est difficile d'imaginer que les épices ont pu un jour représenter une denrée aussi précieuse que l'or et le pétrole, tellement ces ingrédients sont omniprésents dans l'art culinaire moderne. Pourtant, pendant plus de 2 000 ans, la découverte de nouvelles sources d'épices a enfiévré l'Europe, attisé la convoitise des rois et servi de motif aux voyages les plus périlleux pour chercher de nouvelles routes qui ouvriraient la voie à cette richesse. Sans ce désir de puissance, Vasco de Gama n'aurait pas franchi le cap de Bonne-Espérance, pas plus que Christophe Colomb ou Jacques Cartier n'auraient découvert et exploré l'Amérique...

Les raisons pour lesquelles les humains attachaient autant d'importance aux épices demeurent nébuleuses. Pour certains, il est probable qu'elles servaient d'abord et avant tout à masquer le goût fade ou désagréable des aliments, de la viande en particulier, qui était conservée à l'aide de grandes quantités de sel. Pour d'autres, les épices étaient une denrée de luxe réservée aux riches qui leur permettait d'afficher leur fortune et leur statut social. Mais que ce soit le safran jeté sur le chemin de Néron lors de son entrée à Rome ou encore le poivre, le gingembre, la cardamome ou le sucre qui servaient à payer les avocats

Le mot *épices* vient du latin *species* qui signifie «espèces». Au Moyen Âge, les épices étaient vendues dans des magasins spécialisés, les épiceries, et il était courant de payer les avocats ou les dettes en livres de poivre ou d'autres épices. C'est de cet usage que découle l'expression «payer en espèces» pour faire référence à un paiement en argent liquide.

Assaisonner pour raisonner le cancer				
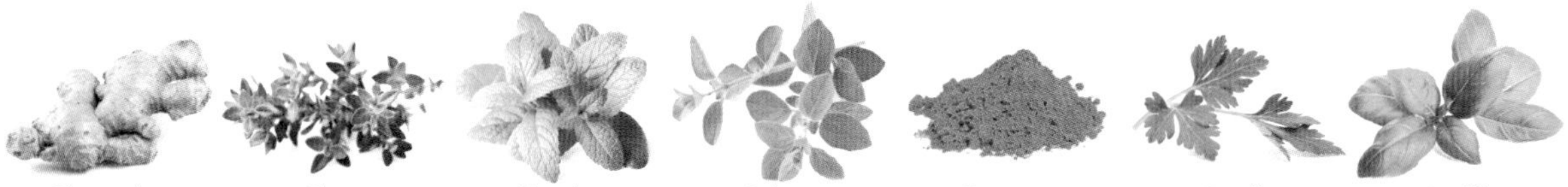 Gingembre — Thym — Menthe — Origan — Curcuma — Persil — Basilic				
		Activité biologique		
Épices	**Molécules actives**	Anti-inflammatoire	Anticancéreuse	Antimicrobienne
Curcuma	Curcumine	●	●	●
Gingembre	Gingérol	●	●	●
Chili (piment fort)	Capsaïcine	●	●	●
Clou de girofle	Eugénol	●		●
Famille des lamiacées				
Menthe Thym Marjolaine Origan Basilic Romarin	Acide ursolique	●	●	●
	Alcool périllique		●	
	d-Limonène	●	●	
	Carvacrol		●	●
	Thymol		●	●
	Carnosol		●	
	Lutéoline	●	●	
Famille des apiacées				
Persil Coriandre Cumin Fenouil Anis Cerfeuil	Anéthol	●		●
	Apigénine	●	●	
	Polyacétylènes	●		●

Figure 56

pour leur travail, les épices constituaient certainement un symbole de richesse et de puissance (voir encadré p. 137).

La rareté étant un préalable pour qu'une chose soit précieuse, il est également probable que la provenance lointaine des épices ait pour beaucoup contribué à en faire des ingrédients mythiques et recherchés. En effet, partir à la découverte des épices signifiait entreprendre un voyage vers l'Orient, en particulier la Chine et l'Inde, car, curieusement, la très grande majorité des épices, tels le gingembre, la cardamome ou le safran, proviennent de plantes qui ne poussent que dans cette région du monde. Étant donné le contenu élevé en composés anticancéreux qui leur est associé, on ne peut que se réjouir d'avoir eu accès à cette richesse...

Épices anticancéreuses

En plus d'être des sources incomparables de saveurs et d'arômes sans lesquels la nourriture serait bien insipide, les épices et les aromates couramment utilisés dans l'art culinaire moderne contiennent des molécules qui peuvent influencer des processus associés au développement du cancer (Figure 56). En particulier, une de leurs caractéristiques remarquables est leur contenu élevé en molécules anti-inflammatoires capables de réduire l'inflammation de l'environnement cellulaire dans lequel se trouvent les tumeurs précancéreuses et donc, comme on l'a expliqué plus

haut, d'empêcher ces microtumeurs de profiter d'un climat propice à leur progression. Les cellules précancéreuses n'apprécient pas du tout la cuisine bien assaisonnée!

Le curcuma, une épice en or!

Aucune épice n'est aussi étroitement associée à la prévention du cancer que le curcuma. Obtenu par le broyage du rhizome séché de la plante *Curcuma longa*, une plante tropicale vivace de la famille du gingembre (Zingibéracées) que l'on trouve principalement en Inde et en Indonésie, le curcuma est une épice d'un jaune éclatant qui a toujours occupé une place importante dans la tradition sociale, culinaire et médicinale de ces pays. En fait, aucun autre aliment présenté dans ce livre n'est aussi spécifiquement associé à la culture d'un seul pays et, encore de nos jours, le curcuma fait partie du quotidien alimentaire des Indiens, qui en consomment en moyenne de 1,5 à 2 g par jour.

À l'opposé, bien qu'il fût déjà connu à une période assez lointaine en Europe, le curcuma n'a jamais véritablement réussi à faire partie des traditions culinaires et médicinales occidentales. On l'appréciait surtout pour sa couleur, autant chez les Grecs, qui l'utilisaient pour teindre leurs vêtements, que chez les teinturiers du Moyen Âge, qui s'en servaient pour obtenir un très beau vert en le mélangeant à l'indigo. Encore aujourd'hui, le curcuma demeure une épice assez peu connue à l'échelle de l'Amérique du Nord, si ce n'est sous le nom peu évocateur de « E100 », un colorant alimentaire très répandu utilisé dans les produits laitiers, les boissons, les confiseries ou encore dans certaines moutardes préparées nord-américaines. Le contenu en curcuma de la moutarde peut atteindre 50 mg/100 g, c'est dire qu'il faudrait l'équivalent de 4 kg par jour de moutarde à un Nord-Américain moyen pour avoir un apport en curcuma semblable à celui des Indiens !

Les propriétés thérapeutiques du curcuma

Le curcuma faisait déjà partie des quelque 250 plantes médicinales mentionnées dans une série de traités médicaux datant d'environ 3 000 ans avant J.-C., écrits en cunéiforme sur des tablettes de pierre et assemblés par le roi Assurbanipal (669-627 av. J.-C.) (*L'Herbier d'Assyrie*, tel que l'a intitulé son découvreur, l'Anglais R.C. Thompson).

D'ailleurs, l'intérêt porté au curcuma dans la recherche d'aliments destinés à prévenir le cancer tire principalement sa source des nombreuses traditions médicinales où cette épice est omniprésente. Le curcuma constitue en effet l'une des principales composantes de la médecine traditionnelle indienne, la médecine ayurvédique (*ayur* : vie, et *vedic* : connaissance). Probablement la plus vieille tradition médicinale de l'humanité (la première école fut fondée vers 800 avant J.-C.),

la médecine ayurvédique est la pierre d'assise des principales médecines traditionnelles asiatiques (chinoise, tibétaine et islamique) et est toujours en vigueur en Inde, où elle est considérée comme une alternative valable à la médecine occidentale. Dans cette médecine, le curcuma est considéré comme ayant la propriété de purifier l'organisme et est utilisé pour traiter une très grande variété de désordres physiques, tels les troubles digestifs, la fièvre, les infections, l'arthrite, la dysenterie ainsi que la jaunisse et autres problèmes hépatiques.

Les Indiens n'ont pas été les seuls à attribuer au curcuma des propriétés bénéfiques pour la santé. La médecine chinoise l'utilise également pour traiter les problèmes hépatiques, la congestion et les saignements. Le curcuma était particulièrement populaire dans la région d'Okinawa, située dans les îles Ryukyu, au sud du Japon, où il était utilisé sous le nom de *ucchin* pendant toute la période du royaume de Ryukyuan (XIIᵉ-XVIIᵉ siècles), autant comme médecine ou épice que comme colorant du *takuan*, un radis mariné. Après l'invasion des îles par le clan Satsuma, en 1609, le curcuma est tombé dans l'oubli, mais il a récemment refait surface et est redevenu très populaire, notamment sous forme d'infusion. Célèbres pour leur longévité (86 ans pour les femmes et 77 ans pour les hommes) et leur nombre anormalement élevé de centenaires (40 pour 100 000 habitants contre 15 pour 100 000 dans le reste du Japon), les habitants d'Okinawa considèrent le *ucchin* comme un des aliments contribuant à leur santé exceptionnelle.

Le terme *curcuma* provient sans aucun doute du mot arabe *kourkoum*, qui signifie « safran » ; d'ailleurs, le curcuma est aussi nommé « safran des Indes ». Marco Polo mentionne dans ses récits, en 1280, la découverte d'« une plante qui a toutes les propriétés du vrai safran, le même parfum et la même couleur, et pourtant ce n'est pas du safran ». Anciennement, le curcuma était également appelé « terre-mérite » (*terra merita*), vraisemblablement en référence à sa provenance lointaine ou à sa valeur. Si « terre-mérite » n'est plus utilisé dans la langue française, ce mot représente cependant la racine de l'appellation anglaise du curcuma, soit *turmeric*.

Il ne faut pas confondre le curcuma et le curry (cari). Le mot « curry » vient du tamoul *kari*, terme désignant un plat cuisiné dans une sauce épicée.

Ce mot fut mal interprété par les colonisateurs britanniques, qui l'ont plutôt associé aux épices utilisées pour la confection des plats. Le cari n'est donc pas une épice mais plutôt un mélange d'épices, dans lequel le curcuma se retrouve tout de même en grande quantité (de 20 à 30 %), généralement avec la coriandre, le cumin, la cardamome, le fenugrec et divers poivres (Cayenne, rouge et noir). Plusieurs types de cari existent, et ils varient sur le plan de la quantité de poivre, ce qui peut quelquefois occasionner des bouffées de chaleur aux convives imprudents ! Et vous ne risquez pas d'oublier l'expérience, si l'on se fie à certaines observations montrant que les Indiens ont les plus faibles taux de maladie d'Alzheimer du monde, cinq fois plus faibles que les Occidentaux.

Comparaison des taux de cancers en Inde et aux États-Unis

	Inde	États-Unis
Taux de cancer, tous les sites sauf la peau	203	644
Sein	19	91
Poumon	11	93
Côlon / rectum	8	72
Prostate	5	104
Ovaire	5	11
Vessie	4	28
Foie	4	6
Endomètre	2	16
Rein	1,5	17

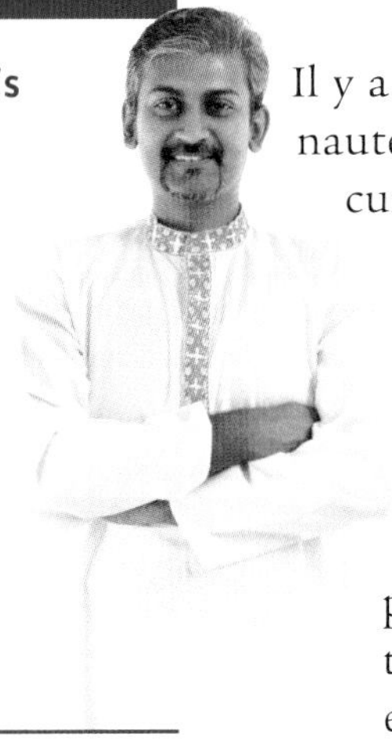

Figure 57 Source : GLOBOCAN 2000, *Cancer Incidence, Mortality and Prevalence Worldwide*, 2001.

Les effets anticancéreux du curcuma : la curcumine

Il y a un certain consensus dans la communauté scientifique pour suggérer que le curcuma pourrait être responsable des écarts gigantesques entre les taux de certains cancers en Inde et dans les pays occidentaux, les États-Unis par exemple (Figure 57), et expliquer la hausse spectaculaire de l'incidence de cancers à la suite de la migration d'Indiens vers des pays occidentaux (Figure 58). Cette hypothèse est basée sur le fait que le curcuma est presque exclusivement consommé en

Inde, et en quantités très importantes, de même que sur un nombre impressionnant de résultats obtenus en laboratoire sur les effets anticancéreux du principal constituant du curcuma, la curcumine.

Les curcuminoïdes sont les principaux composés présents dans le curcuma (environ 5 % du poids de la racine séchée) et sont responsables non seulement de la coloration jaunâtre du curcuma, mais également des effets bénéfiques associés à la consommation de cette épice. En effet, le composé principal du curcuma, la curcumine (Figure 59), affiche diverses activités pharmacologiques, dont des propriétés antithrombotiques,

hypocholestérolémiques et antioxydantes (plusieurs fois supérieures à la vitamine E), de même qu'un très fort potentiel anticancéreux.

L'effet anticancéreux de la curcumine chez les animaux de laboratoire est bien établi par l'observation que l'administration de cette molécule à des souris prévient l'apparition de tumeurs induites par divers carcinogènes. Ces études ont démontré que la curcumine serait utile dans la prévention et le traitement de plusieurs types de cancers, dont ceux de l'estomac, de l'intestin, du côlon, de la peau et du foie, aussi bien au stade de l'initiation qu'à celui du développement du cancer. Ces résultats sont en accord avec d'autres

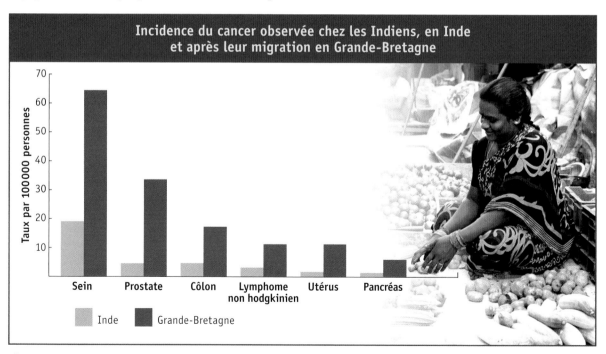

Figure 58

études indiquant que la curcumine bloque la croissance d'un nombre impressionnant de cellules provenant de tumeurs humaines, notamment celles de leucémies et de cancers du côlon, du sein et de l'ovaire. En règle générale, ces effets semblent liés au blocage de certains processus nécessaires à la survie des cellules cancéreuses, ce qui les rend incapables d'échapper à la mort par apoptose. Des études suggèrent également que la curcumine empêche la formation de nouveaux vaisseaux sanguins par angiogenèse, privant du coup les tumeurs de leur source d'énergie.

Plusieurs études ont confirmé ce potentiel de prévention du cancer de la curcumine en utilisant des modèles expérimentaux où le cancer n'est pas induit par des substances cancérigènes mais plutôt par des facteurs plus représentatifs des risques encourus par les humains. Par exemple, chez des souris transgéniques qui développent spontanément des polypes au niveau du tractus gastro-intestinal, un facteur de risque important

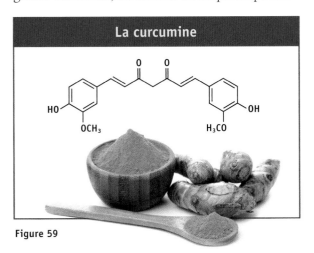

La curcumine

Figure 59

du cancer du côlon, l'administration de curcumine s'est avérée capable de freiner significativement (40 %) le développement de ces polypes. Cet effet de la curcumine semble principalement lié au blocage de la dangereuse étape de la progression des tumeurs, ce qui suggère que l'introduction de curcuma dans le régime alimentaire de personnes chez qui ces polypes ont déjà fait surface pourrait contribuer à éviter qu'ils dégénèrent en un cancer plus avancé.

Il semble d'ailleurs que le cancer du côlon soit un des cancers sur lequel la curcumine pourrait avoir le plus d'impact, car elle réduit les taux d'une enzyme appelée cyclooxygénase-2 (COX-2) et responsable de la production de molécules qui provoquent l'inflammation (l'aspirine et l'anti-inflammatoire Celebrex sont des inhibiteurs de cette enzyme). Cette propriété pourrait avoir un effet bénéfique contre le cancer du côlon, car les études réalisées jusqu'à présent indiquent que ces anti-inflammatoires réduisent la fréquence de ce cancer. À ce titre, l'administration par voie orale de la curcumine montre une réduction marquée des molécules inflammatoires formées par la COX-2 dans le sang. Cet effet est très intéressant, surtout à la lueur des derniers résultats montrant que les anti-inflammatoires synthétiques ont des effets secondaires qui peuvent devenir importants et qui pourraient limiter leur utilisation future à des fins de prévention du cancer du côlon.

Plus d'une vingtaine d'essais cliniques sont actuellement en cours pour mesurer l'efficacité du curcuma et de la curcumine dans le traitement de divers cancers (côlon, sein, pancréas, myélome). Les résultats préliminaires sont encourageants, car le curcuma et la curcumine ne produisent pas (ou très peu) d'effets secondaires, même à des doses relativement élevées, et certains patients répondent favorablement au traitement. La curcumine améliore la réponse à la chimiothérapie chez des femmes atteintes de formes avancées de cancer du sein. Au cours d'une étude réalisée auprès de patients atteints d'un cancer du pancréas en phase terminale, l'administration de curcumine a entraîné une réduction spectaculaire (73 %) du volume tumoral chez un patient et stabilisé la maladie. Ces réponses remarquables illustrent la puissante action anticancéreuse de cette molécule et son immense potentiel en matière de prévention du cancer.

Un aspect qui pourrait à première vue réduire l'efficacité de la curcumine est sa faible biodisponibilité, c'est-à-dire sa faible absorption par l'organisme. Il est toutefois important de noter qu'une molécule du poivre, la pipérine, augmente de plus de mille fois l'absorption de la curcumine, une propriété qui pourrait sans doute être utilisée pour maximiser les bienfaits de la molécule (voir figure 97, p. 251). Une plus grande absorption de la curcumine a également été observée en présence des constituants du gingembre et du cumin. La sagesse populaire avait peut-être encore une fois devancé la science, puisque le poivre, le gingembre et le cumin ont toujours été des constituants essentiels du curry... Cette augmentation de la biodisponibilité de la curcumine a également été observée pour d'autres

composés phytochimiques; par exemple, l'administration simultanée de curcumine et de quercétine, un polyphénol retrouvé dans plusieurs fruits et légumes, a provoqué une réduction de 60 % de la croissance de polypes précancéreux chez des patients à haut risque de cancer colorectal en raison d'une mutation génétique transmise par l'hérédité (polypose rectocolique familiale). Tous ces exemples illustrent bien le concept de synergie culinaire, où la consommation dans un même repas d'un aliment parvient à augmenter l'impact d'un autre.

Aromates anticancéreux

La plupart des aromates aujourd'hui utilisés en gastronomie font partie de la famille des lamiacées (menthe, thym, marjolaine, origan, basilic, romarin, etc.) et des apiacées (persil, coriandre, cumin, cerfeuil, fenouil). Ces plantes proviennent en majorité des côtes méditerranéennes, où elles ont joué un rôle fondamental dans l'élaboration des traditions culinaires de cette région.

Les lamiacées et les apiacées possèdent toutes des feuilles très parfumées en raison de leur contenu élevé en huiles essentielles aux molécules odorantes de la famille des terpènes. Ces terpènes possèdent également l'importante caractéristique d'interférer avec le développement du cancer en bloquant la fonction de plusieurs oncogènes impliqués dans la croissance des cellules cancéreuses. Par exemple, l'ajout de terpènes (carvacrol, thymol, alcool périllique) à des cellules cancéreuses provenant d'une grande variété de tumeurs réduit considérablement leur prolifération et, dans certains cas, provoque leur mort. L'ajout de carnosol (un terpène particulièrement abondant dans le romarin) au régime alimentaire de souris génétiquement prédisposées à avoir un cancer du côlon empêche le développement de ce cancer en corrigeant certains défauts des cellules intestinales responsables de cette maladie chez ces souris. Il est également à noter que les herbes de cette famille contiennent de l'acide ursolique, une molécule anticancéreuse multifonctionnelle de par sa capacité à attaquer directement les cellules cancéreuses, à empêcher l'angiogenèse et à bloquer la production de COX-2, réduisant du coup l'inflammation.

Cette activité anticancéreuse n'est cependant pas restreinte aux terpènes contenus dans ces herbes, car la lutéoline (Figure 60) et l'apigénine, deux polyphénols particulièrement abondants dans le thym, la menthe et le persil, affichent aussi de multiples activités anticancéreuses. L'apigénine, par exemple, inhibe la croissance d'un nombre impressionnant de cellules cancéreuses, notamment celles qui sont dérivées des principaux cancers touchant nos sociétés occidentales : ceux du sein, du côlon, du poumon et de la prostate. Bien que l'apigénine soit une molécule tout à fait distincte de celles qu'on a trouvées dans les autres épices et aromates, les mécanismes impliqués dans ces effets anticancéreux sont à maints égards similaires à ceux de ces molécules, c'est-à-dire qu'ils supposent un impact direct de l'apigénine autant sur les cellules cancéreuses que sur l'angiogenèse. La lutéoline et l'apigénine empêchent le facteur de croissance PDGF de recruter les cellules musculaires indispensables à l'établissement du réseau de vaisseaux sanguins utilisés par les tumeurs pour croître. Cet effet inhibiteur est d'autant plus intéressant qu'il se produit à des concentrations relativement faibles, similaires à celles du Gleevec, médicament de chimiothérapie utilisé pour le traitement de certains cancers (Figure 61).

Il est aussi intéressant de noter qu'une étude récente a révélé que les femmes qui consommaient les plus grandes quantités d'apigénine avaient 21 % moins de risques d'être touchées par un cancer des ovaires que celles dont l'apport en cette molécule était le plus faible. Même si les aromates sont généralement consommés en quantités réduites et, par conséquent, ne représentent

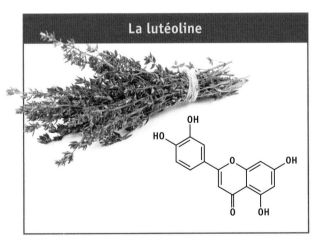

La lutéoline

Figure 60

pas des sources majeures de polyphénols, il n'en demeure pas moins que la consommation régulière de ces herbes peut contribuer à la prévention des maladies. Par exemple, des études ont démontré que les personnes qui mangeaient des quantités importantes de persil présentaient une accumulation notable d'apigénine dans le sang, en quantités suffisamment élevées pour bloquer un certain nombre de processus impliqués dans la croissance des cellules cancéreuses. De plus, puisque l'apigénine est éliminée relativement lentement de l'organisme, la consommation régulière d'aliments contenant de grandes quantités de cette molécule (comme le persil ou le céleri) peut également contribuer à atteindre des niveaux sanguins d'apigénine suffisants.

En conclusion, les travaux de recherche réalisés au cours des dernières années indiquent que plusieurs épices et aromates utilisés par les traditions culinaires du monde possèdent des propriétés anticancéreuses. Cet effet est particulièrement bien documenté pour le curcuma, mais il est intéressant de noter que l'ensemble des épices et aromates, qu'il s'agisse du gingembre, du chili, du clou de girofle, du fenouil, de la cannelle, entre autres, contiennent également des molécules aux propriétés anti-inflammatoires qui ont le potentiel de bloquer le développement des cellules précancéreuses. L'utilisation culinaire des épices et aromates n'est donc pas seulement essentielle pour rehausser la saveur de nos plats quotidiens, elle doit aussi être considérée comme une façon d'ajouter à l'alimentation un concentré de composés biologiquement actifs dotés d'une puissante action anticancéreuse. Comme quoi prévenir le cancer peut également être une question de bon goût !

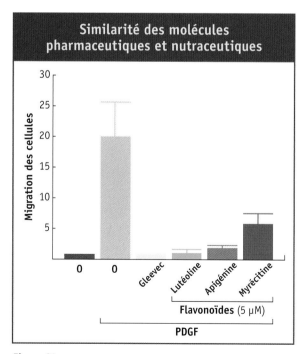

Figure 61

En résumé

- Les épices et aromates contiennent des molécules anti-inflammatoires qui contribuent à freiner le développement du cancer en l'empêchant de profiter de conditions favorables à sa croissance.

- Le curcuma et son constituant principal, la curcumine, possèdent de nombreuses propriétés anticancéreuses qui pourraient être responsables des écarts importants dans l'incidence de plusieurs cancers observés entre l'Inde et l'Amérique du Nord.

- Bien que la biodisponibilité de la curcumine soit relativement faible, elle peut être grandement augmentée par la présence de poivre, de gingembre et de cumin.

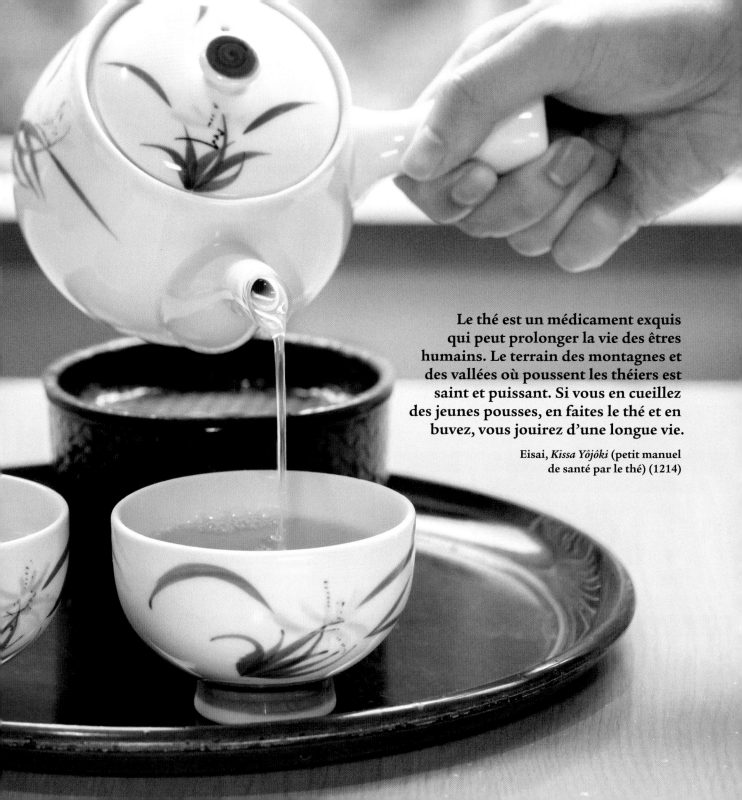

Le thé est un médicament exquis qui peut prolonger la vie des êtres humains. Le terrain des montagnes et des vallées où poussent les théiers est saint et puissant. Si vous en cueillez des jeunes pousses, en faites le thé et en buvez, vous jouirez d'une longue vie.

Eisai, *Kissa Yôjôki* (petit manuel de santé par le thé) (1214)

Chapitre 10

Le thé vert, pour apaiser l'âme... et le cancer

Il est impossible d'aborder correctement le concept de prévention du cancer par l'alimentation sans prêter une attention particulière au thé vert. Beaucoup plus qu'une simple boisson, le thé vert est devenu au fil des siècles une partie essentielle des coutumes des pays asiatiques, non seulement du point de vue gastronomique, mais également en ce qui concerne la prévention et le traitement des maladies. Malheureusement, comme pour les autres aliments d'origine asiatique présentés dans cet ouvrage, le thé vert demeure moins connu en Occident qu'en Orient et, selon certains, cette différence contribue à accentuer le fossé entre les taux de cancer observés chez les Asiatiques et chez les Occidentaux. Le thé vert constitue une source exceptionnelle de molécules anticancéreuses très puissantes qui en font l'un des éléments clés de tout régime alimentaire destiné à prévenir l'apparition du cancer. Et, ce qui ne gâche rien, le remède est délicieux !

Les origines du thé

Il est probable que la découverte du thé soit le résultat des multiples essais faits par les hommes pour identifier des plantes aux propriétés bénéfiques pour la santé. Selon la légende chinoise, cette découverte remonterait à 5 000 ans avant J.-C., lorsque l'empereur Shen Nong, qui faisait bouillir l'eau afin de la purifier, vit quelques feuilles soulevées par le vent se déposer dans cette eau frémissante. Intrigué par la couleur et le parfum exquis qui s'en dégageait, il décida d'y goûter et fut surpris de découvrir une boisson à la fois riche en arômes et aux nombreuses vertus.

La fabrication du thé

Le thé vert. Les thés verts sont les thés qui subissent le moins de transformation et dont la fabrication demeure encore aujourd'hui en grande partie artisanale. Seulement trois étapes sont nécessaires à la fabrication de ces thés, chacune étant cruciale pour la qualité du produit final. La première étape consiste en une brève *torréfaction* à la vapeur des feuilles fraîchement cueillies, ce qui permet d'inactiver en quelques secondes les enzymes responsables de la fermentation et de conserver la couleur originelle de la feuille. Après avoir refroidi et avoir été séchées, les feuilles sont soumises à la deuxième étape, le *roulage*, dans laquelle on les enroule sur elles-mêmes en petites boules de façon à briser leurs cellules et à libérer les arômes. On les sèche lors de la troisième étape par *dessiccation* en les roulant en boules de plus en plus petites jusqu'à ce qu'elles acquièrent la forme d'une aiguille. Toutes ces étapes, de la cueillette jusqu'aux traitements qu'on fait subir aux feuilles, déterminent la qualité du produit. Par exemple, les thés ordinaires, nommés *sencha*, sont plus rafraîchissants, alors que les ombrés, nommés *gyokuro*, sont plus doux. La première récolte, en mai, fournit les feuilles les plus fines et les plus tendres, et sert à la fabrication des *sencha* et des *gyokuro*. La cueillette d'été donne un thé plus fort, le *bencha*, qui contient cependant moins de caféine. Les thés *gyokuro*

sont considérés par certains comme les meilleurs thés verts du monde.

Le thé noir. La fabrication du thé noir ressemble à celle du thé vert, sauf que l'étape de torréfaction est effectuée à la fin du procédé plutôt qu'au début. D'abord, on fait flétrir les feuilles en les exposant à la chaleur pour abaisser leur teneur en eau et susciter la libération de la polyphénol oxydase, l'enzyme responsable de la fermentation (oxydation) des feuilles. On les roule ensuite pour briser leurs cellules avant de les soumettre à la fermentation, une réaction au cours de laquelle les polyphénols sont convertis en pigments noirs. Enfin, la torréfaction arrête le processus de fermentation en inactivant l'enzyme ainsi qu'en éliminant l'excès d'humidité. Comme pour le thé vert, la qualité du thé noir obtenu est directement liée au savoir-faire du producteur. Le thé Darjeeling, un des thés noirs les plus célèbres, est également l'un des rares thés noirs à contenir encore des taux significatifs de catéchines, les molécules anticancéreuses associées au thé.

Le thé Wulong. Ce thé, dont la consommation est moins répandue, est qualifié de semi-fermenté, c'est-à-dire que sa fabrication ressemble à celle du thé noir, mais avec une étape de fermentation moins longue. À ce titre, ce thé peut être considéré comme un thé intermédiaire entre le thé vert et le thé noir. Le thé Wulong de Formose (Taiwan), légèrement plus noir que celui de la Chine, est le plus recherché.

En fait, plusieurs spécialistes considèrent que la découverte du thé a probablement eu lieu quelques siècles seulement avant notre ère. Les ouvrages de Confucius (551-479 av. J.-C.) ainsi que ceux qui ont été écrits pendant la période Han (de 206 av. J.-C. à 220 apr. J.-C.) le mentionnent à plusieurs reprises, mais son usage était alors restreint à des traitements médicinaux. Ce n'est que par la suite que le thé intégra progressivement les mœurs, en particulier sous la dynastie Tang (618-907), où il s'établit comme boisson quotidienne, tant pour le plaisir que pour ses propriétés régénératrices, et où l'art de la culture et de la fabrication du thé devint noble, au même titre que les arts de la calligraphie, de la peinture et de la poésie. D'ailleurs, sa consommation était devenue tellement importante à la fin du VIIIe siècle que le thé fit (évidemment) l'objet d'une taxe, les Chinois instaurant ainsi une coutume qui allait être reprise par les Britanniques quelques siècles plus tard et avoir de très graves conséquences sur la stabilité de leur empire. Car pour renflouer leur trésor, les Anglais commirent l'erreur de taxer outrageusement certaines denrées destinées à leurs colonies, dont le thé, ce qui provoqua la colère de leur colonie en Amérique, qui se traduisit en 1773 par le saccage de 342 caisses de thé de navires anglais mouillant à Boston. Le Boston Tea Party, tel qu'il fut surnommé, est encore aujourd'hui considéré comme la première étape du processus devant mener à l'indépendance des États-Unis.

Le Japon a grandement contribué à l'essor du thé, et c'est dans ce pays que sont aujourd'hui fabriqués quelques-uns des meilleurs thés verts. Bien qu'elle fût introduite au Japon dès le VIIIe siècle, la culture du thé ne commença à s'implanter définitivement pour devenir progressivement un élément essentiel de l'âme japonaise qu'au XIIe siècle. L'importance du thé dans cette culture est magnifiquement illustrée par le *chanoyu*, une cérémonie du thé très élaborée basée sur l'enseignement de l'harmonie, du respect, de la pureté et de la tranquillité. Même si cette cérémonie est aujourd'hui moins courante, l'âme du *chanoyu* imprègne encore fortement la relation très étroite entre les Japonais et le thé vert.

Le vert et le noir

Le thé est fabriqué à partir des jeunes pousses de l'arbuste *Camellia sinensis*, une plante tropicale très probablement originaire de l'Inde qui aurait été apportée en Chine par la route de la soie. À l'état sauvage, cette plante peut atteindre les dimensions d'un arbre, mais en culture elle est maintenue sous forme d'arbuste, tant pour faciliter la récolte que pour stimuler la formation des jeunes pousses de feuilles. Comme l'indique l'encadré ci-contre, les trois principaux types de thés, qu'ils soient verts, noirs ou Wulong, sont tous obtenus à partir des feuilles de *C. sinensis sinensis* (ou *C. sinensis assamica*, en Inde), mais leurs caractéristiques diffèrent selon le procédé utilisé pour obtenir les feuilles séchées.

Le thé est, après l'eau bien sûr, la boisson la plus populaire du monde : 15 000 tasses de thé sont bues chaque seconde sur la planète, ce qui correspond à 500 milliards de tasses de thé par année, une moyenne d'environ 100 tasses par habitant. À l'heure actuelle, le thé noir est le plus populaire avec 78 % de la consommation mondiale, tandis que le thé vert est préféré par 20 % des amateurs. Le thé noir est surtout en vogue en Occident, où il représente environ 95 % du thé consommé, alors qu'à l'inverse il est extrêmement rare en Asie, très fidèle au thé vert des origines. En Asie, le thé noir est à plus de 95 % consommé en Inde, où il constitue une coutume relativement récente et fortement influencée par le passé colonial britannique du pays.

En dépit de leur origine commune, les thés vert et noir ont une composition chimique complètement différente. En effet, au cours de l'étape de fermentation utilisée pour la fabrication du thé noir, des changements radicaux se produisent dans la nature des polyphénols initialement présents dans la feuille de thé, provoquant leur oxydation et la production des pigments noirs, les théaflavines. Cette transformation a des conséquences très importantes en ce qui concerne la prévention du cancer, car les polyphénols présents dans la feuille de thé fraîche ont des propriétés anticancéreuses, et leur oxydation élimine quasiment tout ce potentiel. Dans la prévention du cancer, le thé vert possède donc un avantage écrasant sur son dérivé oxydé, le thé noir. Compte tenu de ces importantes différences de propriétés, il est logique de croire que la simple modification des habitudes de consommation de thé pourrait

exercer une grande influence sur la réduction du nombre de cancers en Occident. De fait, le thé vert a déjà fait partie des mœurs occidentales et les motifs ayant poussé les gens à adopter le thé noir sont essentiellement politiques et économiques, et non liés à une quelconque aversion des Occidentaux pour le thé vert.

Lors de son introduction en Europe vers les années 1600, vraisemblablement par les marchands portugais, le thé était certainement en majorité vert, puisque les techniques de fermentation nécessaires à la fabrication du thé noir (que les Chinois appellent plutôt « thé rouge », *hong cha*) venaient tout juste de faire leur apparition en Chine sous la dynastie Ming (1368-1644) et n'étaient pas encore très répandues. Cependant, on peut supposer que les longs voyages en mer vers les pays importateurs pouvaient altérer les fragiles propriétés gustatives du thé vert (la première livraison de thé au Canada, en 1716, a mis plus d'une année à arriver à bon port), alors que le thé noir pouvait facilement parcourir de longues distances sans changement marqué de goût, ce qui ne pouvait que favoriser un glissement de la consommation vers le thé noir. Malgré tout, le thé vert demeurait encore extrêmement recherché en Angleterre jusqu'au milieu du XIXe siècle et, du fait de sa meilleure apparence, pouvait être vendu à un prix plus élevé que le thé noir. Cependant, lorsque les producteurs chinois réalisèrent que l'apparence du thé vert pouvait faire mousser les ventes, ils eurent l'étrange réaction de chercher à accentuer la couleur des feuilles en ajoutant certains composés chimiques (probablement des sels de cuivre) durant la fabrication, ce qui, une fois découvert, provoqua évidemment un scandale et l'abandon définitif de la consommation du thé vert. Il est d'ailleurs encore aujourd'hui absent du marché anglais, bien que les Britanniques soient les plus grands consommateurs de thé. Par la suite, la colonisation de l'Inde par les Anglais amena le développement de la culture du thé à grande échelle dans ce pays, ce qui établit définitivement le thé noir comme source exclusive de thé en Europe. Encore aujourd'hui, l'Inde demeure le principal producteur de thé noir, avec 38 % de la production mondiale.

Moins « monothéistes » que les Anglais, les Nord-Américains ont, jusqu'au début des années 1930, consommé autant de thé vert que de thé noir, affichant même une nette préférence pour le thé vert, à une certaine époque. Par exemple, les archives canadiennes indiquent que, en 1806, 90 000 livres de thé vert ont été importées au Canada, contre seulement 1 500 livres de thé noir ! Ce n'est qu'avec le début de la guerre entre la Chine et le Japon pour le contrôle de la Mandchourie, en 1931, que les exportations de thé vert vers l'Amérique ont chuté et que les consommateurs de thé vert ont dû se rabattre sur le thé noir.

Il est souhaitable de renouer avec ces traditions car le thé vert est véritablement dans une classe à part quant à ses propriétés anticancéreuses, et le fait de remplacer le thé noir par le thé vert pourrait avoir un impact considérable sur les taux de cancer dans les pays occidentaux.

Les propriétés anticancéreuses du thé vert

Le thé est une boisson complexe, constituée de plusieurs centaines de molécules différentes qui lui donnent son arôme, son goût et son astringence si caractéristique (Figure 62). Un tiers du poids des feuilles de thé renferme une classe de polyphénols nommés flavanols, ou plus communément *catéchines*, et ces molécules sont les grands responsables du potentiel anticancéreux du thé vert.

Comme tous les autres polyphénols, les catéchines sont des molécules complexes qui jouent un rôle extrêmement important dans la physiologie de la plante, car elles possèdent des propriétés antifongiques et antibactériennes utiles pour résister à l'invasion d'un grand nombre

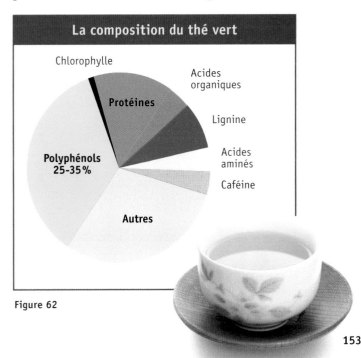

Figure 62

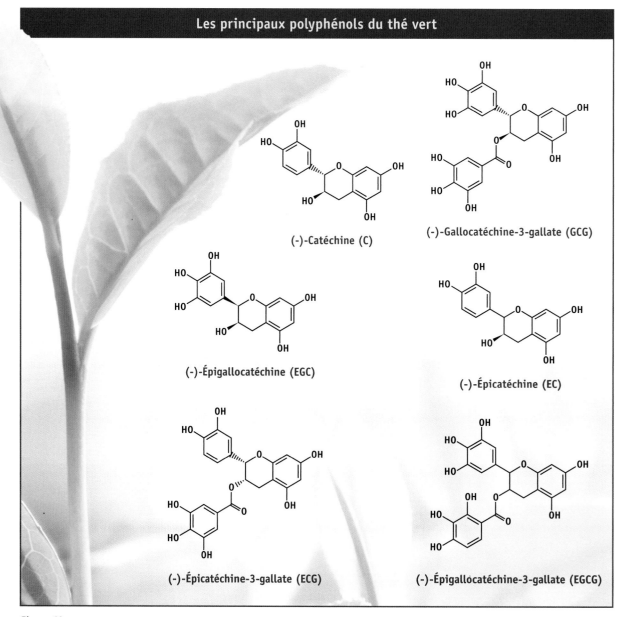

Les principaux polyphénols du thé vert

(-)-Catéchine (C)

(-)-Gallocatéchine-3-gallate (GCG)

(-)-Épigallocatéchine (EGC)

(-)-Épicatéchine (EC)

(-)-Épicatéchine-3-gallate (ECG)

(-)-Épigallocatéchine-3-gallate (EGCG)

Figure 63

d'agents pathogènes. Le thé vert contient plusieurs catéchines, dont l'EGCG ou épigallocatéchine gallate, la principale catéchine du thé vert, puisqu'elle possède le potentiel anticancéreux le plus élevé (Figure 63).

Il est important de noter que la composition d'un thé vert en catéchines varie énormément selon son lieu de culture, la diversité des plantes utilisées, la saison de la récolte ainsi que les procédés de fabrication. Autrement dit, ce n'est pas parce que l'étiquette d'un produit indique qu'il s'agit d'un thé vert qu'il contient nécessairement de grandes quantités de molécules anticancéreuses. L'analyse de plusieurs types de thés verts montre qu'il existe des variations très

importantes dans la teneur d'EGCG libérée par l'infusion des feuilles (Figure 64) et que, en règle générale, les thés verts japonais contiennent plus d'EGCG que les thés verts chinois.

Mentionnons aussi que le temps d'infusion des feuilles est également un facteur extrêmement important pour le contenu du thé en polyphénols, et qu'une longue infusion (de 8 à 10 minutes) permet d'extraire plus de polyphénols. Un thé de qualité médiocre, infusé peu de temps, peut donc contenir presque soixante fois moins de polyphénols qu'un thé d'excellente qualité infusé correctement (Figure 65). Il va sans dire que ces énormes variations peuvent influer grandement sur le potentiel de

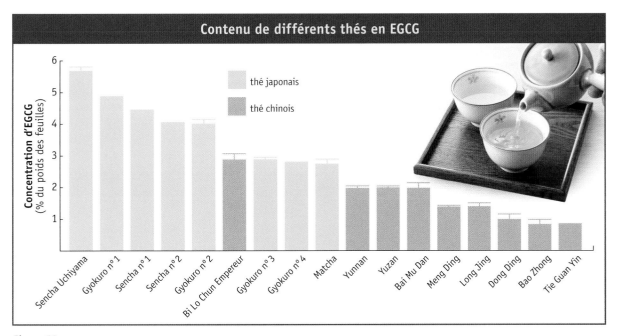

Figure 64

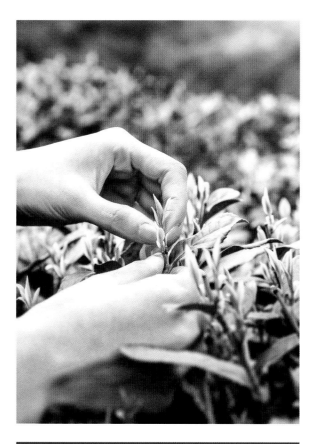

Variation de polyphénols contenus dans le thé vert	
	mg de polyphénols dans une tasse
Thé Tie Guan Yin infusé 2 minutes	9
Thé Gyokuro infusé 10 minutes	540

Figure 65

prévention du cancer lié à la consommation de thé vert.

La très grande variabilité de la composition du thé vert consommé par les individus rend également difficile l'analyse de son effet protecteur face au cancer à l'aide d'études épidémiologiques. Malgré tout, plusieurs études réalisées au cours des dernières années suggèrent une action bénéfique du thé vert sur la prévention du cancer (Figure 66), cet effet étant plus prononcé pour les cancers de la bouche, du côlon et de la prostate (forme métastatique de la maladie). Dans ce dernier cas, une étude a montré que la consommation régulière de thé vert (mais non de thé noir) entraîne une accumulation de polyphénols dans le tissu prostatique, une réduction de la protéine pro-inflammatoire NFkB et une diminution de l'antigène prostatique spécifique, un marqueur de cette maladie. Un effet de protection envers les cancers du sein, du foie, de la vessie, du poumon et de l'estomac a également été suggéré. Il est probable que ces différences soient liées en grande partie aux variations extrêmes de polyphénols contenus dans le thé vert, et les nouvelles études visant à établir clairement le potentiel anticancéreux du thé vert devraient en conséquence considérer l'apport en thé du point de vue de la quantité de polyphénols consommés plutôt que du volume de thé ingéré. En ce sens, il est intéressant de noter que la mesure des catéchines et de leurs métabolites dans l'urine montre que les personnes qui excrètent les plus fortes quantités de ces molécules (et qui ont donc été les plus exposées à leurs actions anticancéreuses) ont 60 % moins de risques de développer un cancer du côlon.

En attendant, il existe beaucoup de bonnes raisons de croire que la consommation de thé vert peut faire diminuer significativement le risque de développer le cancer. L'EGCG inhibe la croissance *in vitro* de plusieurs cellules cancéreuses, dont des lignées de leucémies, de cancers du rein, de la peau, du sein, de la bouche et de la prostate. Ces effets sont importants, car les études réalisées sur les animaux ont montré que le thé vert prévient le développement de plusieurs tumeurs provoquées par des cancérigènes, principalement les cancers de la peau, du sein, du

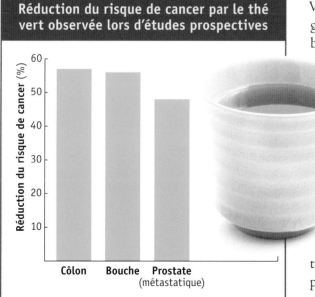

Réduction du risque de cancer par le thé vert observée lors d'études prospectives

Figure 66

poumon, de l'œsophage, de l'estomac et du côlon. Cet effet protecteur ne semble pas être restreint aux tumeurs induites par les substances cancérigènes, car l'ajout de thé vert au régime alimentaire de souris transgéniques qui développent spontanément un cancer de la prostate réduit considérablement la croissance de ces tumeurs, et ce, à des doses pouvant être atteintes par la consommation régulière de thé vert par l'homme.

Une des facettes du mode de protection du thé vert qui pourrait le plus contribuer à restreindre le développement du cancer est son action puissante sur le processus d'angiogenèse. De toutes les molécules d'origine nutritionnelle identifiées jusqu'à présent, l'EGCG est la plus puissante pour bloquer l'activité du récepteur au VEGF, un élément clé dans l'initiation de l'angiogenèse. Le plus intéressant est que cette inhibition du récepteur est très rapide et ne nécessite que de faibles concentrations de la molécule, facilement atteignables par la consommation de quelques tasses de thé vert par jour. L'inhibition de l'angiogenèse représente certainement un des principaux mécanismes par lesquels le thé vert peut contribuer à la prévention du cancer.

On ne peut refaire l'histoire, mais étant donné toutes les propriétés anticancéreuses associées au thé vert, on ne peut s'empêcher de penser que le cancer représenterait peut-être un fardeau moins lourd dans nos pays si les Occidentaux avaient conservé leur penchant pour le thé vert au lieu de le remplacer par le thé noir. La situation est cependant loin d'être irréversible, car les amateurs de thés curieux d'explorer la possibilité d'un changement dans leurs habitudes seront agréablement surpris par l'aspect attrayant du thé vert, son goût désaltérant et son contenu quatre fois plus faible en caféine. Plus qu'un simple constituant d'un régime alimentaire destiné à prévenir le cancer, le thé vert peut devenir « l'âme » de ce régime, un symbole de la facilité et du plaisir d'apporter à l'organisme une dose quotidienne de molécules anticancéreuses dans le calme et la simplicité. Le maître du thé Sen no Rikyū (1522-1591) disait que le rite du thé n'était rien de plus que de faire bouillir de l'eau, de préparer le thé et de le boire. À la lumière de ce que nous avons appris depuis cette époque, nous pourrions ajouter : et de prévenir le cancer.

En résumé

- Contrairement au thé noir, le thé vert contient de grandes quantités de catéchines, des molécules possédant une foule de propriétés anticancéreuses.

- Pour maximiser la protection offerte par le thé, choisissez de préférence les thés verts japonais, plus riches en molécules anticancéreuses, et comptez de 8 à 10 minutes d'infusion pour permettre une bonne extraction des molécules.

- Buvez toujours le thé fraîchement infusé (évitez les Thermos) et espacez dans la journée votre consommation.

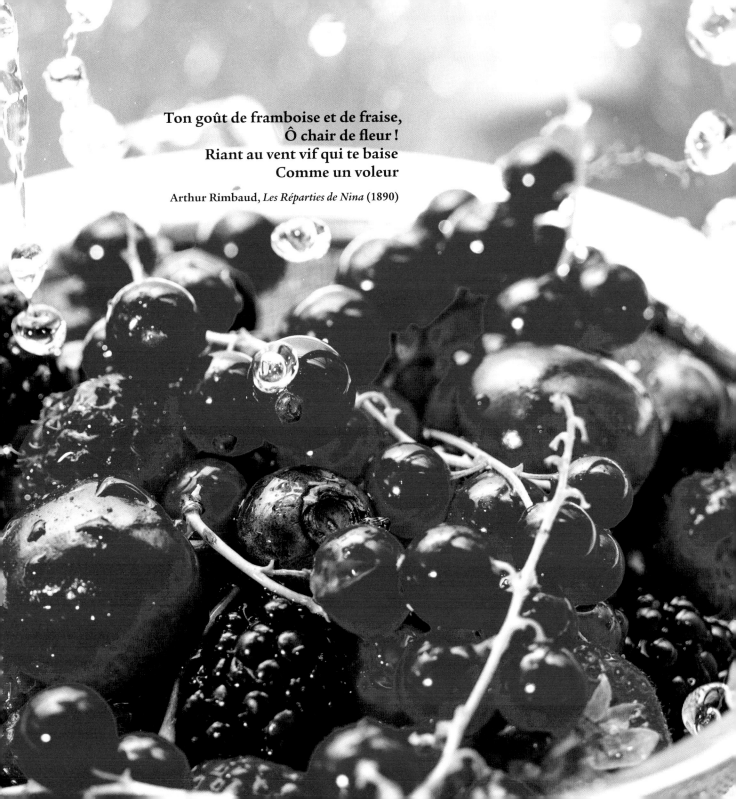

Ton goût de framboise et de fraise,
Ô chair de fleur !
Riant au vent vif qui te baise
Comme un voleur

Arthur Rimbaud, *Les Réparties de Nina* (1890)

Chapitre 11

La passion des petits fruits

Synonymes de légèreté et de fraîcheur, sources des parfums les plus délicats, des couleurs les plus intenses et des saveurs les plus raffinées, les petits fruits font partie d'une classe très restreinte d'aliments dont la place dans le régime alimentaire tient beaucoup plus à la passion que l'on éprouve pour leur arôme et leur finesse qu'à leur apport nutritif. Si vous raffolez de ces baies, vous serez peut-être surpris d'apprendre que ces fruits délicieux recèlent de véritables trésors de composés phytochimiques au potentiel anticancéreux. Comme quoi ce qui est bon au goût peut également l'être pour la santé !

La framboise

Il semble que la framboise, terme dérivé du germain *brambasi*, qui signifie « mûre sauvage », soit depuis longtemps un fruit recherché, les dieux de l'Olympe eux-mêmes appréciant cette baie au goût si extraordinaire. À tel point que, pour calmer le jeune Zeus en proie à une terrible crise ponctuée de cris furieux, la nymphe Ida, sa nourrice, chercha à lui cueillir une framboise parmi les buissons de ronces tapissant le flanc de la montagne de Crète où Zeus s'était caché des instincts meurtriers de son terrible père Cronos. Ce faisant, elle s'égratigna un sein et son sang coula sur les framboises, blanches à cette époque, les teignant à jamais d'un rouge éclatant... Cette légende extraordinaire a traversé les âges et, au début du Ier siècle, Pline l'Ancien considérait encore le mont Ida comme l'unique centre de production des framboises. Même s'il est probable que le framboisier tire son origine des régions montagneuses d'Asie de l'Est plutôt que de la Grèce, les scientifiques lui ont néanmoins attribué le nom de *Rubus idaeus*, c'est-à-dire la « ronce d'Ida », en hommage à cette si belle histoire.

En plus de posséder des qualités gustatives indéniables, les framboises ont depuis longtemps joué un rôle dans les médecines traditionnelles de plusieurs cultures, que ce soit comme contrepoison chez les Russes ou encore pour retarder le vieillissement chez les Chinois. Tout comme la fraise, la framboise renferme de grandes quantités d'une molécule anticancéreuse très puissante, l'acide ellagique, et est un aliment fascinant.

La fraise

Le fraisier est une plante très résistante qui pousse à l'état sauvage dans la plupart des régions du globe, autant dans les Amériques qu'en Europe et en Asie. De ce fait, il est probable que l'origine de la consommation de fraises sauvages soit indissociable de l'origine de l'homme lui-même, un fait attesté par la découverte de grands nombres de graines de fraisiers dans les demeures préhistoriques. Appelée *fraga* par les Romains en hommage à son parfum exquis, à sa « fragrance », la fraise antique (*Fragaria vesca*) était exclusivement cueillie dans les sous-bois. Curieusement, les Romains appréciaient peu ses qualités gustatives et, comme l'écrivait Virgile dans *Les Bucoliques*, « Jeunes gens qui cueillez les fleurs et les fraises naissantes, fuyez ce lieu ; un froid serpent se cache dans l'herbe », il y a fort à parier que les rencontres agréables effectuées au cours de la cueillette de ces fraises par les jeunes Romains et Romaines étaient plus importantes que la fraise elle-même !

Il semble que la culture de la fraise ait débuté en France vers la moitié du XIVe siècle, à la suite des efforts des jardiniers pour transplanter les fraisiers des bois dans les jardins royaux. Efforts considérables et qui dénotent certainement un engouement royal pour ces fruits puisque, en 1368, Jean Dudoy, alors jardinier du roi Charles V, transplante pas moins de 1 200 fraisiers dans les jardins royaux du Louvre, à Paris. Cette relation étroite entre la royauté et les fraises s'est d'ailleurs manifestée à plusieurs reprises tout le long de l'histoire de France et, lorsque Louis XIII se rend en Aquitaine en 1622 pour mater la rébellion protestante de la région, son repas est constitué de fraises au vin et au sucre ainsi que d'une tourte à la crème et aux fraises.

La fraise que nous connaissons maintenant est fort différente de celle qui était consommée à cette époque et provient des sélections réalisées à partir de deux variétés de fraisiers distincts de ceux qu'on trouvait en Europe. Au début du XVIIe siècle, les explorateurs français rapportèrent de leurs voyages en Amérique une variété intéressante de fraise, l'Écarlate de Virginie (*Fragaria virginiana*), qui sera cultivée à plus grande échelle dans les serres de Versailles sous Louis XIII et Louis XIV, le Roi Soleil affectionnant tellement les fraises qu'il pouvait en manger jusqu'à l'indigestion. C'est à Amédée-François Frézier, que son nom prédestinait peut-être à jouer un rôle important dans l'histoire de la fraise, que l'on doit à la nature des fraises aujourd'hui consommées partout dans le monde. Officier et cartographe du Génie maritime français affecté en 1712 à l'observation des ports espagnols et des plans de fortification de la côte occidentale de l'Amérique du Sud, Frézier remarqua sur le littoral chilien une variété de fraisier à gros fruits blancs, la Blanche du Chili (*Fragaria chiloensis*). Il réussit à rapporter en France cinq plants de ce type, et si ces plants ne fructifièrent pas, leur floraison permit néanmoins de polliniser d'autres espèces, en particulier la *F. virginiana*. Ce croisement donna naissance à l'ancêtre de la fraise cultivée aujourd'hui sur tous les continents, la *Fragaria ananassa*.

L'utilisation de fraises, et du fraisier en général, à des fins thérapeutiques semble très ancienne. Les Ojibwas, des Amérindiens de l'est de l'Ontario, préparaient des infusions de feuilles

Symboles et mythes fraisiers

Si l'origine de la fraise est moins poétique que celle de la framboise, il n'en demeure pas moins que plusieurs symboles, mythes et légendes sont associés à cette baie. Pour certaines tribus amérindiennes, l'âme des défunts ne réussit à oublier le monde des vivants qu'après avoir trouvé et mangé une fraise immense qui la rassasie et lui permet de reposer en paix pour l'éternité. Pour les Occidentaux, la couleur rouge de la fraise, sa chair tendre, son jus sucré et sa ressemblance avec le cœur la rendent plutôt synonyme de tentation, voire d'amour et de sensualité.

La fraise a également été il y a longtemps utilisée pour les soins de beauté, entre autres pour combattre les rides et tonifier la peau. La séduisante Madame Tallien, l'ambassadrice de la mode parisienne après la Révolution, écrasait régulièrement 20 livres de fraises dans l'eau tiède de son bain pour conserver la fraîcheur et la fermeté de sa peau, un gaspillage éhonté mais qui l'incitait à s'afficher à l'Opéra en tunique de soie blanche, sans manches et sans sous-vêtements !

Seul aspect sombre de la fraise, ce fruit, comme un certain nombre d'aliments (chocolat, banane, tomate), provoque souvent de fausses allergies alimentaires attribuables à sa propriété de stimuler la libération d'histamine par le système immunitaire, ce qui entraîne un certain nombre de manifestations désagréables comme l'asthme ou l'urticaire. Ces pseudo-allergies n'impliquent toutefois pas la formation d'anticorps spécifiques et ne sont pas aussi graves que la vraie allergie à la fraise, qui demeure un phénomène rare chez les adultes (moins de 1 % de toutes les allergies alimentaires).

de fraisiers pour traiter les troubles de l'estomac ainsi que les désordres gastro-intestinaux tels que les diarrhées. Mais les fraises n'étaient pas réputées seulement pour leurs propriétés purgatives ; le célèbre botaniste suédois Linné était persuadé qu'une cure intensive aux fraises était responsable de la guérison miraculeuse d'une crise de goutte l'ayant un jour affecté, et le philosophe français Fontenelle, mort centenaire (1657-1757), attribuait le secret de sa longévité à ses cures annuelles également à base de fraises. Si ces anecdotes peuvent faire sourire, il n'en demeure pas moins que les données scientifiques récentes tendent à prouver que les fraises pourraient effectivement être un aliment important pour la prévention du cancer.

Le bleuet et la myrtille

Proche parent de la myrtille européenne (*Vaccinium myrtillus*), le bleuet (*Vaccinium angustifolium*) est une espèce indigène du nord-est de l'Amérique du Nord, où il fait depuis très longtemps partie des habitudes alimentaires. Les Amérindiens vouaient en effet un véritable culte à ce fruit, qu'ils croyaient envoyé des dieux pour sauver leur famille de la famine. Les Européens nouvellement arrivés en Amérique ont rapidement adopté le bleuet dans leur alimentation.

Les Amérindiens employaient le bleuet non seulement à des fins alimentaires mais également pour ses propriétés médicinales. Entre autres, ils fabriquaient une infusion à partir des racines de la plante qu'ils utilisaient comme relaxant pendant la grossesse, ainsi qu'une infusion à base des feuilles pour tonifier l'organisme et réduire les coliques chez les enfants. Les Algonquins croyaient véritablement aux propriétés relaxantes du bleuet, car ils se servaient même des fleurs de la plante pour soigner la folie !

Dans l'Ancien Monde également, la myrtille guérissait différentes maladies courantes comme la diarrhée, la dysenterie et le scorbut. Depuis longtemps, on considère que ce fruit a la capacité de traiter les troubles de la circulation sanguine, de même que certaines pathologies de l'œil comme les rétinopathies diabétiques, le glaucome et la cataracte, ces propriétés étant encore aujourd'hui utilisées par certains médecins. Cet usage est d'autant plus intéressant que l'on sait maintenant que les rétinopathies diabétiques, par exemple, sont des maladies causées par l'angiogenèse incontrôlée des vaisseaux de la rétine, phénomène analogue à celui qui soutient la croissance des tumeurs par la formation d'un nouveau réseau de vaisseaux sanguins (voir chapitre 3). Comme nous le verrons plus loin, les données scientifiques récentes suggèrent qu'une classe de molécules particulièrement abondantes dans les bleuets et les myrtilles, les anthocyanidines, pourrait être responsable des effets antiangiogéniques de ces fruits et, de ce fait, contribuer à limiter la croissance des tumeurs.

La canneberge

Malgré leur couleur rouge et leur goût très acidulé, les canneberges sont des membres à part entière de la famille *Vaccinium* et sont de ce fait des proches parentes des bleuets et des myrtilles. Tout comme le bleuet, la canneberge a un cousin européen (*Vaccinium vitis idaea*), mais les variétés les plus connues sont celles de l'Amérique du Nord, soit *Vaccinium oxycoccus* (petits fruits) et *Vaccinium macrocarpon* (gros fruits), cette dernière étant la variété cultivée de nos jours à des fins commerciales.

En règle générale, la canneberge occupe une place relativement restreinte dans les habitudes alimentaires modernes, à part comme accompagnement de la dinde de Thanksgiving, une fête célèbre aux États-Unis et qui remonte à 1621. Les Amérindiens, par contre, raffolaient de ce fruit qu'ils appelaient « atoca » et qu'ils utilisaient littéralement à toutes les sauces, le mangeant principalement sous forme séchée ainsi que dans un plat à base de viande séchée et de graisse destiné aux longs mois d'hiver, le pemmican. Sans le savoir scientifiquement, les autochtones profitaient du fort contenu en acide benzoïque des canneberges, cet agent naturel augmentant la durée de conservation de leurs aliments. De nos jours, la canneberge est surtout consommée sous forme de jus, ce qui est dommage, car ces jus du commerce contiennent de grandes quantités de sucre et beaucoup moins de molécules phytochimiques conférant à la canneberge ses propriétés bénéfiques.

Une des indications les plus connues de la canneberge, dans la tradition populaire, est l'infection urinaire. C'est en voyant les Amérindiens l'utiliser pour le traitement des désordres de la vessie et du rein que les colons ont découvert les effets thérapeutiques de ce petit fruit. Il est remarquable que cette tradition médicinale ait encore ici une base scientifique, puisqu'il fut plus tard observé que certains composés de la canneberge préviennent l'adhérence des bactéries aux cellules du canal urinaire, réduisant par conséquent les risques de développer une infection du tissu. Comme nous le verrons plus loin, ces molécules de la canneberge, présentes également dans les bleuets, pourraient elles aussi jouer un rôle dans la prévention du cancer.

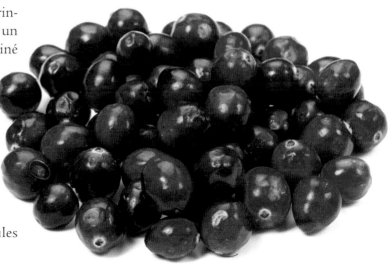

Le potentiel anticancéreux des petits fruits : acide ellagique, anthocyanidines et proanthocyanidines

Étant donné que les petits fruits occupent une place relativement restreinte dans le régime alimentaire, du fait de leur récolte saisonnière, ce n'est que tout récemment que leur impact sur la prévention du cancer a pu être examiné. Et les résultats obtenus jusqu'ici sont très intéressants, la consommation régulière de bleuets et de fraises étant associée à une diminution d'environ 30 % du risque de cancer du sein hormono-indépendant (ER-) (Figure 38, chapitre 5). Cette protection n'est pas étonnante, car les chercheurs qui s'intéressent à l'activité anticancéreuse de différents aliments mentionnent constamment les petits fruits comme des aliments importants dans la prévention du cancer. Examinons pourquoi.

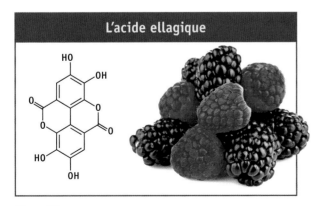

L'acide ellagique

Figure 67

L'acide ellagique

De tous les composés phytochimiques associés aux petits fruits, l'acide ellagique est sans conteste celui qui est le plus susceptible d'interférer avec le développement du cancer. Cette molécule est un polyphénol d'un aspect peu habituel (Figure 67) qui se trouve principalement dans les framboises et les fraises, ainsi que dans certains fruits à coque comme les noisettes et les noix de pécan (Figure 68). Cependant, même si les framboises semblent à première vue posséder une quantité plus élevée d'acide ellagique que les fraises, il faut savoir que la molécule des framboises est présente à 90 % dans les graines alors que celle des fraises l'est à plus de 95 % dans la pulpe. Il est donc possible, voire probable, que la molécule contenue dans les fraises soit plus facilement assimilable que celle des framboises. À cet égard, il est intéressant de noter que l'Orléans, une variété de fraises contenant des quantités très élevées d'acide ellagique (ainsi que d'autres composés phytochimiques), a été récemment développée au Canada, ce qui en fait probablement la première fraise « nutrapréventive » connue à ce jour.

Le potentiel anticancéreux des principales sources alimentaires d'acide ellagique, soit les fraises et les framboises, a été étudié au moyen de cellules cancéreuses ainsi que sur des animaux de laboratoire soumis à un traitement provoquant la formation de cancers.

Les extraits de fraises aussi bien que ceux de framboises sont capables de contrer la croissance des cellules de tumeurs, ces effets étant directement liés à la quantité de polyphénols associés aux fruits mais non à leur potentiel antioxydant. Chez les animaux, les études ont montré qu'un régime alimentaire contenant une proportion relativement élevée de fraises ou de framboises (5 % du régime) provoque une réduction importante du nombre de tumeurs de l'œsophage causées par le NMBA, une puissante substance cancérigène. Des résultats similaires ont été observés chez les humains après l'administration d'extraits de polyphénols de fraise, suggérant que ces petits fruits représentent une arme de choix pour la prévention du cancer de l'œsophage.

Les mécanismes par lesquels l'acide ellagique interfère avec le développement du cancer ressemblent à première vue à ceux que nous avons décrits pour un certain nombre d'autres aliments. Les données disponibles actuellement indiquent que l'acide ellagique prévient l'activation des substances cancérigènes en toxiques cellulaires, ceux-ci perdant alors leur capacité de réagir avec l'ADN et d'induire des mutations susceptibles de déclencher un cancer. L'acide ellagique augmenterait aussi la capacité de défense des cellules contre l'agression toxique en stimulant leurs mécanismes d'élimination des substances cancérigènes. Cela dit, nos propres résultats de recherche indiquent que l'acide ellagique pourrait être une molécule anticancéreuse plus polyvalente que prévu. Nous avons en effet découvert que cette molécule est un inhibiteur puissant de deux protéines cruciales pour la vascularisation des tumeurs (le VEGF et le PDGF), soit le processus d'angiogenèse décrit précédemment (voir chapitre 3). En fait, tout comme nous l'avons observé pour certains constituants du thé vert, l'acide ellagique est presque aussi puissant que certaines molécules élaborées par l'industrie pharmaceutique pour interférer avec les phénomènes cellulaires menant à la formation du réseau sanguin dans les tumeurs. Compte tenu de l'importance de l'angiogenèse dans l'apparition et la progression des tumeurs, il va de soi que l'activité antiangiogénique de l'acide ellagique ne peut que contribuer à son potentiel anticancéreux et que, à ce titre, les fraises et les framboises méritent une considération particulière dans toute stratégie de prévention du cancer par l'alimentation.

Teneur en acide ellagique de différents fruits et noix	
Aliments	Acide ellagique (mg/portion)*
Framboises (ainsi que mûres)	22
Noix	20
Pacanes	11
Fraises	9
Canneberges	1,8
Fruits divers (bleuets, agrumes, pêches, kiwis, pommes, poires, cerises)	Moins de 1

* Portion de 150 g pour les fruits et de 30 g pour les noix

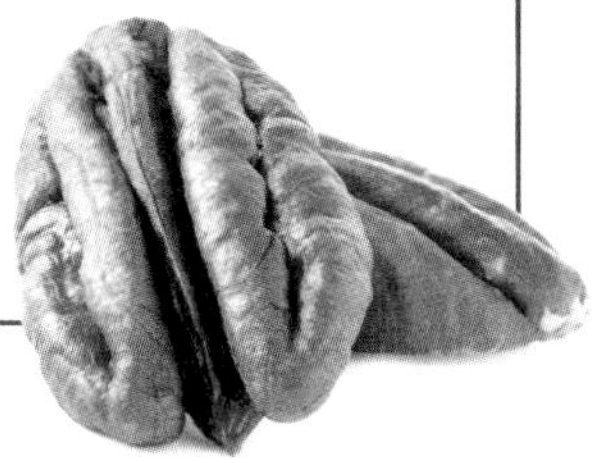

Figure 68

Les anthocyanidines

Les anthocyanidines sont une classe de polyphénols responsables de la très grande majorité des couleurs rouge, rose, mauve, orange et bleue de plusieurs fleurs et fruits. Par exemple, une anthocyanidine appelée delphinidine (Figure 69) est responsable du bleu foncé des bleuets, tandis que la cyanidine des cerises donne à ces fruits leur rouge caractéristique. Ces pigments sont particulièrement abondants dans les petits fruits, surtout dans les framboises et les bleuets, ces derniers pouvant en contenir jusqu'à 500 mg/100 g. L'apport quotidien en anthocyanidines peut atteindre 200 mg chez les grands consommateurs de fruits, ce qui en fait un des groupes de polyphénols les plus consommés.

Selon plusieurs données, en plus d'avoir une forte activité antioxydante, les anthocyanidines peuvent avoir un impact majeur sur le développement du cancer. Par exemple, l'addition de diverses anthocyanidines à des cellules isolées de tumeurs induit différents phénomènes comme l'arrêt de la synthèse de l'ADN et donc de la croissance des cellules, menant à la mort des cellules par apoptose. Un des effets anticancéreux des anthocyanidines serait également lié à l'inhibition de l'angiogenèse. Nous avons en effet découvert qu'une anthocyanidine du bleuet, la delphinidine, est capable d'inhiber l'activité du récepteur au VEGF associé au développement de l'angiogenèse, à des concentrations proches de celles pouvant être atteintes par l'alimentation. Il est intéressant de noter que cette activité n'est sans doute pas liée au caractère antioxydant de la delphinidine, car une molécule très semblable trouvée en grande quantité dans les myrtilles, la malvidine, a une activité antioxydante identique à celle de la delphinidine mais ne montre aucune aptitude à interférer avec le récepteur.

Le potentiel anticancéreux des anthocyanidines du bleuet et de l'acide ellagique des fraises et des framboises suggère que l'inclusion de ces fruits dans les habitudes alimentaires pourrait avoir des répercussions extraordinaires sur la prévention du cancer. Si tous les petits fruits contiennent des quantités importantes d'acide ellagique ou d'anthocyanidines, il faut noter que les framboises noires et les mûres sont les seules à posséder simultanément ces deux molécules. Il est donc probable que ces fruits puissent également s'avérer de précieux alliés. En ce sens, des études récentes montrent que des extraits de framboises noires freinent la progression du cancer de l'œsophage chez les animaux et provoquent une régression des polypes adénomateux chez des individus à haut risque de cancer du côlon (polypose recto-colique familiale).

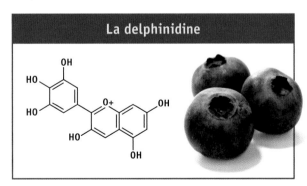

La delphinidine

Figure 69

Les proanthocyanidines

Les proanthocyanidines sont des polyphénols complexes formés par l'assemblage de plusieurs unités d'une même molécule, la catéchine, pour former une chaîne de longueur variable (Figure 70). Ces polymères peuvent former des complexes avec les protéines, notamment les protéines contenues dans la salive, une propriété responsable de l'astringence des aliments contenant ces molécules. Bien que les proanthocyanidines se retrouvent en abondance dans les graines, les fleurs et l'écorce de plusieurs végétaux, leur présence dans les aliments comestibles est plutôt restreinte (Figure 71). Si on fait exception de la cannelle et du cacao, des sources très importantes mais qu'on ne peut consommer quotidiennement en grande quantité (affirmation contestable aux yeux de certains pour le cacao), les canneberges et les bleuets constituent les sources alimentaires les plus importantes de ces molécules. Les autres petits fruits présentés dans ce chapitre en contiennent beaucoup moins, quoique le contenu en proanthocyanidines des fraises se démarque avantageusement de plusieurs autres aliments. Par contre, il est important de noter que le jus de canneberge contient beaucoup moins de proanthocyanidines que les fruits à l'état naturel

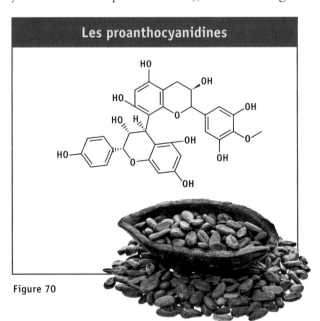

Les proanthocyanidines

Figure 70

Teneur en proanthocyanidines de différents aliments	
Aliments	Teneur en proanthocyanidines (mg/100 g)
Cannelle	8 108
Cacao en poudre	1 373
Fève rouge	563
Noisette	501
Canneberge	418
Bleuet sauvage	329
Fraise	145
Pomme (Délicieuse rouge) avec pelure	128
Raisin	81
Vin rouge	62
Framboise	30
Jus de canneberge	13
Huile de pépins de raisin	0

Figure 71

Source : USDA Database for the Proanthocyanidin Content of Selected Foods, 2004.

et ne peut donc pas être considéré comme une source significative de ces molécules.

Les proanthocyanidines sont surtout connues comme des molécules dotées d'un pouvoir antioxydant exceptionnel. Une illustration de cette caractéristique nous vient du deuxième voyage de Jacques Cartier en Amérique, au cours duquel son équipage, contraint de passer l'hiver au Canada, fut particulièrement dévasté par le scorbut. Comme l'écrivait Cartier en 1535 dans son journal de bord : « La bouche devenait si infecte et pourrie par les gencives que toute la chair en tombait, jusqu'à la racine des dents, lesquelles tombaient presque toutes. » Domagaya, un Iroquois qui avait accompagné Cartier en France lors de son premier voyage, lui révéla alors le secret d'une tisane faite à partir de l'écorce et des aiguilles d'un conifère canadien que l'on croit être le *Thuya occidentalis*, le cèdre blanc du Canada. Tous les marins furent rapidement guéris, et on sait maintenant que cette guérison miraculeuse est liée au contenu exceptionnel de cette tisane en proanthocyanidines, qui parvint à contrer les effets du manque de vitamine C.

En ce qui concerne la prévention du cancer, les études sur le potentiel anticancéreux des proanthocyanidines n'en sont qu'à leurs débuts, mais les résultats obtenus jusqu'à présent sont encourageants. En laboratoire, l'ajout de ces molécules inhibe la croissance de plusieurs types de cellules cancéreuses, notamment celles qui sont dérivées du côlon, suggérant que les proanthocyanidines pourraient jouer un rôle dans la prévention du développement de ce cancer. Cela concorde avec certaines études populationnelles qui ont démontré que les personnes qui consomment les plus grandes quantités de proanthocyanidines ont un risque réduit d'être affectées par un cancer du côlon, de l'estomac et de la prostate. Parallèlement, il est de plus en plus clairement établi que les proanthocyanidines ont la propriété de perturber le développement de nouveaux vaisseaux sanguins par angiogenèse et pourraient donc contribuer à maintenir les microtumeurs dans un état latent en les empêchant de former les vaisseaux sanguins nécessaires à leur progression. Enfin, mentionnons que des études indiquent que certaines proanthocyanidines réduisent la synthèse des œstrogènes et pourraient ainsi contrecarrer les effets néfastes d'un taux trop élevé de ces hormones. Même si les mécanismes responsables de ces effets biologiques demeurent encore incompris, il ne fait aucun doute que les proanthocyanidines possèdent des caractéristiques très intéressantes dans une optique de prévention du cancer et que l'introduction d'aliments riches en ces molécules, comme les canneberges ou le chocolat (voir chapitre 16), ne peut qu'être bénéfique.

Que ce soit pour leur forte activité antiangiogénique ou pour leur caractère antioxydant, les petits fruits représentent une source importante de composés phytochimiques anticancéreux et méritent une place de choix dans un régime alimentaire voué à la prévention du cancer. D'autant plus que l'introduction de ces fruits délicieux dans l'alimentation quotidienne devrait faire l'unanimité !

En résumé

- Les petits fruits constituent une source privilégiée de polyphénols au potentiel anticancéreux : l'acide ellagique, les anthocyanidines et les proanthocyanidines.

- Il est préférable de consommer les canneberges séchées plutôt que sous forme de jus, par exemple en les ajoutant aux céréales du matin ou à un mélange de fruits séchés.

- Les bleuets et autres baies peuvent être consommées tout le long de l'année, congelées, comme compléments aux yogourts, crèmes glacées ou desserts.

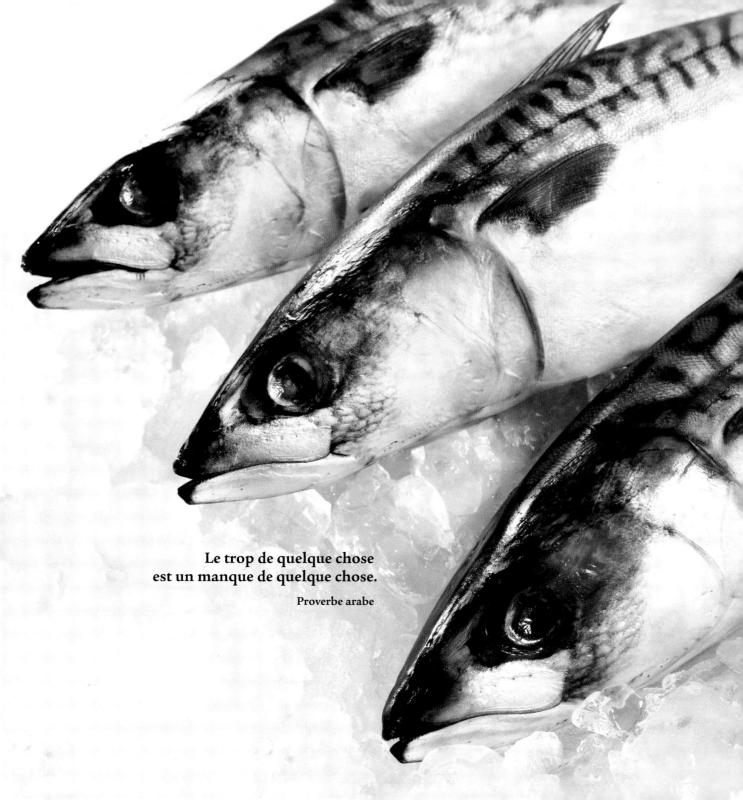

Le trop de quelque chose
est un manque de quelque chose.

Proverbe arabe

Chapitre 12

Les oméga-3 : enfin de bons gras !

Au fil des dernières décennies, les matières grasses ont acquis une bien mauvaise réputation. Même si cette opinion négative est effectivement méritée pour certains gras, comme les gras « trans », il n'en reste pas moins qu'il existe des matières grasses de très grande qualité, qui ont même des rôles essentiels à jouer dans le bon fonctionnement de l'organisme (Figure 72). Autrement dit, il ne faut pas s'attarder seulement à la quantité de matières grasses présentes dans le régime alimentaire, mais également à la qualité de ces gras. Il s'agit d'un concept important car, malgré la grande place faite aux matières grasses dans le régime alimentaire occidental, la plus grande carence nutritionnelle des Occidentaux est paradoxalement celle qui concerne les acides gras essentiels, les acides gras nommés oméga-3.

Les acides gras essentiels

On dit des acides gras polyinsaturés (oméga-3 et oméga-6) qu'ils sont essentiels parce que le corps humain n'est pas capable de les fabriquer par lui-même et qu'ils doivent donc être fournis par l'alimentation. Pour les acides gras oméga-6, cette exigence ne pose aucun problème, car ces lipides sont présents en grande quantité dans les principaux constituants du régime alimentaire moderne (viandes, œufs, légumes et diverses huiles végétales) et permettent d'apporter suffisamment d'acide linoléique (LA), le lipide le plus important de cette catégorie.

La situation est plus complexe pour ce qui est des acides gras oméga-3, puisque la distribution de ces lipides dans la nature est beaucoup plus restreinte. Deux grands types de ces oméga-3

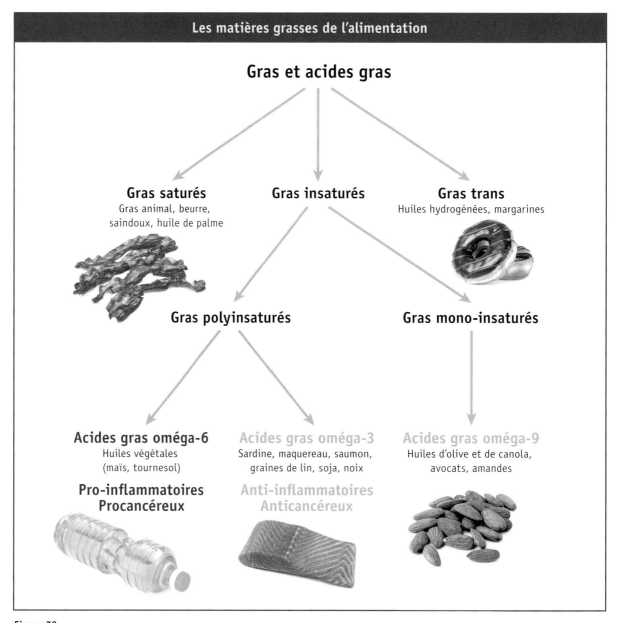

Les matières grasses de l'alimentation

Gras et acides gras

Gras saturés
Gras animal, beurre,
saindoux, huile de palme

Gras insaturés

Gras trans
Huiles hydrogénées, margarines

Gras polyinsaturés

Gras mono-insaturés

Acides gras oméga-6
Huiles végétales
(maïs, tournesol)

**Pro-inflammatoires
Procancéreux**

Acides gras oméga-3
Sardine, maquereau, saumon,
graines de lin, soja, noix

**Anti-inflammatoires
Anticancéreux**

Acides gras oméga-9
Huiles d'olive et de canola,
avocats, amandes

Figure 72

existent : l'acide linolénique (LNA), un oméga-3 d'origine végétale à courte chaîne trouvé principalement dans les graines de lin et certaines noix (noix de Grenoble en particulier), et les acides docosahexaénoïque (DHA) et eicosapentaénoïque (EPA), des oméga-3 à longues chaînes présents presque exclusivement dans les poissons gras (Figure 73). Le LNA des végétaux peut être

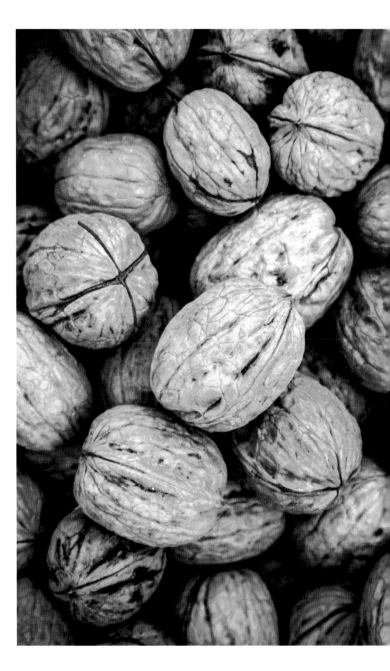

Les principales sources alimentaires d'acides gras oméga-3

Sources végétales	Teneur en acide linolénique (LNA) (g/portion)*
Noix de Grenoble fraîches	2,6
Graines de lin	2,2
Huile de noix	1,4
Huile de canola	1,3
Fèves de soja	0,44
Tofu	0,26
Sources animales	Teneur en EPA et DHA (g/portion)*
Sardine	2,0
Hareng	2,0
Maquereau	1,8
Saumon (Atlantique)	1,6
Truite arc-en-ciel	1,0

* Portion de 15 ml pour les huiles, de 30 g pour les noix et de 100 g pour le tofu, les fèves et les poissons. Tiré du USDA Nutrient Data Laboratory (www.nal.usda.gov/fnic/foodcomp) et de www.tufts.edu/med/nutrition.

Figure 73

Comment se retrouver dans tous ces lipides?

Il faut avouer que la terminologie des lipides n'est pas facile à saisir. Voici quelques définitions qui devraient vous permettre de mieux comprendre à quoi correspondent des termes tels que *gras saturés*, *gras polyinsaturés*, *gras «trans»* et *acides gras oméga-3*.

Les acides gras peuvent être comparés à des chaînes de longueurs variables dont la rigidité fluctue selon différents paramètres (Figure 74). Les gras *saturés* ont des chaînes droites qui permettent aux molécules de se serrer les unes contre les autres et d'être ainsi plus stables. C'est pour cette raison que le beurre et les graisses d'origine animale, de riches sources de ces gras saturés, sont solides à la température ambiante et au réfrigérateur.

Les acides gras *polyinsaturés* ont une structure différente. Leurs chaînes affichent des plis qui créent des points de rigidité, ce qui fait que les molécules ne peuvent pas se serrer de façon aussi étroite et sont ainsi plus fluides, une propriété responsable du caractère liquide des huiles végétales, par exemple.

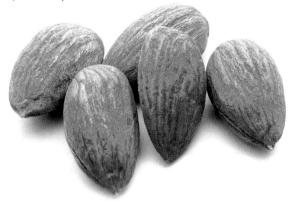

Les acides gras *mono-insaturés*, quant à eux, se classent entre les deux, car leurs chaînes ne comptent qu'un seul point de rigidité. C'est pourquoi l'huile d'olive, une source riche de ces lipides, est liquide à la température ambiante mais se solidifie au réfrigérateur.

Il est cependant possible de modifier les propriétés des acides gras. Si des acides gras polyinsaturés sont *hydrogénés* par des procédés industriels, leurs points de rigidité sont détruits et leurs chaînes se décrêpent. Ils deviennent alors solides à la température ambiante, comme dans le cas de la margarine. Malheureusement, cette réaction entraîne des modifications dans la structure de l'acide gras, changeant la façon dont est disposée sa chaîne; on parle alors de *gras «trans»*, des gras très rares dans la nature et qui peuvent causer des dommages aux cellules.

Le terme *oméga*, de plus en plus à la mode ces dernières années, vient de la façon dont les scientifiques identifient l'endroit où se situe le premier point de rigidité dans la chaîne de l'acide gras. Ces endroits sont numérotés à partir de l'extrémité de la chaîne. Ainsi, un acide gras polyinsaturé oméga-3 ou oméga-6 est un gras dont le premier point de rigidité se trouve à la position 3 ou 6. Pour la même raison, les acides gras mono-insaturés sont quelquefois appelés oméga-9, parce que le seul site de rigidité dans leur chaîne arrive à la position 9.

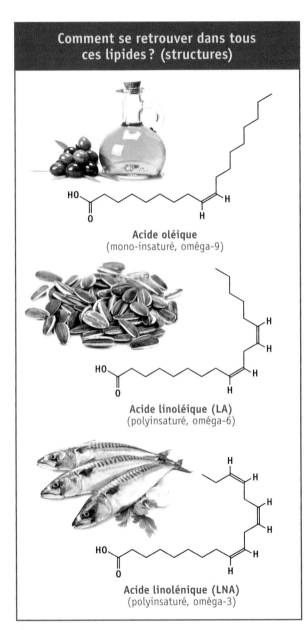

Comment se retrouver dans tous ces lipides ? (structures)

Acide oléique
(mono-insaturé, oméga-9)

Acide linoléique (LA)
(polyinsaturé, oméga-6)

Acide linolénique (LNA)
(polyinsaturé, oméga-3)

Figure 74

en partie transformé en DHA et EPA à l'intérieur de nos cellules, mais il semble que cette conversion ne soit pas très efficace chez les humains, surtout lorsqu'il y a une surcharge en acides gras oméga-6 dans l'alimentation, comme c'est le cas aujourd'hui. En effet, alors qu'on estime que le rapport d'acides gras oméga-6/oméga-3 procuré par l'alimentation des premiers humains était à peu près équivalent, probablement aux environs de 1/1, ce ratio est actuellement estimé à 20/1, et même beaucoup plus chez les personnes qui consomment régulièrement des produits industriels transformés.

Cette difficulté à fabriquer l'EPA et le DHA est due au fait que la machinerie d'enzymes qui produit ces acides à partir du LNA est la même que celle qui transforme le LA, ou oméga-6, en molécules inflammatoires comme les prostaglandines. Aussi, quand l'alimentation fournit trop de LA, ces enzymes sont submergées par cet excès de lipide et n'arrivent tout simplement pas à reconnaître efficacement le LNA présent en plus faible quantité. Ce déséquilibre en faveur des oméga-6 peut avoir des répercussions négatives et favoriser le développement de maladies chroniques comme les maladies cardiovasculaires et le cancer, car les oméga-6 sont utilisés par le corps pour fabriquer des molécules qui contribuent à l'inflammation, tandis qu'à l'inverse les oméga-3 sont essentiels à la fabrication de molécules anti-inflammatoires (Figure 75). Le fait d'augmenter l'apport en oméga-3 et de diminuer la quantité d'oméga-6 pourrait donc réduire

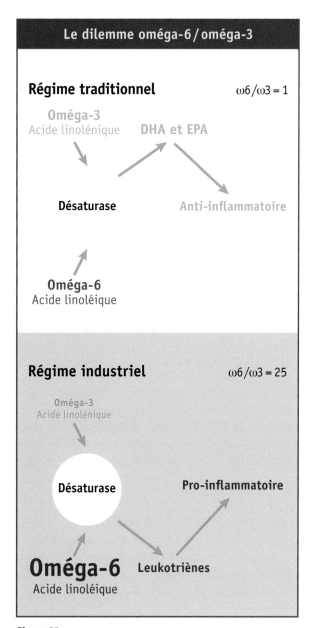

Le dilemme oméga-6 / oméga-3

Régime traditionnel   ω6/ω3 = 1

Oméga-3
Acide linolénique   **DHA et EPA**

Désaturase   Anti-inflammatoire

Oméga-6
Acide linoléique

Régime industriel   ω6/ω3 = 25

Oméga-3
Acide linolénique

Désaturase   **Pro-inflammatoire**

Oméga-6
Acide linoléique   Leukotriènes

Figure 75

significativement les risques de toutes les maladies inflammatoires, des maladies cardiovasculaires ainsi que du cancer.

L'un des bons moyens de réduire l'apport en acides gras oméga-6 est d'utiliser l'huile d'olive comme corps gras principal (l'huile de canola est également une option en raison de son meilleur rapport oméga-6/oméga-3), un changement d'autant plus salutaire que plusieurs observations récentes indiquent que l'huile d'olive possède une action anticancéreuse en raison de son contenu en certains polyphénols qui réduisent l'inflammation, tuent les cellules cancéreuses et empêchent la formation d'un réseau sanguin par le processus d'angiogenèse (voir encadré).

Par ailleurs, pour augmenter l'apport en oméga-3, il suffit d'intégrer autant que possible des sources végétales comme les graines de lin ou les noix dans le régime alimentaire et de consommer régulièrement des poissons gras (sardine, saumon, maquereau) contenant des taux importants de DHA et d'EPA déjà formés et prêts à être utilisés par les cellules.

Les effets bénéfiques des acides gras oméga-3

L'importance de la hausse de l'apport en gras oméga-3 provient de leurs multiples rôles positifs dans le bon fonctionnement de notre organisme. Le DHA et l'EPA sont absolument essentiels au développement du cerveau et des cellules de la

Les cellules cancéreuses détestent l'huile d'olive !

Les personnes qui adhèrent à un régime alimentaire de type méditerranéen ont environ 15 % moins de risques d'être touchées par le cancer, une protection qui pourrait même atteindre jusqu'à 60 % pour certains cancers, comme ceux de l'utérus et du sein. Plusieurs études récentes ont souligné, parmi les facteurs qui contribuent à cet effet protecteur, le rôle prépondérant joué par les composés phénoliques antioxydants et anti-inflammatoires présents dans l'huile d'olive. Par exemple, cette huile contient des quantités importantes (0,2 mg/ml) d'une molécule appelée oléocanthal, qui a une activité anti-inflammatoire semblable à celle de l'ibuprofène et qui pourrait donc exercer des effets similaires à cette molécule dans la prévention du cancer du côlon. L'oléocanthal a également la capacité de tuer très rapidement (en moins de 30 minutes) un large éventail de cellules cancéreuses, une propriété qui provient de sa capacité à forcer ces cellules à « s'autodigérer ». Des travaux de notre laboratoire ont aussi montré que d'autres composés phénoliques de l'huile d'olive (hydroxytyrosol, taxifolline) bloquent l'activité d'un récepteur (VEGFR2) essentiel à la formation de nouveaux vaisseaux sanguins dans les tumeurs et pourraient donc freiner l'apparition et la croissance d'un grand nombre de cancers. La présence de toutes ces molécules fait en sorte que l'huile d'olive peut être considérée comme le seul corps gras doté d'une activité anticancéreuse.

Il est important de choisir une huile d'olive vierge ou extra-vierge, car ces huiles sont extraites à froid (moins de 27 °C) et contiennent les polyphénols des olives. La présence de ces composés phénoliques est d'ailleurs très facile à vérifier : l'oléocanthal, par exemple, possède la curieuse propriété d'interagir avec un récepteur présent exclusivement dans la gorge, ce qui provoque une sensation de picotement typique aux huiles d'olive de bonne qualité. Plus ça pique, plus la quantité d'oléocanthal est élevée et meilleure est l'action anticancéreuse de l'huile d'olive !

rétine pendant la grossesse, ils jouent un rôle crucial dans la transmission de l'influx nerveux en favorisant une meilleure communication entre les cellules du cerveau, et leur présence dans la membrane des cellules du cœur favorise les battements réguliers du muscle cardiaque et empêche ainsi les épisodes d'arythmie souvent à l'origine des embolies et des morts subites.

Un des rôles les plus importants des oméga-3 demeure toutefois leur puissante action anti-inflammatoire. Plusieurs mécanismes entrent en jeu. Par exemple, les oméga-3 d'origine végétale (acide linolénique) empêchent la synthèse d'enzymes responsables de la production de molécules inflammatoires (COX-2) ainsi que de certaines molécules qui initient l'inflammation (IL-6, TNF); les oméga-3 d'origine animale (DHA et EPA) sont pour leur part des molécules anti-inflammatoires naturelles qui empêchent le système immunitaire de se suractiver et d'endommager les tissus. Ces propriétés font en sorte qu'une alimentation contenant de grandes quantités de ces molécules empêche la création d'un climat d'inflammation chronique dans l'organisme et réduit ainsi le développement de maladies qui dépendent de cette inflammation pour progresser.

Le premier indice concernant les bienfaits d'une alimentation riche en acides gras oméga-3 provient d'études qui ont démontré que, malgré un régime alimentaire exclusivement basé sur un apport en viandes très grasses (phoque, baleine...) et dépourvu de fruits et de légumes, les Inuits du Groenland sont en grande partie épargnés par les maladies cardiovasculaires. Cette protection n'est pas d'ordre génétique, car en émigrant les Inuits deviennent sujets à ces maladies; elle serait plutôt liée au contenu exceptionnel en acides gras oméga-3 des produits marins qu'ils consomment. Plusieurs études subséquentes ont confirmé que la consommation de poissons riches en oméga-3 est effectivement bénéfique pour la prévention des maladies du cœur en diminuant le risque d'arythmie cardiaque, la grande responsable des morts subites. En conséquence, les organismes de lutte contre les maladies du cœur comme l'American Heart Association recommandent

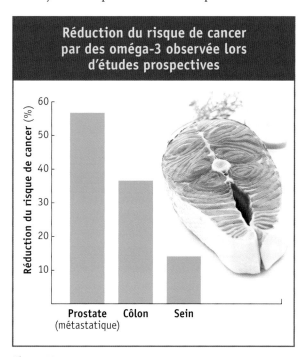

Réduction du risque de cancer par des oméga-3 observée lors d'études prospectives

Figure 76

de manger au moins deux repas par semaine de poissons gras pour diminuer le risque de ces maladies.

Il ne faut pas non plus négliger l'importance des oméga-3 d'origine végétale : au cours des dernières années, plusieurs études ont clairement montré que la simple consommation de trois portions de noix par semaine réduit à elle seule de 40 à 60 % le risque de mortalité associée aux maladies du cœur et de 20 à 40 % la mortalité par cancer. Les graines de lin représentent une autre source exceptionnelle d'oméga-3 qui peut exercer des effets positifs sur le risque de cancer, en raison tant du LNA qu'elles renferment que de leur contenu en phytoestrogènes. Seulement deux cuillerées à soupe de graines de lin procurent plus de 140 % de l'apport quotidien recommandé en oméga-3 !

Oméga-3 et cancer

Les effets bénéfiques des oméga-3 ne se limitent cependant pas aux maladies cardiovasculaires ; il existe de plus en plus de résultats expérimentaux qui suggèrent que ces acides gras peuvent également jouer un rôle dans la prévention du cancer. Par exemple, un certain nombre d'études destinées à examiner la relation entre la consommation de poissons riches en oméga-3 et le cancer ont permis d'observer une réduction du risque de développer des cancers du sein, du côlon et de la prostate (forme métastatique de la maladie) (Figure 76), de même qu'un meilleur taux de survie à ces cancers. Une réduction du risque

des cancers de l'utérus ainsi que du foie a également été suggérée, mais elle reste encore à être mieux caractérisée. L'impact positif des oméga-3 sur le cancer de la prostate semble surtout lié à une inhibition de la progression des microfoyers tumoraux en cancer avancé, avec une réduction de 63 % de la mortalité associée à cette maladie observée dans certaines études.

Il est intéressant de noter que des sources d'oméga-3 d'origine végétale comme les noix semblent également exercer des effets anticancéreux : par exemple, une étude réalisée auprès de 75 680 femmes a montré que celles qui mangeaient une portion de noix (28 g ou 1 oz) deux fois par semaine avaient 35 % moins de risques d'être touchées par un cancer du pancréas que celles qui n'en mangeaient jamais.

Ce rôle des acides gras oméga-3 dans la prévention de certains cancers est attesté par les résultats obtenus à l'aide de modèles animaux et de cellules tumorales isolées. Par exemple, alors que les acides gras oméga-6 sont connus comme des facteurs déclencheurs de cancers, l'introduction d'oméga-3 dans la nourriture de rats de laboratoire provoque l'effet inverse, c'est-à-dire qu'ils réduisent le développement de cancers du sein, du côlon, de la prostate et du pancréas, et augmentent l'efficacité des médicaments de chimiothérapie. Les mécanismes impliqués dans ces effets protecteurs pourraient être liés à une baisse de la production de molécules inflammatoires qui altèrent le système immunitaire et favorisent le développement du cancer, de même qu'à un effet direct sur les cellules cancéreuses, en modifiant leur capacité à échapper à la mort par apoptose et en prévenant le développement de nouveaux vaisseaux sanguins essentiels à leur croissance. Ainsi, une consommation accrue d'aliments riches en oméga-3, comme les poissons gras, surtout si elle se fait au détriment des graisses animales saturées comme les viandes rouges, ne peut qu'être bénéfique pour la santé et contribuer à réduire significativement les risques de cancer.

En somme, une modification du régime alimentaire tendant à augmenter significativement la consommation d'acides gras oméga-3 et à diminuer celle d'oméga-6 peut sans aucun doute possible avoir un effet préventif contre le cancer. Une cuillerée à soupe de graines de lin fraîchement moulues ajoutée aux céréales du matin est une façon simple et efficace d'augmenter l'apport en oméga-3. N'utilisez cependant pas des graines déjà moulues, achetez plutôt les graines entières que vous pourrez moudre à la maison. Ainsi, vous préserverez l'intégrité des lipides essentiels présents.

Puisque la meilleure source de ces gras est le poisson, il est tout indiqué d'incorporer deux ou trois portions de poissons gras à son régime alimentaire hebdomadaire, autant pour leur teneur en oméga-3 que pour leur contenu exemplaire en protéines, vitamines et minéraux. Il est évidemment regrettable que certains poissons contiennent des quantités infimes de différentes substances toxiques, mais il faut garder en tête qu'à de si petites quantités les bénéfices que procure le poisson sont infiniment supérieurs aux effets négatifs qui pourraient être provoqués par ces substances. Si toutefois il s'agit d'une préoccupation pour vous, évitez de manger les gros poissons prédateurs comme le requin, l'espadon et le thon plus d'une fois par semaine. Les poissons qui sont de bonnes sources d'oméga-3 (saumon, sardine, maquereau) ne contiennent quant à eux que peu de substances toxiques.

En résumé

- La plus grande carence nutritionnelle touchant actuellement les pays occidentaux est le faible apport en acides gras polyinsaturés de type oméga-3.

- Les oméga-3 étant par nature extrêmement instables, il est préférable d'utiliser des aliments entiers comme source de ces lipides plutôt que des suppléments enrichis en oméga-3.

- La consommation de poissons gras une ou deux fois par semaine est une façon simple d'augmenter la quantité d'oméga-3 dans le régime alimentaire. De la même façon, des graines de lin fraîchement moulues et conservées dans un contenant hermétique au réfrigérateur peuvent être ajoutées aux céréales du matin.

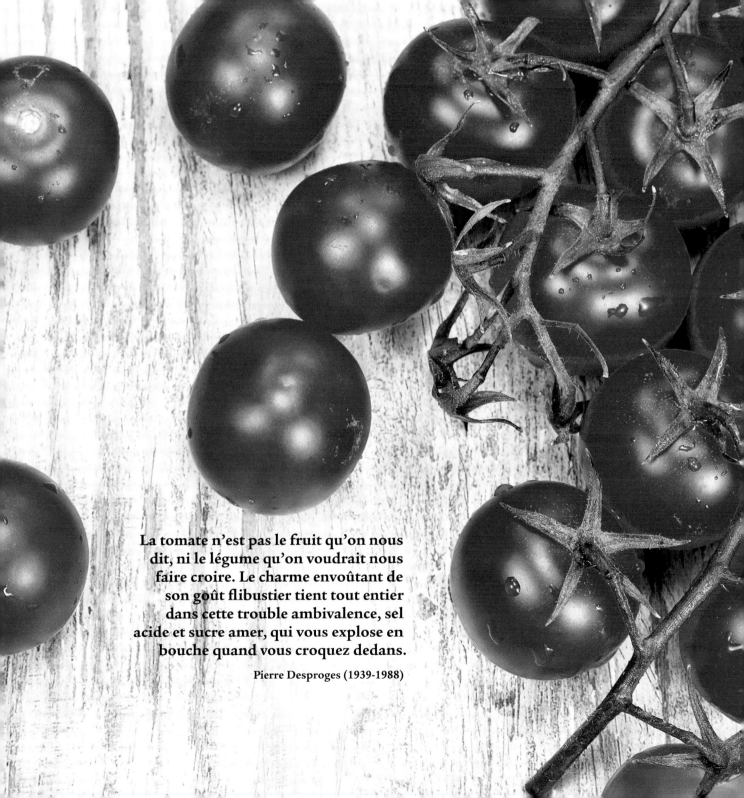

La tomate n'est pas le fruit qu'on nous dit, ni le légume qu'on voudrait nous faire croire. Le charme envoûtant de son goût flibustier tient tout entier dans cette trouble ambivalence, sel acide et sucre amer, qui vous explose en bouche quand vous croquez dedans.

Pierre Desproges (1939-1988)

Chapitre 13

La tomate, pour faire rougir le cancer

La tomate est originaire de l'Amérique du Sud, fort probablement du Pérou, où elle existe d'ailleurs encore aujourd'hui à l'état sauvage. De couleur jaune et de la taille de nos tomates cerises actuelles, ces tomates péruviennes n'étaient cependant pas consommées par les Incas. Ce sont plutôt les Aztèques de l'Amérique centrale qui ont commencé la culture de ce qu'ils appelaient *tomalt*, le « fruit dodu » qu'ils utilisaient déjà avec les piments pour préparer ce qui est sans doute l'ancêtre de la salsa actuelle.

Découverte par les Espagnols lors de la conquête du Mexique au début du XVIᵉ siècle, la tomate fait son apparition en Espagne d'abord, puis en Italie, où on remarque dès 1544 la ressemblance de cette *pomo d'oro* avec la belladone et la terrible mandragore, deux plantes aux effets psychotropes très puissants. Il n'en fallait pas plus pour que l'on considère la tomate comme un fruit toxique, et longtemps elle servit exclusivement de plante ornementale en Europe du Nord, pour « couvrir cabinets et tonnelles, grimpans gaiment par dessus, s'agrippans fermement aux appuis [...]. Leurs fruits ne sont pas bons à manger : seulement sont-ils utiles en la médecine et plaisans à manier, à flairer » (Olivier de Serres, *Théâtre d'agriculture*, 1600). C'est seulement en 1692 que la tomate fit son apparition dans un livre de recettes italien, et il fallut attendre encore un siècle pour que son usage culinaire commence véritablement à s'étendre au reste de l'Europe. Les habitants du Nouveau Monde ont montré la même réticence à inclure la tomate dans l'alimentation quotidienne, malgré l'exemple donné par des personnages illustres, notamment Thomas Jefferson, et elle ne fut utilisée couramment que vers le milieu

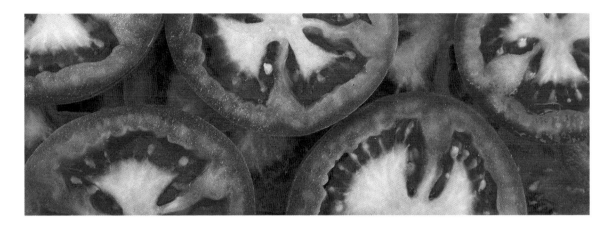

La tomate : un fruit, un légume ou un poison ?

On peut sourire devant la croyance des anciens selon laquelle la tomate était dangereuse pour la santé, mais il faut tout de même rendre hommage à leur sens de l'observation : la tomate fait effectivement partie d'une famille de plantes – les solanacées – dont plusieurs possèdent des alcaloïdes extrêmement puissants qui peuvent même causer la mort, comme le tabac, la belladone, la mandragore et le datura. Les plants de tomates contiennent en effet une de ces substances, la tomatine, qui est toutefois presque exclusivement présente dans les racines et les feuilles et dont la quantité diminue dans le fruit pour disparaître complètement avec le mûrissement (c'est la même chose pour d'autres solanacées comestibles comme la pomme de terre, l'aubergine et le poivron). Cette ambivalence des hommes face à la tomate est bien résumée par son nom botanique, *Lycopersicon esculentum*, qui signifie littéralement

« pêche de loup comestible », inspiré d'une légende allemande selon laquelle les sorcières utilisaient des plantes hallucinogènes comme la belladone et la mandragore pour créer des loups-garous.

Notons enfin qu'on peut considérer la tomate à la fois comme un fruit et comme un légume. Du point de vue botanique, il s'agit d'un fruit (une baie, en fait), puisqu'elle provient de la fécondation d'une fleur. Mais du point de vue de l'horticulture, telles les courges, elle est plutôt perçue comme un légume, tant pour sa culture que pour son utilisation. Cette classification est d'abord et avant tout économique : un entrepreneur américain voulant être exempté des taxes appliquées aux importations de légumes essaya de faire valoir que la tomate était un fruit, requête rejetée en 1893 par la Cour suprême américaine, qui proclama officiellement que la tomate était un légume.

du XIXᵉ siècle. Aujourd'hui, la tomate est l'une des principales sources de vitamines et de minéraux du régime alimentaire occidental.

Le lycopène, grand responsable des propriétés anticancéreuses de la tomate

Le lycopène fait partie de la grande famille des caroténoïdes, une classe très variée de molécules phytochimiques responsables des couleurs jaune, orange et rouge de plusieurs fruits et légumes.

Les principales sources alimentaires de lycopène	
Aliment	Teneur en lycopène (mg/100 g)
Concentré de tomates	29,3
Coulis de tomates	17,5
Ketchup	17
Sauce tomate	15,9
Soupe de tomate condensée	10,9
Tomates en conserve	9,7
Jus de tomate	9,3
Goyave	5,4
Pastèque	4,8
Tomate (crue)	3
Papaye	2
Pamplemousse rose	1,5

Figure 77   Source : USDA Database for the Carotenoid Content of Selected Foods, 1998.

Puisque le corps humain est incapable de fabriquer les caroténoïdes, ces molécules doivent être obtenues par l'introduction de végétaux dans l'alimentation. Certains caroténoïdes, comme le bêtacarotène et la bêta-cryptoxanthine, sont des précurseurs de la vitamine A, une vitamine essentielle à la croissance, alors que d'autres membres de cette famille, comme la lutéine, la zéaxanthine et le lycopène, sont dépourvus d'activité en rapport avec la vitamine A et ont donc des rôles distincts. Par exemple, la lutéine et la zéaxanthine absorbent de façon très efficace la composante bleue de la lumière et pourraient donc protéger l'œil en réduisant les risques de dégénérescence maculaire liée à l'âge ainsi que la formation de cataractes. Le rôle du lycopène demeure quant à lui encore peu connu, mais plusieurs observations récentes suggèrent que, de tous les caroténoïdes, c'est probablement celui qui a le plus d'impact sur la prévention du cancer.

Le lycopène est le pigment responsable de la couleur rouge de la tomate, et ce fruit-légume en est de loin la meilleure source alimentaire. En règle générale, les produits à base de tomates constituent environ 85 % de l'apport en lycopène, les autres 15 % étant fournis par certains fruits (Figure 77). Le contenu en lycopène de nos tomates cultivées est beaucoup plus faible que celui de l'espèce sauvage originelle, *Lycopersicon pimpinellifolium* (50 μg/g, comparativement à 200-250 μg dans certaines espèces sauvages). Cette différence s'explique en raison du nombre restreint d'espèces utilisées pour l'hybridation,

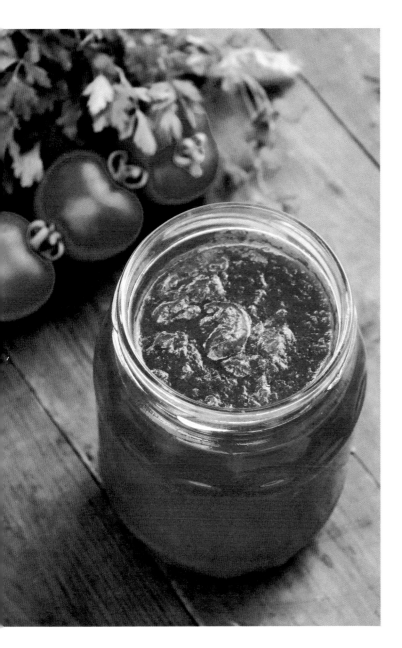

ce qui réduit la variabilité des gènes de la plante. Il est donc à souhaiter que la réintroduction du bagage génétique des espèces sauvages augmentera cette teneur pour permettre d'atteindre des quantités de lycopène encore plus susceptibles d'avoir une influence sur le développement du cancer.

Les produits fabriqués à partir de tomates cuites sont particulièrement riches en lycopène et, plus important encore, le bris des cellules du fruit par la chaleur permet une meilleure extraction de la molécule ainsi que des changements dans sa structure (isomérisation) qui la rendent plus assimilable par l'organisme. Les graisses augmentent également la disponibilité du lycopène ; la cuisson de tomates dans de l'huile d'olive permet de maximiser la quantité de lycopène qui peut être absorbée. Enfin, malgré ce que prétendait en 1981 l'administration du président Reagan pour justifier ses compressions budgétaires dans les programmes de cantines scolaires, le ketchup n'est pas un légume (!) et sa teneur élevée en lycopène ne doit pas faire oublier qu'il contient près du tiers de son poids en sucre.

Les pays grands consommateurs de tomates, comme l'Italie, l'Espagne et le Mexique, ont des taux de cancer de la prostate beaucoup plus faibles que ceux de l'Amérique du Nord. Évidemment, ces statistiques ne prouvent pas que ces différences soient liées à la place qu'occupent les tomates dans le régime alimentaire (les Asiatiques ne consomment pas de tomates et ne sont pas tellement affectés par cette maladie), mais elles ont néanmoins incité les chercheurs à tenter d'établir un lien entre le développement du cancer de la prostate et l'apport alimentaire en tomates. Il existe un certain nombre d'études qui suggèrent que les personnes consommant de grandes quantités de tomates et de produits à base de tomates montrent un risque moindre de développer un cancer de la prostate, particulièrement les formes les plus invasives de cette maladie. Par exemple, des études portant sur de grands échantillons de population et au cours desquelles le risque de développer un cancer de la prostate est corrélé avec la consommation d'aliments riches en lycopène, comme la sauce tomate,

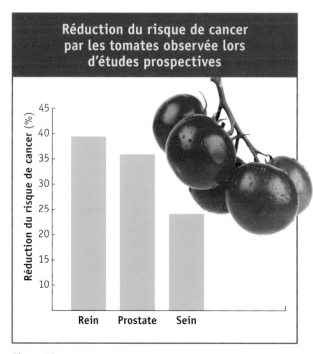

Réduction du risque de cancer par les tomates observée lors d'études prospectives

(graphique : Réduction du risque de cancer (%) – Rein, Prostate, Sein)

Figure 78

permettent d'observer une diminution du risque d'environ 35 %. Cette association paraît plus forte pour les hommes âgés de 65 ans et plus, ce qui indique que le lycopène serait plus apte à contrer le développement du cancer de la prostate associé au vieillissement que celui qui se produit plus tôt, vers 50 ans, qui semble être d'origine génétique.

Les mécanismes par lesquels le lycopène parvient à réduire le développement du cancer de la prostate restent encore inconnus. Tout comme son proche parent, le bêtacarotène, le lycopène est un excellent antioxydant, mais la contribution de cette propriété à son effet anticancéreux demeure obscure. En fait, selon les résultats obtenus jusqu'à présent, le lycopène pourrait contrer davantage le développement du cancer de la prostate par son action directe sur certaines enzymes responsables de la croissance de ce tissu, notamment en interférant avec les signaux des androgènes, les hormones souvent impliquées dans l'excès de croissance du tissu prostatique, de même qu'en perturbant la croissance des cellules du tissu. Puisque le lycopène absorbé s'accumule préférentiellement au niveau de la prostate, la molécule serait donc située de façon idéale pour empêcher un éventuel excès de croissance des cellules cancéreuses. Cependant, même si la majorité des recherches sur l'effet anticancéreux des tomates se sont jusqu'à présent surtout concentrées sur la prévention du cancer de la prostate, plusieurs études suggèrent que ce fruit-légume pourrait jouer un rôle plus global dans la prévention d'autres cancers, notamment ceux du rein et du sein (Figure 78). Dans ce dernier cas, les études réalisées sur des cellules mammaires cancéreuses ainsi que sur des modèles animaux montrent que le lycopène bloque la prolifération de ces cellules, possiblement en interférant avec l'action des hormones sexuelles et de certains facteurs de croissance.

Il est aussi intéressant de noter que le lycopène s'accumule dans la peau, où il peut neutraliser les radicaux libres produits par l'action des rayons UV, contribuant ainsi à ralentir le vieillissement de la peau et à diminuer le risque de mélanome. Un effet durable, car des biopsies prélevées dans la région lombaire ont montré que le lycopène était détectable quatre jours après l'ingestion, demeurait en concentrations élevées dans la peau pendant au moins une semaine et était encore présent quarante-deux jours plus tard ! Ces observations concordent avec certaines études indiquant que la consommation quotidienne de pâte de tomates est associée à une augmentation du degré de protection de la peau contre le soleil ainsi qu'à une hausse importante des taux de collagène, deux facteurs cruciaux pour le maintien de l'intégrité de la peau. On peut donc vraisemblablement penser que le lycopène est une molécule anticancéreuse polyvalente capable d'interférer avec le développement de plusieurs types distincts de cancers. Les tomates doivent donc être considérées comme un aliment faisant partie d'une stratégie globale de prévention du cancer par l'alimentation.

La consommation de produits à base de tomates constitue un bon moyen de réduire les risques de développer le cancer de la prostate. Cependant, les résultats de recherches obtenus jusqu'à présent indiquent que la quantité de lycopène requise pour observer une diminution significative du risque est relativement élevée. Il est donc important de choisir des produits non seulement riches en lycopène, mais également dans lesquels la forme de lycopène présente est la plus facilement assimilable par l'organisme. En ce sens, la sauce tomate représente l'aliment idéal, puisqu'elle renferme une forte concentration de cette molécule qui est bien assimilée en raison de la cuisson prolongée des tomates et de la présence d'huile d'olive. La simple consommation de deux repas par semaine à base de ces sauces peut réduire de 30 % vos risques de développer le cancer de la prostate. Et n'oubliez pas d'y inclure de l'ail !

En résumé

- Le lycopène, pigment responsable de la couleur rouge de la tomate, est le composé essentiel du potentiel anticancéreux des tomates.

- L'action anticancéreuse du lycopène n'est cependant maximale que si les tomates sont cuites en présence de matières grasses, comme les sauces faites à base de concentré de tomates.

Il coule des hémisphères d'une étoile,
c'est un univers d'or,
une coupe jaune de miracles,
le minuscule feu d'une planète.

Pablo Neruda, *Ode au citron* (1954)

Chapitre 14

Les agrumes, un zeste de molécules anticancéreuses

Le terme *agrume*, du latin *acrimer*, qui signifie « aigre », sert à désigner certains fruits appartenant au genre *Citrus* tels les citrons, les oranges, les pamplemousses et les mandarines (voir encadré p. 194). D'un point de vue botanique, les agrumes sont également connus sous le nom d'hespéridés, en référence au onzième travail d'Hercule, au cours duquel le demi-dieu réussit à cueillir les pommes d'or du jardin gardé par les nymphes Hespérides. Aujourd'hui, le terme *hespéridés* est cependant surtout utilisé en parfumerie pour désigner les huiles essentielles obtenues à partir des plantes du genre *Citrus*.

Tous les agrumes proviennent de l'Asie, particulièrement de l'Inde et de la Chine, où ils étaient cultivés il y a au moins 3 000 ans. Il fallut donc attendre la découverte du continent asiatique par les explorateurs pour assister à l'arrivée des premiers agrumes en Occident : importation du cédrat (*Citrus medica*) par Alexandre le Grand au IVe siècle avant J.-C., du bigaradier (orange amère) par les Arabes au début de notre ère et, beaucoup plus tard, implantation des citronniers en Espagne au XIIe siècle, des orangers au Portugal au XVe siècle et, plus récemment encore, des mandariniers en Provence et en Afrique du Nord au XIXe siècle. Longtemps considérés comme des fruits exotiques, les agrumes font aujourd'hui partie du régime alimentaire de la très vaste majorité des pays, avec un milliard d'arbres à agrumes cultivés dans le monde, produisant près de 100 millions de tonnes de fruits chaque année.

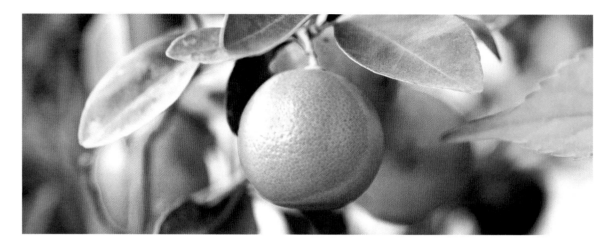

Les principaux agrumes

L'orange (*Citrus sinensis*)

Même si ce fruit est originaire de la Chine, le mot « orange » viendrait de l'arabe *narandj*, lui-même issu du sanskrit *nagarunga*, qui signifie « fruit aimé des éléphants ». Les oranges douces ont été introduites en Occident au XVᵉ siècle par les Portugais, qui ont su développer avec brio leur culture et ont ainsi grandement contribué à leur popularité. C'est Christophe Colomb qui emporta lors de son deuxième voyage les graines devant donner naissance à la culture des orangers en Amérique. Louis XIV, qui aimait les oranges autant que les fraises, fit quant à lui construire les fameuses orangeraies de Versailles. Encore considérée comme un aliment de luxe au début du XXᵉ siècle, l'orange est devenue, depuis la Seconde Guerre mondiale, l'agrume le plus consommé du monde et représente jusqu'à 70 % de la production mondiale de ces fruits.

Le pamplemousse (*Citrus paradisi Macfadyen*)

Le pamplemousse que nous connaissons actuellement est en fait une variété de pomélo créée à partir du croisement de l'orange et du... pamplemousse ! En effet, le véritable pamplemousse (*C. grandis*) tire son nom du néerlandais *pompelmoes*, qui signifie « gros citron », nom qui fut donné à ce gros fruit en forme de poire rapporté de la Malaisie par les Hollandais au XVIIᵉ siècle. Ce qui est vendu sous le nom de pomélo est donc un pamplemousse, alors que nos pamplemousses sont des pomélos !

Le citron (*Citrus limon*)

Probablement originaire de la Chine ou de l'Inde, à proximité de l'Himalaya, le citron a été introduit en Europe au XIIᵉ siècle par les Arabes. Il ne faut pas confondre le citron avec le cédrat (qui se nomme *citron* en anglais !), fruit qui avait été apporté en Méditerranée par Alexandre le Grand et qui, selon les écrits de Théophraste, de Démocrite et de Virgile, était fréquemment utilisé comme contrepoison. Le citron fut quant à lui rapidement employé comme remède contre le scorbut, mais ce n'est qu'au XVᵉ siècle qu'il s'implanta véritablement dans les mœurs culinaires de l'Europe. Malgré son apparence et son usage culinaire similaire, le citron vert, ou lime (*Citrus aurantifolia*), est une espèce botanique différente originaire de la Malaisie et qui demande un climat plus tropical que le citron pour fructifier.

La mandarine (*Citrus reticula*)

La mandarine, dont le nom provient sans doute de la ressemblance de sa couleur avec les robes de soie des mandarins chinois, est également originaire du Sud-Est asiatique et a probablement été domestiquée il y a 2 500 ans en Chine. Cultivée aux abords de la Méditerranée depuis le XIXᵉ siècle, elle a vu sa popularité augmenter grâce à l'élaboration, en 1902, de son hybride le plus célèbre, la clémentine. Aujourd'hui, les mandarines, tangerines et clémentines représentent 10 % de tous les agrumes produits dans le monde.

Les composés phytochimiques des agrumes

Beaucoup plus qu'une source abondante de vitamine C, les agrumes contiennent plusieurs composés phytochimiques responsables des effets anticancéreux de ces fruits. Par exemple, une orange contient près de deux cents composés différents, parmi lesquels on trouve une soixantaine de polyphénols ainsi que plusieurs membres d'une classe de molécules très odorantes, les terpènes.

Les agrumes sont les seuls végétaux qui contiennent des quantités importantes d'un groupe de polyphénols appelés flavanones, des molécules qui contribuent activement aux effets antiscorbutiques associés depuis longtemps à ces fruits. Une de ces molécules, l'hespéridine, fut même anciennement appelée «vitamine P», car elle permettait de conserver l'intégrité des vaisseaux sanguins en augmentant leur tonus et en réduisant leur perméabilité. Puisque les processus

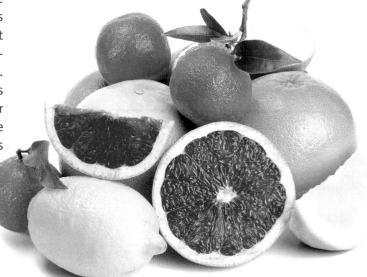

inflammatoires sont caractérisés par une augmentation de la perméabilité des vaisseaux sanguins, cet effet des polyphénols des agrumes en fait donc des molécules anti-inflammatoires, une propriété qui peut contribuer à la prévention du cancer.

Les propriétés anticancéreuses des agrumes

Des études réalisées dans différentes parties du monde ont réussi à mettre en évidence un lien entre la consommation d'agrumes et la diminution du risque de développer certains cancers, cette relation étant surtout convaincante dans le cas des cancers touchant le tractus digestif, c'est-à-dire la bouche, l'œsophage ainsi que l'estomac, où des réductions de 40 à 50 % du risque ont été observées (Figure 79). Il est cependant probable que d'autres cancers puissent également être ciblés par les agrumes, car une analyse des habitudes alimentaires de 42 470 Japonais âgés de 40 à 79 ans montre que les personnes qui consomment quotidiennement des agrumes ont 38 % moins de risques d'être touchées par les cancers du pancréas et de la prostate. Certaines études indiquent aussi que les enfants qui consomment régulièrement du jus d'orange au cours des deux premières années de leur vie ont un risque réduit d'être touchés plus tard par la leucémie. Ces résultats encourageants sont à confirmer, mais ils témoignent encore une fois de l'impact que peut avoir la composition du régime alimentaire sur le développement de certains cancers, même en bas âge.

À plusieurs égards, ces observations concordent avec les expériences réalisées en laboratoire, où les principaux composants des agrumes, les polyphénols et les terpènes, ont à maintes reprises été identifiés comme des molécules ayant la capacité d'interférer avec les processus responsables du développement du cancer. Même si les mécanismes impliqués demeurent encore en grande

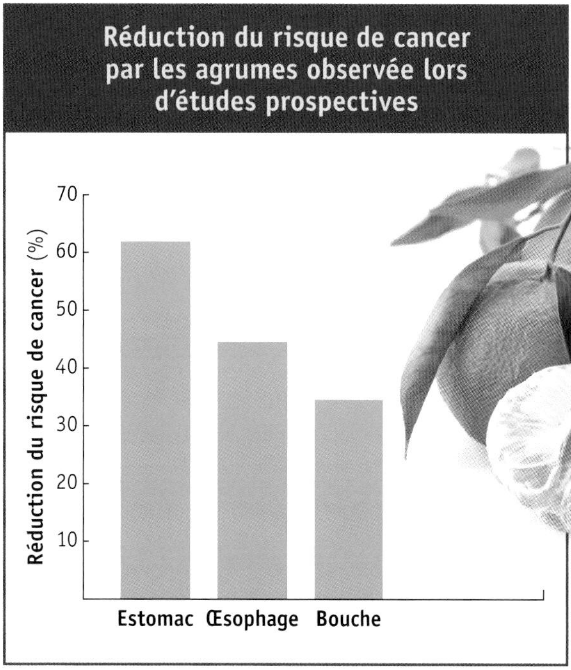

Figure 79

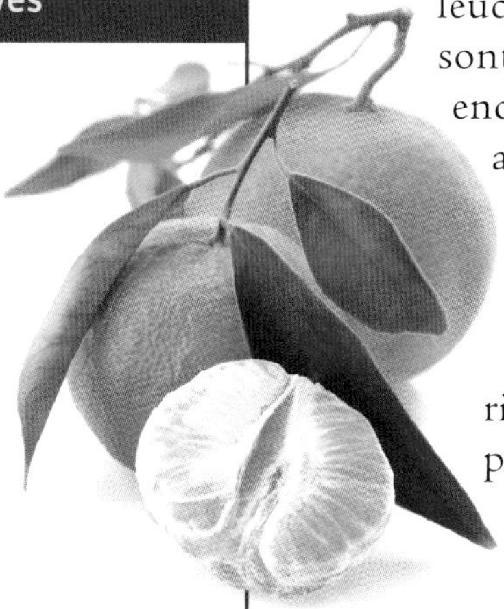

partie inconnus, certaines données suggèrent que les composés phytochimiques des agrumes parviennent à bloquer la croissance des tumeurs en agissant directement sur les cellules cancéreuses, réduisant leur capacité à se reproduire. Néanmoins, il est probable que l'un des principaux effets anticancéreux des agrumes soit lié à leur modulation des systèmes de détoxification des substances cancérigènes. L'interaction des agrumes avec ces systèmes est bien illustrée par l'effet étonnant que peut avoir le jus de pamplemousse sur le métabolisme de certains médicaments. En effet, au cours d'une étude visant à déterminer l'impact de l'alcool sur l'efficacité d'un médicament couramment utilisé pour contrôler les arythmies cardiaques, on a constaté tout à fait par hasard que le jus de pamplemousse utilisé pour masquer le goût de l'alcool faisait doubler la quantité de médicament dans le sang, augmentant du coup les effets secondaires. Un effet similaire a été observé dans le cas des statines, les médicaments utilisés pour réduire le cholestérol dans le sang. Ces observations illustrent à quel point les agrumes peuvent moduler les systèmes impliqués dans le métabolisme des substances étrangères. On sait maintenant que ces effets sont dus en grande partie à des molécules de la classe des coumarines (bergamottine et 6,7-dihydroxybergamottine), qui bloquent une enzyme du foie responsable du métabolisme des

médicaments (le cytochrome P4503A4). Cette action des molécules associées aux agrumes est importante et peut même s'avérer cruciale pour potentialiser les propriétés anticancéreuses des autres fruits et légumes, car toutes les molécules anticancéreuses présentes dans l'alimentation que nous avons décrites dans cet ouvrage sont transformées et éliminées de notre organisme par les mêmes systèmes d'enzymes que ceux qui sont impliqués dans le métabolisme des médicaments. Autrement dit, l'inhibition de ces systèmes par les composés phytochimiques des agrumes a comme conséquence immédiate de réduire ce métabolisme et donc d'augmenter considérablement

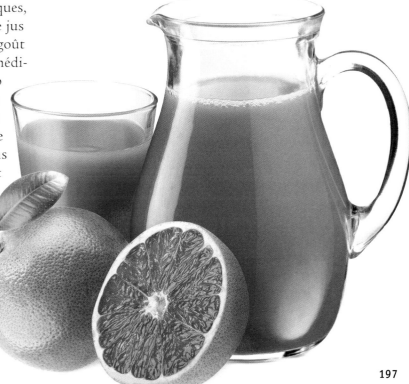

les concentrations des composés anticancéreux dans le sang, augmentant du coup leur puissance d'action.

En conclusion, les agrumes ne doivent pas être considérés seulement comme une excellente source de vitamine C, mais également comme des aliments capables d'apporter à l'organisme plusieurs composés phytochimiques anticancéreux. Les multiples composés contenus dans ces fruits peuvent non seulement agir directement sur les cellules cancéreuses et ainsi prévenir leur progression, mais avoir aussi un rôle bénéfique en agissant comme anti-inflammatoires et en modifiant l'absorption et l'élimination de plusieurs substances. La consommation quotidienne d'agrumes, de préférence sous forme de fruits entiers, est donc une façon simple et efficace d'ajouter « un zeste de fraîcheur » à un régime de prévention du cancer.

En résumé

■ Les agrumes sont des aliments essentiels à la prévention du cancer, autant pour leur action directe sur les cellules cancéreuses que pour leur capacité d'augmenter le potentiel anticancéreux d'autres composés phytochimiques présents dans l'alimentation.

■ La consommation d'agrumes permet l'apport incomparable de ces molécules anticancéreuses tout en procurant les doses quotidiennes nécessaires en plusieurs vitamines et minéraux.

■ Consommez préférablement ces fruits sous leur forme entière, car la forte teneur en sucre de certains jus d'agrumes, combinée à l'absence de fibres, peut entraîner de brusques variations de la glycémie et contribuer au surpoids.

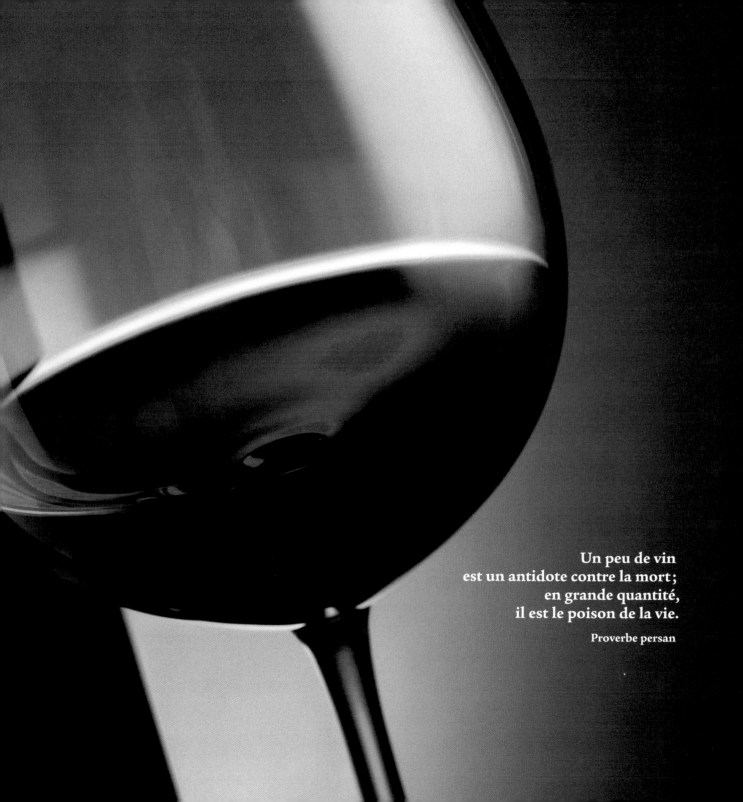

Un peu de vin
est un antidote contre la mort ;
en grande quantité,
il est le poison de la vie.

Proverbe persan

Chapitre 15

In vino veritas

Le raisin est un des fruits les plus anciens et les plus répandus dans le monde. L'analyse de plusieurs fossiles indique que les vignes sauvages existaient déjà il y a plus de 65 millions d'années et, réchauffement planétaire aidant, on en retrouvait sur toute la surface du globe il y a 25 millions d'années, même dans des endroits aussi inattendus que l'Alaska et le Groenland. Cette répartition s'est néanmoins beaucoup restreinte au cours des périodes glaciaires suivantes, de sorte qu'il y a environ 10 000 ans les vignes sauvages étaient essentiellement concentrées aux alentours de la mer Caspienne, dans une région correspondant aujourd'hui à la Géorgie et à l'Arménie.

Les raisins étant très sucrés et donc sujets à fermenter rapidement, il est probable que la proximité des humains et de ces vignes sauvages ait rapidement coïncidé avec la découverte puis la fabrication des premières boissons fermentées à base de raisin. Nul ne sait si le goût certainement singulier de ces premiers « vins » est à l'origine des efforts de culture de la vigne faits par la suite, mais selon l'analyse des pépins de vigne cultivée les plus anciens connus à ce jour, cette domestication date de l'Antiquité (7 000 à 5 000 ans av. J.-C.) et proviendrait du Caucase, puis plus au sud, de la Mésopotamie, où des amphores tachées de vin datant de 3 500 ans avant J.-C. ont été retrouvées.

Cette viticulture primitive s'est par la suite considérablement développée avec les Égyptiens, qui considéraient le vin comme un don d'Osiris, le dieu des morts, une importance illustrée par les nombreuses fresques ornant les chambres funéraires dès la IIIe dynastie égyptienne (2686-2613 av. J.-C.). Limitée à l'usage des dignitaires, en Égypte, la production de vin ne s'est considérablement répandue tout autour de la Méditerranée qu'avec l'Empire grec, et cette boisson s'est alors véritablement imposée dans la culture humaine en général, une importance symbolisée par le culte de Dionysos, le dieu grec du vin et de l'ivresse. Dionysos sera remplacé par Bacchus après la conquête romaine, et les successeurs des Grecs vont intensifier davantage la culture et le commerce du vin, non seulement en Italie mais également sur les rives méditerranéennes de la France et de l'Espagne. Plus de 2 000 ans plus tard, ces pays demeurent les principaux producteurs de vin à l'échelle du globe.

Les bienfaits du vin sur la santé

À l'exception du thé, aucune boisson n'est aussi inextricablement liée à la civilisation que le vin. Fait intéressant : si son côté euphorisant a certainement contribué à en faire un élément incontournable des fêtes et des réjouissances, le vin a toujours été considéré comme une boisson recelant des effets bénéfiques pour la santé. Le fondateur de la médecine, Hippocrate, disait de lui : « Le vin est une chose merveilleusement appropriée à l'homme si, en santé comme en maladie, on l'administre avec à propos et juste mesure, suivant la constitution individuelle. » Et il n'hésitait pas à le recommander pour soigner plusieurs maladies. Pendant l'Empire romain, cette vision thérapeutique associée au vin était toujours en vogue, et Pline l'Ancien (23-79), l'auteur de la volumineuse

Histoire naturelle dont nous avons déjà fait mention, pensait également que « le vin à lui seul est un remède ; il nourrit le sang de l'homme, réjouit l'estomac et amortit chagrin et souci ». L'éruption du Vésuve, en l'an 79, empêcha Pline de vanter plus longtemps les vertus du vin, mais ces croyances gagnèrent malgré tout en importance au Moyen Âge, période durant laquelle le vin fit partie intégrante de la pratique médicale. Les traités médicaux de la première école de médecine d'Europe, fondée au Xe siècle à Salerne, près de Naples, en Italie, mentionnent que « le vin pur a de multiples bienfaits [...] et donne dans la vie une santé robuste [...] buvez-en peu, mais qu'il soit bon ». Recommandations toujours en vogue quelques siècles plus tard à l'Université de Montpellier (1221), alors réputée comme la plus grande école de médecine d'Europe et dont la moitié des « recettes » médicinales composant ses livres contiennent du vin.

On pourrait croire que ces croyances et usages anciens, qui relèvent beaucoup plus de l'intuition que d'un véritable savoir médical, se seraient estompés au cours des siècles suivants, mais au contraire, loin de s'essouffler, la place du vin dans la médecine européenne n'a cessé d'augmenter jusqu'au XIXe siècle. Même Louis Pasteur, qui à cette époque jouissait déjà d'une très grande notoriété, considérait le vin comme « la plus saine et la plus hygiénique des boissons ».

Il fallut attendre la fin du XXe siècle pour avoir enfin des indices concrets sur les façons dont le vin peut être bénéfique pour la santé. Au cours d'une étude sur les facteurs responsables de la mortalité liée aux maladies cardiaques, il fut démontré que les Français, en dépit d'un mode de vie comprenant plusieurs facteurs connus de risques de maladies cardiovasculaires (haut taux de cholestérol, hypertension, tabagisme), ont une mortalité associée à ces maladies anormalement basse par rapport à d'autres pays ayant les mêmes taux de facteurs de risque. Par exemple, malgré un apport en matières grasses semblable à celui des habitants des États-Unis ou du Royaume-Uni, les Français ont presque deux fois moins de crises cardiaques ou autres événements coronariens à l'origine de décès prématurés. La principale différence entre le régime alimentaire français et celui des Anglo-Saxons étant la consommation relativement élevée de vin en France, on supposa que ce « paradoxe français » pouvait être lié à cette consommation de vin, en particulier de vin rouge.

Vin rouge et mortalité

De nombreuses études ont démontré que les individus qui consomment quotidiennement des quantités modérées d'alcool courent moins de risques de mourir prématurément que ceux qui s'en abstiennent ou ceux qui en boivent trop. L'analyse de centaines d'études épidémiologiques sur l'effet de l'alcool sur la mortalité des populations occidentales montre très clairement l'existence d'une réponse en forme de « J » face à l'alcool (Figure 80). Des quantités modérées d'alcool

(deux verres d'environ 120 ml par jour pour les hommes et un verre par jour pour les femmes) diminuent de façon significative les risques de décès (de 25 à 30 %), toutes causes confondues. Cependant, au-delà de cette quantité, le risque de décès augmente très rapidement, en particulier chez les femmes.

Cet effet positif de l'éthanol semble principalement dû à une hausse des HDL dans le sang, soit le bon cholestérol, qui est considéré comme un élément clé de la protection contre les maladies cardiovasculaires, ainsi qu'à une baisse de la formation de caillots dans le sang en inhibant

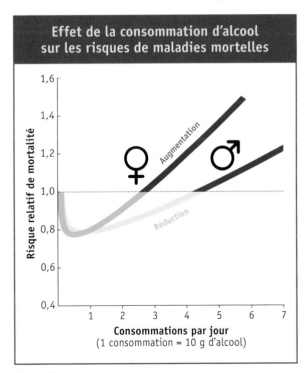

Figure 80

l'agrégation des plaquettes sanguines. À l'inverse, l'alcool à fortes doses provoque des dommages considérables aux cellules et augmente nettement les risques de cancer, d'où la montée en flèche du risque de décès observée à la figure 80. L'alcool est donc l'exemple parfait d'une arme à double tranchant qu'il faut utiliser de façon intelligente si on veut tirer profit de ses effets bénéfiques.

Plusieurs études indiquent que la consommation régulière et modérée de vin rouge pourrait entraîner des bénéfices supérieurs à ceux qui ont été observés pour les autres types d'alcool. Par exemple, les consommateurs modérés de vin rouge ont trois fois moins de risques de mourir prématurément que ceux qui préfèrent la bière ou les spiritueux (34 % contre 10 %), ce qui suggère que le contenu unique du vin en composés phytochimiques, les polyphénols notamment, pourrait exercer des effets positifs qui dépassent largement ceux qui découlent de la présence d'alcool. Il est d'ailleurs intéressant de noter que le vin rouge, même désalcoolisé, améliore l'élasticité des vaisseaux, augmente la capacité antioxydante du sang et réduit l'oxydation du cholestérol-LDL, paramètres tous associés à une diminution du risque de maladies cardiovasculaires. Il est donc probable que les quantités élevées de composés phénoliques présents dans le vin rouge jouent un rôle important dans la réduction du risque de mortalité associé à la consommation modérée de cette boisson.

Pourquoi le vin rouge ?

S'il peut sembler étonnant qu'une boisson alcoolique entraîne une telle réduction du taux de maladies graves, comme les maladies cardiovasculaires, il est important de comprendre que le vin rouge n'est pas une boisson alcoolique comme les autres. Au contraire, le vin est peut-être la boisson la plus complexe de l'alimentation humaine. Cette complexité découle du long processus de fermentation du raisin, qui induit des changements importants dans la composition chimique de la pulpe, ce qui permet l'extraction de certaines molécules tout en modifiant la structure de plusieurs autres. Le résultat est impressionnant, avec plusieurs centaines de molécules

Les principaux composés phytochimiques du vin		
Composés phytochimiques	Concentration moyenne (mg/l)*	
	Vin rouge	Vin blanc
Anthocyanidines	281	0
Proanthocyanidines	171	7,1
Flavonols	98	0
Acides phénoliques	375	210
Resvératrol	3	0,3
Total	**1 200**	**217**

* Étant donné l'extrême variabilité de la composition phytochimique des vins, les concentrations indiquées représentent des moyennes des valeurs actuellement disponibles.

Figure 81   D'après German et Walzem, 2000.

distinctes présentes dans le vin rouge, notamment des membres de la famille des polyphénols – un litre de vin rouge peut contenir jusqu'à 2 g de polyphénols (Figure 81).

Ces polyphénols étant principalement associés à la peau et aux pépins des raisins, la fabrication des vins rouges par fermentation des raisins entiers permet l'extraction d'une quantité beaucoup plus importante de composés que la fabrication des vins blancs, où les peaux et les pépins sont rapidement exclus du processus de fermentation.

Parmi les centaines de polyphénols présents dans le vin rouge, le resvératrol (Figure 82) est celui qui suscite actuellement le plus d'intérêt comme molécule responsable des propriétés bénéfiques associées à la consommation modérée de vin rouge. Bien que cette molécule soit quantitativement parlant une composante relativement mineure du vin (de 1 à 7 mg/litre comparativement à 200 mg/litre pour les proanthocyanidines,

par exemple), le resvératrol est présent exclusivement dans cette boisson et pourrait donc constituer une explication plausible des effets bénéfiques associés au vin.

Cet intérêt porté au resvératrol ne signifie pas pour autant que les nombreux autres polyphénols présents en abondance dans le vin rouge (anthocyanidines, proanthocyanidines, acides phénoliques) n'apportent aucune contribution aux propriétés du vin, loin de là, comme nous l'avons vu au chapitre 11. Cependant, les résultats obtenus sur le potentiel anticancéreux du resvératrol sont tellement spectaculaires que cette molécule a reçu au cours des dernières années une attention particulière.

Le resvératrol

Le resvératrol est une hormone végétale isolée pour la première fois en 1940 des racines de *Veratrum grandiflorum* (resvératrol veut littéralement dire « la chose du vératre », du latin *res*, « la chose », et *veratrum*, « vératre »), et ce n'est qu'en 1976 que sa présence dans les vignes a été décrite. La production de resvératrol par les vignes fait partie des mécanismes de défense de la plante contre le stress environnemental (l'effeuillage, par exemple) ou contre des attaques par microorganismes, comme le champignon microscopique *Botrytis cinerea*, responsable de la pourriture grise (noble) du raisin. En général, les cépages situés dans les régions au climat plus tempéré et

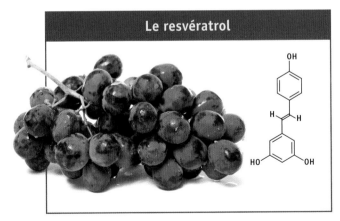

Le resvératrol

Figure 82

pluvieux sont plus susceptibles d'être attaqués par des micro-organismes et ont par conséquent des quantités de resvératrol plus élevées que ceux des climats moins hostiles. Par exemple, un pinot noir de Bourgogne ou de la vallée du Niagara possède des concentrations élevées de resvératrol (10 mg/l et plus), car la peau très mince des raisins de ce cépage ainsi que leur disposition très compacte au sein des grappes les rendent particulièrement sensibles à une attaque des champignons microscopiques dans ces régions humides. Le resvératrol produit par la plante en réaction à cette attaque des micro-organismes est surtout présent dans la peau et les pépins des fruits, ce qui explique sa présence dans le vin rouge et sa quasi-absence dans le vin blanc.

Comme nous l'avons déjà mentionné, les sources alimentaires permettant un apport significatif de resvératrol sont relativement peu nombreuses, la meilleure source est donc incontestablement le vin rouge, avec une concentration pouvant atteindre 1 mg par verre de vin (125 ml),

selon les cépages et l'origine du vin, bien entendu (Figure 83).

Cette forte quantité de resvératrol dans le vin rouge s'explique non seulement par la fermentation prolongée du moût, qui permet l'extraction de cette molécule de la peau et des pépins des raisins, mais également par l'absence d'oxygène dans la bouteille, qui prévient l'oxydation de la molécule. C'est d'ailleurs pour cette raison que les raisins secs, pourtant très riches en polyphénols, ne contiennent pas de resvératrol, puisqu'il est dégradé par l'exposition à l'atmosphère et aux rayons du soleil.

Le resvératrol est évidemment également présent en grande quantité dans les raisins sur pied, mais sa présence dans la peau et les pépins de ces fruits rend son assimilation par l'organisme peu efficace. Les arachides peuvent représenter à première vue une source correcte de la molécule, mais la quantité requise pour atteindre un taux important de resvératrol risque de faire plus de tort que de bien. Le jus de raisin en contient également,

Teneur en resvératrol de divers aliments et boissons			
Aliment	Resvératrol (µg/100 g)	Boisson	Resvératrol (µg/100 g)
Raisins	1 500	Vin rouge	625
Arachides	150	Vin blanc	38
Beurre d'arachide	50	Jus de raisin	65
Bleuets	3	Jus de canneberge	65
Raisins secs	0,01		

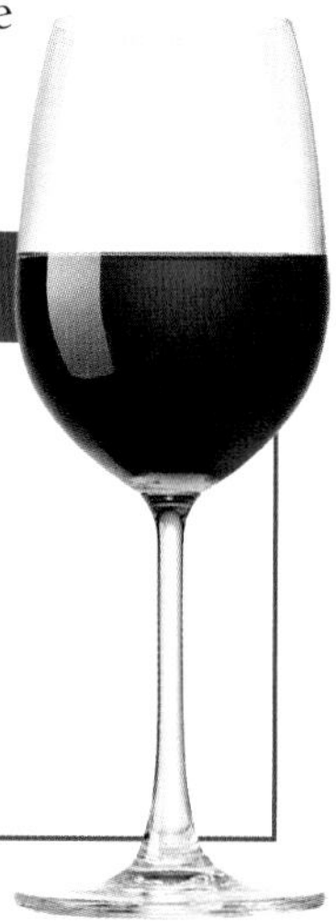

Figure 83

tout comme le jus de canneberge, mais environ dix fois moins que le vin rouge. Cette différence est attribuable au long processus de macération des peaux des raisins lors de la fermentation en vin, qui permet d'extraire une forte quantité de resvératrol des peaux. Le resvératrol s'extrait également beaucoup mieux avec des solutions contenant de l'alcool, ce qui contribue à augmenter sa concentration dans le vin rouge. Néanmoins, le pressage à chaud des raisins, lors de la fabrication du jus de raisin, permet d'en extraire une quantité non négligeable. Ces jus peuvent donc constituer une source intéressante de cette molécule, surtout pour les enfants qui, en raison de leur plus petit volume sanguin, ont besoin d'un apport moins important pour atteindre des concentrations sanguines significatives de resvératrol, mais aussi pour les femmes enceintes et toutes les personnes qui ne veulent ou ne peuvent consommer d'alcool.

Il est également important de noter que, malgré la quantité moindre de resvératrol dans le jus de raisin, cette boisson peut être très bénéfique pour la santé. Le jus de raisin possède des taux très élevés d'anthocyanidines, d'acides phénoliques et autres polyphénols qui présentent un grand nombre de propriétés chimiopréventives et antioxydantes. Le jus de raisin (ainsi que les vins rouge et blanc) contient également des taux importants de picéide, un dérivé du resvératrol renfermant du glucose dans sa structure, et il est fort possible que la dégradation de ce glucose par des enzymes de la flore intestinale permette la libération de grandes quantités de resvératrol.

Bien qu'il ne soit toujours pas clairement établi que le resvératrol soit responsable à lui seul des effets bénéfiques du vin rouge sur la fréquence des maladies cardiovasculaires, certains indices permettent néanmoins de croire que cette molécule y joue un rôle de premier plan. Le resvératrol a été identifié comme le principe actif du *ko-jo-kon*, un remède traditionnel asiatique obtenu par le broyage des racines de la renouée du Japon, également appelée faux bambou (*Polygonum cuspidatum*), qui est utilisée depuis des millénaires en Asie pour traiter les maladies du cœur, du foie et des vaisseaux sanguins (le resvératrol vendu en Occident sous forme de suppléments est d'ailleurs souvent un extrait de ces racines). La médecine chinoise se sert également des racines de certaines variétés de *Veratrum* pour soigner l'hypertension. En Inde, la tradition ayurvédique utilise elle aussi depuis des millénaires un remède fait principalement d'extraits de vigne, le *Darakchasava*, pour augmenter la vigueur cardiaque. Compte tenu de l'omniprésence du vin dans les cultures européenne et méditerranéenne, il est plutôt ironique que les premiers indices du rôle bénéfique du resvératrol sur ces maladies nous viennent encore une fois de l'Orient.

Il est toutefois intéressant de constater que des cultures dans lesquelles le vin est pratiquement absent ont tout de même réussi à identifier des préparations riches en resvératrol pour traiter les désordres du cœur et de la circulation. À notre avis, cet exemple illustre de façon admirable le concept que nous exposions plus haut, à savoir qu'il ne faut pas sous-estimer la curiosité et l'ingéniosité des êtres humains dans leur quête de remèdes pouvant soulager leurs maux, et que l'analyse détaillée des traditions culinaires et médicinales anciennes à l'aide de la science moderne peut mener à l'identification de molécules possédant des effets bénéfiques sur la santé.

Les propriétés anticancéreuses du resvératrol

Les effets négatifs associés à la consommation de quantités élevées d'alcool sont principalement dus à une augmentation du risque de plusieurs types de cancers, en particulier ceux de la bouche, du larynx, de l'œsophage, du côlon, du foie ainsi que du sein. Ces hausses du risque ne sont généralement pas imputables à l'alcool en tant que tel, mais plutôt à l'acétaldéhyde produite au cours de son métabolisme. Cette acétaldéhyde est en effet une molécule très réactive qui peut causer d'énormes dommages au matériel génétique des cellules, surtout chez les personnes qui fument tout en buvant : les grands buveurs (six verres et plus par jour) qui fument quotidiennement plus d'un paquet de cigarettes ont jusqu'à quarante fois plus de risques de développer un cancer de la bouche, du larynx ou de l'œsophage, conséquence de la hausse extraordinaire (700 %) de la quantité d'acétaldéhyde qui entre en contact avec ces organes.

Il semble toutefois que cette hausse des risques de cancer soit beaucoup moins prononcée pour les consommateurs de vin rouge et que cette boisson pourrait même jouer un rôle dans la prévention de certains types de cancers. Une étude danoise a montré que la consommation modérée de vin induisait non seulement une réduction de 40 % du risque de décès lié aux maladies cardiovasculaires, mais également une réduction de la mortalité associée au cancer (22 %), ces effets étant de loin supérieurs à ceux de la consommation modérée d'autres types d'alcools, comme la bière et les spiritueux. Dans la même veine, la consommation modérée de vin rouge est associée à une réduction significative du risque de cancer

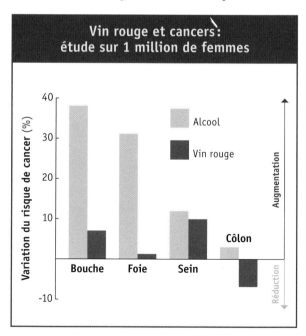

Figure 84

du poumon, tandis que le risque de ce cancer augmente chez les buveurs de bière et de spiritueux. Une réduction du risque de certains cancers (côlon, pancréas, œsophage) a également été observée chez les consommateurs de vin rouge, alors que ces cancers, à l'inverse, augmentent chez les personnes qui consomment d'autres types de boissons alcooliques. Plus récemment, une étude réalisée auprès de un million de femmes a clairement démontré que si la consommation d'alcools autres que le vin augmente le risque de plusieurs types de cancers, cette hausse est beaucoup plus faible pour les buveuses modérées de vin rouge. Ainsi, alors qu'une seule consommation quotidienne de n'importe quelle boisson alcoolique augmente de 38 % le risque de cancer de la bouche et de 31 % le risque de cancer du foie, ces hausses disparaissent presque complètement lorsque cette consommation est sous forme de vin rouge (Figure 84). La supériorité du vin rouge est également notée pour le cancer du côlon, avec une diminution d'environ 10 % du risque, comparativement à une légère hausse associée à la consommation modérée d'alcool en général. La situation est cependant plus complexe en ce qui concerne le cancer du sein, et il est essentiel de limiter la consommation à un seul verre quotidien afin de freiner cette hausse de risque (voir p. 237). Toutefois, il demeure probable que la plus grande réduction de mortalité associée à la consommation de vin rouge observée dans plusieurs études soit liée non seulement à un effet protecteur plus prononcé sur le risque de maladies du cœur, mais

également à un effet moins néfaste sur le risque de cancer que d'autres types d'alcools. Le vin rouge n'est vraiment pas une boisson alcoolique comme les autres !

Bien que le potentiel anticancéreux du vin rouge reste à établir plus clairement, il n'y a cependant aucun doute sur le fait que cette activité anticancéreuse serait en grande partie attribuable à son contenu en resvératrol. En fait, de toutes les molécules d'origine naturelle étudiées jusqu'à présent et possédant une activité anticancéreuse, le resvératrol est sans conteste une de celles qui suscitent le plus d'enthousiasme. En 1996, le resvératrol fut identifié comme la première molécule d'origine nutritionnelle à pouvoir interférer avec la progression des tumeurs par sa capacité d'inhiber les trois étapes nécessaires au développement des cancers, soit l'initiation, la promotion et la progression (voir chapitre 2). Il va sans dire que ces résultats ont grandement stimulé la recherche sur les moyens par lesquels le resvératrol parvient à agir sur tous ces processus, et jusqu'à présent on doit admettre que les résultats obtenus sont à la hauteur des attentes, puisque le resvératrol possède effectivement la capacité de perturber plusieurs processus essentiels au développement et à la progression des tumeurs. Tout comme la curcumine, dont nous avons parlé au chapitre 9, le resvératrol est véritablement une molécule anticancéreuse très puissante dont le mode d'action se compare avantageusement à celui de plusieurs médicaments d'origine synthétique pour limiter la croissance des cellules cancéreuses.

Les études réalisées jusqu'à présent indiquent que le resvératrol est bien absorbé par l'organisme, ce qui signifie que la molécule est présente dans la circulation sanguine et peut ainsi agir sur les cellules. Bien que le resvératrol soit métabolisé très rapidement et que les concentrations sanguines de la molécule d'origine soient relativement faibles, les données récentes suggèrent que ce métabolisme n'interférerait pas avec ses propriétés anticancéreuses. D'ailleurs, une des molécules produites par la modification de la structure du resvératrol, le picéatannol, semble même plus apte à induire la mort de cellules cancéreuses comme celles de la leucémie et du mélanome, et ce, à des concentrations facilement atteignables dans le sang par l'absorption de vin rouge. De plus, dans les études précliniques où le resvératrol a démontré son efficacité à prévenir le développement des cancers du sein, du côlon et de l'œsophage, la molécule a été administrée à faibles doses par voie orale, et sa concentration dans le sang oscillait entre 0,1 et 2 micromoles par litre, une quantité susceptible d'être atteinte par la consommation modérée de vin rouge. On peut donc être optimiste quant à l'efficacité du resvératrol absorbé par voie alimentaire.

Longue vie au resvératrol !

Un des domaines de recherche sur le resvératrol qui suscitent actuellement le plus d'enthousiasme concerne la capacité de cette molécule d'augmenter la longévité. Il est depuis longtemps connu que la réduction de l'apport en calories constitue le meilleur moyen d'augmenter la longévité des organismes vivants. Par exemple, des rats de laboratoire « à la diète » ont une longévité de 30 % supérieure à celle de leurs congénères se nourrissant à volonté. Cet effet serait lié à l'activation d'une famille de protéines appelées sirtuines, qui augmenteraient la vie des cellules en leur donnant le temps nécessaire pour réparer des dommages occasionnés à l'ADN au cours du vieillissement. Plus intéressant encore, du point de vue nutritionnel, les résultats des dernières années indiquent que certaines molécules d'origine alimentaire, dont la quercétine et surtout le resvératrol, sont des activateurs très puissants de ces protéines et que cette activation pourrait accroître la longévité des cellules. Par exemple, l'ajout de resvératrol dans le milieu de croissance d'organismes simples ne contenant qu'une seule cellule, comme la levure, permet une augmentation de la durée de vie de ces cellules de 80 %. Alors qu'habituellement les levures vivent le temps de dix-neuf générations, l'ajout de resvératrol permet d'augmenter cette espérance de vie jusqu'à trente-quatre générations ! Même tendance pour des organismes plus « complexes » comme les vers ou les mouches à fruits : le resvératrol ajouté au « régime alimentaire » de ces organismes provoque une augmentation de la durée de vie de 15 % pour les vers et de 29 % pour les mouches. Le resvératrol aurait donc le pouvoir d'activer les mécanismes de réparation des cellules et d'accroître la

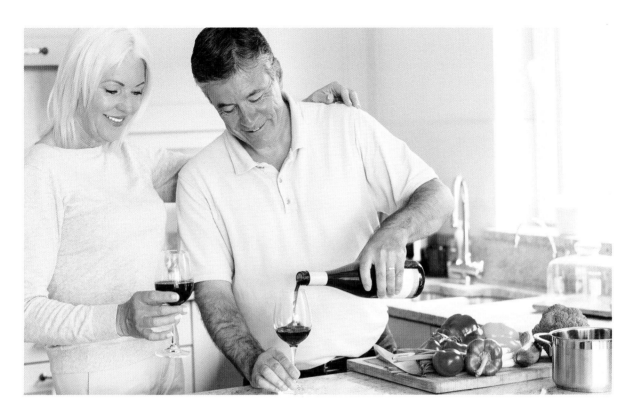

longévité des organismes en mimant, d'une certaine façon, l'effet de la restriction calorique. Il est cependant possible que d'autres mécanismes contribuent à l'effet du resvératrol sur la longévité, puisqu'on a découvert récemment que la molécule a la capacité d'allonger la durée de vie des cellules à la suite de l'activation de plusieurs gènes qui ont comme fonction de protéger les cellules, par exemple en réparant l'ADN. Cet effet du resvératrol est observé à des doses très faibles facilement atteignables par la consommation modérée de vin rouge, et il pourrait donc contribuer à la hausse de l'espérance de vie qui a été observée chez plusieurs organismes à la suite d'un traitement au resvératrol.

Est-ce que la baisse de mortalité observée dans les populations consommant modérément du vin rouge pourrait être liée à une augmentation de la durée de vie des cellules induite par le resvératrol ? Nul ne saurait encore le dire. Une chose est cependant certaine : avec ses effets bénéfiques sur le système cardiovasculaire, sa protection contre le développement du cancer ainsi que sa capacité à augmenter la vie des cellules, le resvératrol est probablement l'une des molécules d'origine nutritionnelle ayant le plus d'impact bénéfique sur la santé de l'homme.

En intégrant le vin rouge dans la liste des aliments pouvant contribuer à la prévention du cancer, notre intention n'est pas de banaliser toute forme de consommation d'alcool, au contraire. Un abus de consommation d'alcool, qu'il soit ou non sous forme de vin rouge, est néfaste tant pour les risques de maladies coronariennes que pour le développement du cancer, sans compter qu'il entraîne une foule de problèmes sociaux graves, allant des accidents routiers aux accès de violence.

De nombreuses données scientifiques corroborent toutefois la diversité des bienfaits associés à la consommation modérée de vin rouge. Bien que le resvératrol ne soit sans doute pas le seul responsable de tous les aspects cardiovasculaires positifs associés au vin rouge, il fait cependant peu de doute que cette molécule soit le principal artisan des propriétés anticancéreuses du vin suggérées jusqu'à présent. Le vin rouge est la meilleure source de resvératrol. Il faut garder à l'esprit que la grande majorité des gens qui consomment des boissons alcooliques le font avec modération et, en conséquence, peuvent en tirer des bénéfices considérables pour la prévention des maladies chroniques comme le cancer et les maladies cardiovasculaires. Sans compter que la consommation de vin rouge est souvent associée à une nourriture de meilleure qualité, généralement partagée dans un climat de détente qui réduit le stress, omniprésent dans nos vies. On se rappellera cependant que les pays où la consommation de vin a été associée à un taux plus faible de mortalité, les pays méditerranéens en particulier, sont caractérisés par un régime alimentaire riche en fruits, en légumes, en légumineuses et en noix, qui utilise l'huile d'olive comme source majeure de matières grasses et où l'apport en viande est modéré. Il est donc possible, et même très probable, que les effets bénéfiques associés au vin rouge soient optimaux lorsque la consommation modérée de vin fait partie d'un tel régime alimentaire.

Autrement dit, boire du vin rouge, même modérément, ne garantit pas un effet protecteur contre le cancer si cette consommation ne fait pas partie d'une stratégie globale de prévention basée sur un apport important d'autres aliments protecteurs, comme les fruits et les légumes, associé à une faible proportion de mauvais aliments contenant de fortes quantités de gras saturés et d'aliments sucrés à faible densité nutritive. Dans le cadre d'un régime alimentaire de ce type, un ou deux verres de vin de 125 ml pour les hommes et un verre pour les femmes par jour, comme le recommande la WCRF, correspondent à la quantité de vin la plus susceptible de prévenir l'apparition du cancer et des maladies coronariennes.

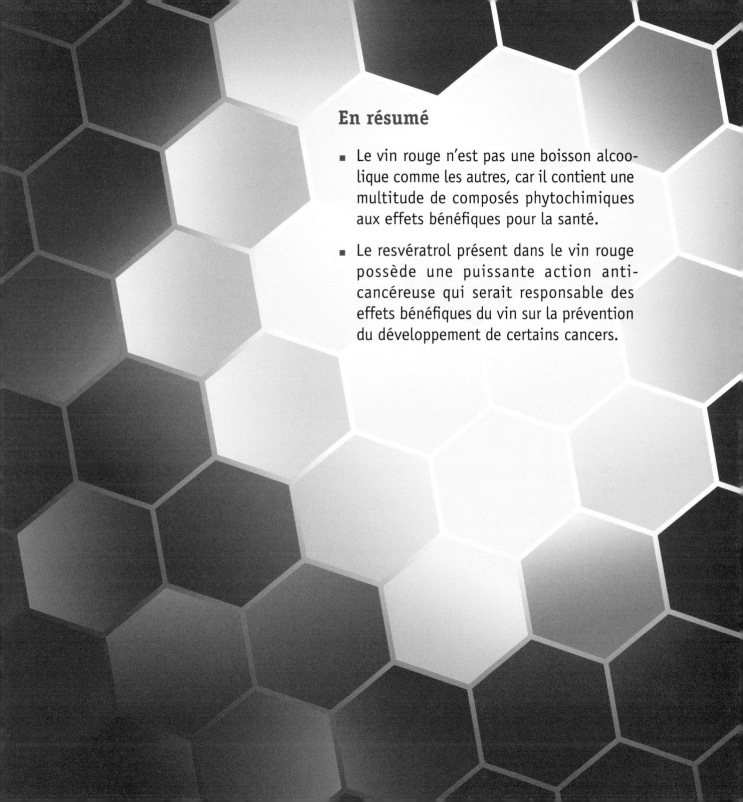

En résumé

- Le vin rouge n'est pas une boisson alcoolique comme les autres, car il contient une multitude de composés phytochimiques aux effets bénéfiques pour la santé.

- Le resvératrol présent dans le vin rouge possède une puissante action anticancéreuse qui serait responsable des effets bénéfiques du vin sur la prévention du développement de certains cancers.

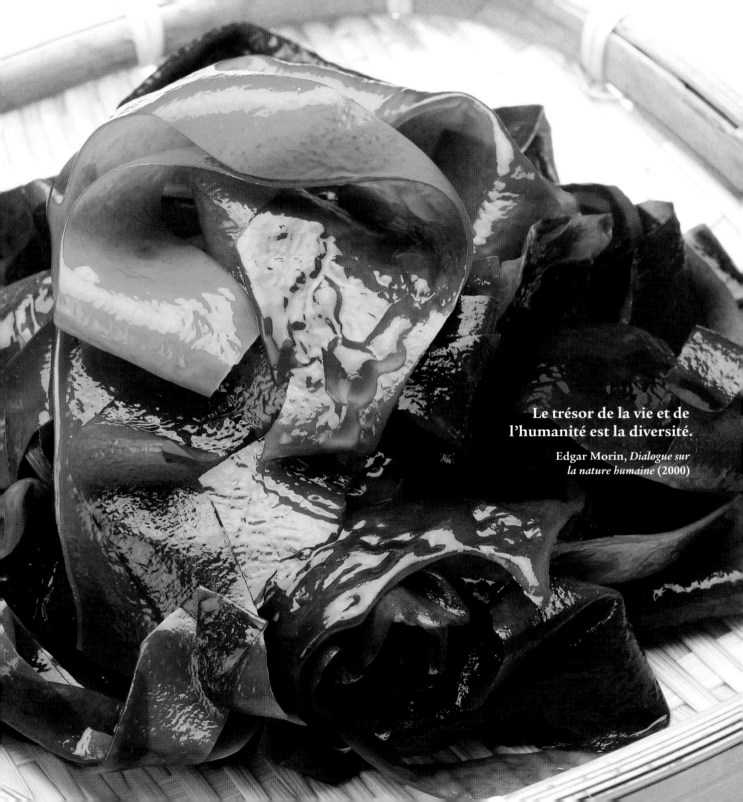

Le trésor de la vie et de l'humanité est la diversité.

Edgar Morin, *Dialogue sur la nature humaine* (2000)

Chapitre 16

La biodiversité anticancéreuse

Tous les organismes dédiés à la prévention des maladies chroniques, qu'il s'agisse des maladies du cœur, du diabète ou du cancer, s'accordent pour dire que la consommation d'un minimum de cinq portions de fruits et de légumes par jour est absolument essentielle pour réduire l'incidence et la mortalité associées à ces maladies. Pourtant, en dépit de ce consensus, à peine le quart de la population respecte cette recommandation, et la consommation de fruits et de légumes est même en baisse dans plusieurs régions du monde. Cette carence en végétaux est particulièrement dommageable lorsqu'elle s'accompagne d'une surconsommation d'aliments industriels, ce qui est souvent le cas, car les débalancements métaboliques causés par la surcharge calorique favorisent la création d'un climat inflammatoire propice au développement des maladies chroniques, un impact négatif accentué par la perte d'une précieuse source de molécules antioxydantes et anti-inflammatoires causée par l'absence de végétaux dans l'alimentation. Il n'y a donc pas de doute qu'une consommation accrue de l'ensemble des fruits et des légumes est un prérequis essentiel à toute démarche de prévention des maladies chroniques, y compris le cancer.

Si les aliments présentés dans les chapitres précédents se distinguent par leurs propriétés anticancéreuses et doivent par conséquent être prioritairement inclus dans l'alimentation quotidienne afin de prévenir le cancer, cela ne signifie pas pour autant qu'ils sont les seuls végétaux à exercer des effets positifs. La recherche des dernières années a permis d'identifier plusieurs composés phytochimiques qui ont, à des degrés divers, le potentiel d'interférer avec les processus impliqués dans le développement du cancer, et la consommation des aliments qui contiennent ces molécules peut réellement contribuer à réduire le risque de cancer.

Les fibres, pour nourrir les 100 000 milliards de bactéries qui vivent en nous

Les fibres alimentaires sont sans doute le meilleur exemple de l'importance d'augmenter la consommation totale de végétaux pour prévenir le cancer. Ces fibres, principalement présentes dans les légumineuses, les céréales (à grains entiers), les noix, les fruits et les légumes, sont des glucides complexes qui résistent à la digestion par les enzymes du corps humain et qui ne sont par conséquent pas absorbés par les intestins. Bien que cette absence de valeur nutritive puisse sembler à première vue désavantageuse, les fibres sont au contraire absolument essentielles au maintien d'une bonne santé et sont même parmi les tout premiers constituants de l'alimentation qui ont été associés à une diminution du risque de cancer.

Ce potentiel anticancéreux des fibres alimentaires a été pour la première fois mis de l'avant en 1971 par le Britannique Denis Burkitt, à la suite de son observation selon laquelle les habitants des régions rurales d'Afrique, qui consommaient de grandes quantités de fibres, avaient une incidence anormalement faible de cancer du côlon, plusieurs fois inférieure à celle des Occidentaux, qui n'en mangeaient que très peu. Cet effet protecteur des fibres alimentaires a été confirmé par plusieurs études, et les analyses récentes indiquent que chaque 10 g de fibres présent dans l'alimentation est associé à une réduction d'environ 15 % du risque de cancer colorectal. Cet effet positif ne semble toutefois pas restreint aux cancers intestinaux, puisque la consommation régulière de fibres alimentaires a aussi été associée à une diminution du risque des cancers du foie et du sein (Figure 85).

L'impact bénéfique des fibres alimentaires sur le risque de cancer est en grande partie une conséquence de leur transformation par les bactéries qui résident dans l'intestin. Cette vaste

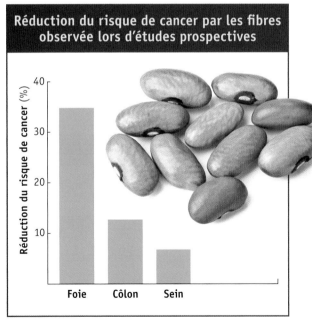

Réduction du risque de cancer par les fibres observée lors d'études prospectives

Réduction du risque de cancer (%)

40
30
20
10

Foie   Côlon   Sein

Figure 85

communauté bactérienne, qu'on appelle microbiome, peut être considérée comme un véritable organe en soi, tant pour le nombre astronomique de cellules qui le composent (100 000 milliards de bactéries, soit dix fois plus que le nombre de cellules constituant l'ensemble du corps humain) que pour ses activités absolument essentielles au fonctionnement harmonieux de notre corps. La dégradation des fibres contenues dans les végétaux par l'activité de fermentation de ces bactéries intestinales mène à la production de certains acides gras à chaînes courtes (butyrate, acétate, propionate) qui ont un puissant effet anti-inflammatoire sur le système immunitaire et de ce fait une action anticancéreuse. En parallèle, la fermentation des fibres génère de l'acide lactique, qui acidifie légèrement l'intestin, ce qui freine la prolifération de nombreux microorganismes pathogènes, qui préfèrent des conditions plus clémentes pour croître, et réduit ainsi l'inflammation et la production de certains composés cancérigènes. En somme, la consommation régulière de fibres permet l'établissement d'un microbiome diversifié, composé principalement de bactéries bénéfiques qui créent un environnement anti-inflammatoire réfractaire au développement du cancer.

Plusieurs observations suggèrent qu'un déséquilibre dans la composition du microbiome est associé à une augmentation du risque de cancer. Par exemple, l'étude des bactéries intestinales des patients atteints d'un cancer du côlon montre une diminution des bactéries productrices d'acides gras anti-inflammatoires (butyrate), tandis que des bactéries dont le métabolisme génère des molécules inflammatoires sont augmentées de façon significative. Les adénomes et les carcinomes colorectaux contiennent également des quantités élevées de certaines bactéries pathogènes (*Fusobacterium* spp.) qui génèrent un microenvironnement inflammatoire propice à la progression de ce cancer. Ces différences pourraient aussi contribuer à l'apparition du cancer du foie chez les personnes en surpoids, car celles-ci hébergent de plus grandes quantités de bactéries qui produisent de l'acide désoxycholique, un dérivé de la bile qui s'attaque à l'ADN des hépatocytes et provoque des mutations génétiques. Enfin, il faut mentionner qu'une somme colossale d'études récentes montre également qu'une perturbation de cette communauté bactérienne est associée à de nombreux problèmes métaboliques (obésité, diabète), immunologiques (allergies) et même neurologiques (anxiété, autisme), ce qui illustre à quel point notre relation avec le microbiome est capitale pour le maintien d'une bonne santé.

L'alimentation occidentale est très pauvre en fibres (15 g par jour au lieu des 30 à 40 g recommandés), et il n'y a pas de doute que cette carence contribue à la forte incidence de cancer colorectal qui frappe notre société. D'ailleurs, des études montrent qu'après seulement deux semaines d'une alimentation occidentale riche en gras, en viande et en sucres simples, mais pauvre en fibres, le côlon présente déjà une modification du microbiome et une hausse de l'inflammation, deux signes avant-coureurs de cancer. Il semble également que les édulcorants (aspartame, sucralose) et certains émulfisiants (polysorbate 80), deux classes d'ingrédients grandement utilisés par l'industrie alimentaire et omniprésents dans notre alimentation, perturbent l'équilibre du microbiome et entraînent eux aussi le développement de conditions inflammatoires. La quasi-absence de fibres, combinée à l'impact négatif de ces molécules synthétiques, crée donc des conditions optimales pour la progression du cancer colorectal.

Il y a cependant lieu d'être optimiste : ces modifications à la flore bactérienne ne sont pas irréversibles, et le simple fait d'intégrer une

Exemples d'aliments riches en fibres			
	Aliment	Portion	Contenu en fibres (g)
Légumineuses	**Lentilles**	1 tasse	15,6
	Fèves noires	1 tasse	15
Fruits et légumes	**Artichaut**	1 (moyen)	10,3
	Pois verts	1 tasse	8,8
	Framboises	1 tasse	8,0
	Brocoli	1 tasse	5,5
	Poire (avec peau)	1 (moyenne)	5,5
Céréales et pâtes	**Spaghetti de blé entier**	1 tasse	6,3
	Céréales de son de blé	¾ tasse	5,3
	Pain de blé entier ou multigrain	1 tranche	1,9
Noix et graines	**Graines de tournesol**	¼ tasse	3,9
	Amandes	1 oz (23 amandes)	3,5
	Pistaches	1 oz (49 pistaches)	2,9

Figure 86   D'après USDA National Nutrient Database for Standard Reference, 2012.

abondance de végétaux aux habitudes alimentaires, particulièrement ceux qui sont riches en fibres (Figure 86), parvient à rétablir rapidement les niveaux de bonnes bactéries et à diminuer l'inflammation. Il faut toutefois se méfier des produits industriels enrichis en fibres : ces aliments ne contiennent généralement qu'un seul type de fibres et ne peuvent en aucun cas égaler la diversité et la complexité des fibres alimentaires solubles et insolubles présentes naturellement dans les végétaux et absolument essentielles à l'établissement d'un microbiome équilibré.

La magie des champignons

Les champignons constituent un règne vivant extrêmement diversifié, composé d'environ 100 000 espèces, dont au moins 2 000 sont comestibles et 500 sont reconnues pour avoir, à divers degrés, une influence sur les fonctions du corps humain. L'ensemble des connaissances acquises sur les propriétés nutritives, toxiques ou hallucinogènes des champignons sont le résultat des multiples essais et erreurs faits par les humains, pour qui l'abondance de ces végétaux dans leur environnement immédiat devait constituer un apport nutritif non négligeable. De fait, les champignons ont toujours occupé une place privilégiée dans la plupart des grandes traditions culinaires, atteignant même souvent un statut d'aliment « supérieur », synonyme de luxe et de raffinement, et donc particulièrement prisé par les riches et les

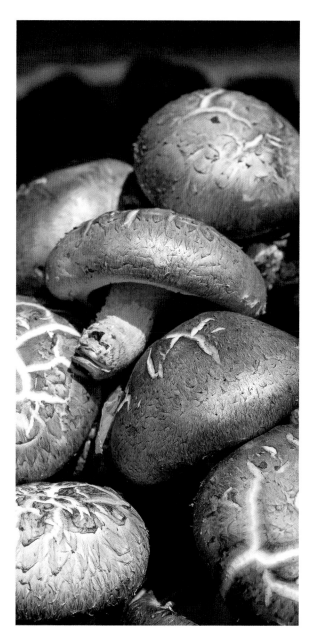

puissants. Heureusement, la consommation de ces champignons délicieux n'est plus l'apanage des rois, et la domestication de plusieurs espèces a contribué à les rendre accessibles durant toute l'année. Qu'il s'agisse des champignons de Paris ou de leurs variantes crémini et portobello, des pleurotes ou encore des différents champignons asiatiques (shiitake, enokitake, maitake et shimeji), nous avons la chance de pouvoir profiter quotidiennement de ces aliments délicieux aux multiples qualités, tant pour leur apport nutritionnel que pour la prévention des maladies chroniques.

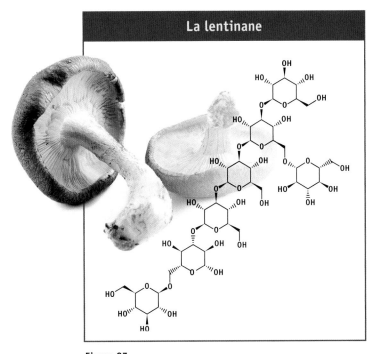

La lentinane

Figure 87

Les propriétés anticancéreuses des champignons

Au-delà de leurs propriétés culinaires, les champignons ont de tout temps représenté une composante importante des médecines traditionnelles de plusieurs pays, en particulier en Asie. En ce qui a trait à la prévention du cancer, les résultats des études épidémiologiques qui ont examiné la relation entre la consommation de champignons et la réduction du risque de développer un cancer sont encourageants. Par exemple, une recherche menée au Japon (préfecture de Nagano) a permis de mettre en évidence le fait que les fermiers dont l'occupation principale était de cultiver l'enokitake (et qui en consommaient régulièrement) affichaient une mortalité liée au cancer 40 % plus faible que la population en général. Une autre étude réalisée au Japon a montré que la consommation régulière de *Hypsizygus marmoreus* (shimeji) et de *Pholiota nameko* (nameko), deux champignons populaires dans ce pays, était associée à une diminution d'environ 50 % du risque de cancer de l'estomac, ces effets préventifs étant également observés chez des animaux de laboratoire traités avec une puissante substance cancérigène, le méthylcholanthène. Dans la même veine, une analyse de plusieurs études réalisées sur l'impact des champignons sur le cancer du sein a démontré que la consommation quotidienne de 10 g de champignons est associée à une réduction d'environ 20 % du risque. En accord avec ces résultats, nous avons récemment observé que l'ajout d'extraits de champignons à des cellules cancéreuses isolées d'une tumeur mammaire bloquait la croissance de ces cellules, cet effet inhibiteur étant particulièrement marqué pour l'enokitake et le pleurote.

Plusieurs études indiquent qu'un grand nombre de polysaccharides, des polymères complexes constitués de plusieurs unités de certains sucres, sont responsables des effets anticancéreux associés à plusieurs champignons. Ces polymères, de compositions et de structures variables, sont présents en grandes quantités dans nombre de champignons d'origine asiatique, en particulier le shiitake, l'enokitake et le maitake.

La lentinane (Figure 87), un composé présent dans le shiitake, est un polysaccharide dont l'activité antitumorale est relativement bien documentée. Chez les patients atteints de cancers de l'estomac ou du côlon, l'ajout de lentinane à la chimiothérapie provoque une régression significative des tumeurs et augmente la survie des personnes, si l'on compare à la chimiothérapie seule, ce qui suggère que ce polysaccharide possède une activité anticancéreuse. D'ailleurs, l'administration d'une préparation de polysaccharide similaire à la lentinane, le PSK, est actuellement utilisée au Japon en combinaison avec la chimiothérapie pour traiter plusieurs types de cancers, particulièrement ceux de l'estomac, du côlon et du poumon, où l'addition de cet extrait aux traitements cytotoxiques permet d'améliorer la survie de patients en rémission.

Les mécanismes responsables de l'action anticancéreuse des polysaccharides des champignons sont très complexes, mais il est maintenant admis que ces composés stimulent l'activité du système immunitaire. Par exemple, de nombreux travaux ont montré que la lentinane du shiitake et un polysaccharide isolé du maitake provoquent tous deux une forte augmentation du nombre de globules blancs et de l'activité de ces cellules clés du système immunitaire, améliorant ainsi l'efficacité de la chimiothérapie. Il semble donc que cette stimulation de l'activité du système immunitaire par les composés actifs de ces champignons augmente les chances de pouvoir contrôler les tumeurs naissantes et de les empêcher d'atteindre un stade mature.

L'activité anticancéreuse et immunostimulante des champignons comestibles ne semble cependant pas restreinte aux espèces d'origine asiatique. Les pleurotes et les champignons de Paris, par exemple, contiennent aussi des molécules qui semblent efficaces pour freiner le développement de certains cancers, notamment du côlon, en s'attaquant directement aux cellules cancéreuses et en les forçant à mourir par apoptose. De la même façon, le champignon de Paris contient aussi des molécules capables d'empêcher la croissance de certaines cellules cancéreuses, notamment celles du sein. Cette propriété est attribuable à la capacité des champignons de bloquer l'action de l'aromatase, une enzyme qui joue un rôle crucial dans la fabrication des œstrogènes, les hormones sexuelles féminines. Puisque la majorité des cancers du sein sont hormonodépendants, c'est-à-dire que leur progression dépend de ces œstrogènes, le blocage de l'aromatase provoque une baisse des taux d'œstrogènes et peut ainsi empêcher la progression de ces cancers. D'ailleurs, il est intéressant de noter que l'administration d'extraits de champignons de Paris à des animaux de laboratoire ayant développé des tumeurs du sein provoque une régression marquée de ces tumeurs. Un effet protecteur des champignons de Paris a également été observé pour le cancer de l'ovaire, avec une réduction de 32 % chez les femmes qui mangent plus de 2 g de ces champignons par jour. Comme pour les champignons asiatiques, il est possible que ces effets positifs soient liés à une amélioration de la réponse immunitaire, car des études montrent que l'administration d'extraits de ces champignons entraîne une diminution de facteurs immunosuppresseurs.

En conclusion, les études réalisées sur les propriétés anticancéreuses des champignons ont surtout porté sur l'utilisation des polysaccharides isolés de ces végétaux comme immunomodulateurs destinés à améliorer l'efficacité de la chimiothérapie et le bien-être général des patients. Les résultats positifs obtenus sont extrêmement encourageants, surtout si l'on considère la gravité de certains cas et la difficulté à les traiter. À la lumière de ces résultats, il ne fait aucun doute que les champignons peuvent jouer un rôle important dans la prévention du cancer, en stimulant positivement le système immunitaire de façon à améliorer l'efficacité de la réponse face à l'agression que représente la cellule cancéreuse qui cherche à se développer.

Les algues, pour faire succomber le cancer au chant des sirènes

Apparues sur la Terre il y a environ 1,5 milliard d'années, les algues sont les ancêtres de nos plantes terrestres actuelles. L'algue a en effet été la première espèce vivante capable de convertir l'énergie du soleil en substances nécessaires au fonctionnement de la cellule par le processus de photosynthèse ; une innovation dont elles ont largement su profiter, car il existe aujourd'hui pas moins de 10 000 espèces d'algues répandues sur les littoraux des mers du globe.

En plus de leur rôle essentiel dans l'écologie planétaire, les algues sont le prototype de l'aliment idéal pour la santé. Elles sont très riches en minéraux essentiels (iode, potassium, fer, calcium), en protéines, en acides aminés essentiels (tous), en vitamines et en fibres. De plus, leurs matières grasses sont en grande partie des acides gras essentiels oméga-3 et oméga-6, présents dans un ratio idéal de 1/1, et certaines algues, comme la nori, ont même la caractéristique de contenir des acides gras oméga-3 à longue chaine, comme ceux qu'on trouve dans les poissons gras. Les algues, ces véritables « légumes de mer », constituent une classe à part, pour leur aspect nutritionnel, et méritent donc une place de choix dans les habitudes alimentaires. Qu'il s'agisse de la nori, du kombu, du wakamé, de l'aramé ou de la dulse, toutes ces algues représentent véritablement des aliments exceptionnels, tant du point de vue nutritionnel que gastronomique.

Les propriétés anticancéreuses des algues

Comme nous l'avons mentionné plus tôt, les écarts gigantesques des taux de plusieurs cancers entre les habitants des pays asiatiques et occidentaux sont en grande partie liés à d'importantes différences dans la nature des régimes alimentaires de ces populations. Les algues représentent certainement l'une de ces différences les plus frappantes : pratiquement inconnues des Occidentaux (à l'exception des Écossais et des Irlandais), les algues peuvent constituer jusqu'à 10 % du régime alimentaire quotidien des Japonais, ce qui représente une quantité de près de 2 kg d'algues par personne par année ! Il n'est donc pas étonnant que les Japonais soient parmi les seuls humains à posséder dans leur flore intestinale une bactérie qui a acquis, au cours de l'évolution, les enzymes porphyranases et agarases, qui facilitent la digestion des polysaccharides présents dans les algues, notamment la nori. Un cadeau de la nature aux amateurs de sushis !

Les Japonaises ont une des plus faibles incidences de cancer du sein au monde, et plusieurs études ont suggéré que cette protection pourrait être liée à des cycles menstruels plus longs ainsi qu'à des taux d'œstrogènes dans le sang plus faibles que chez les Occidentales, deux facteurs qui réduisent l'exposition des tissus ciblés par ces hormones (sein, endomètre et ovaires) et, par conséquent, le risque de développer un cancer. Les études récentes indiquent que, en plus des phytoestrogènes du soja, les algues marines pourraient également contribuer à ce phénomène. La consommation d'algues par des animaux de laboratoire provoque une augmentation de 37 % de la durée du cycle menstruel ainsi qu'une baisse significative du taux sanguin d'œstrogènes. Ces résultats sont certainement représentatifs de l'effet de ces algues chez les humains, car une étude réalisée sur des femmes préménopausées a donné des résultats similaires, soit une hausse significative de la durée du cycle menstruel et une baisse d'œstrogènes sanguins. Les algues pourraient donc être des aliments importants dans la prévention des cancers hormonodépendants, et leur action antiestrogénique contribue probablement à la faible incidence de ces cancers chez les peuples qui sont de grands consommateurs d'algues. En ce sens, il est intéressant de noter qu'une étude a récemment observé que les Coréennes qui mangeaient le plus d'algues nori avaient 56 % moins de risques d'être touchées par un cancer du sein. Une protection contre le cancer

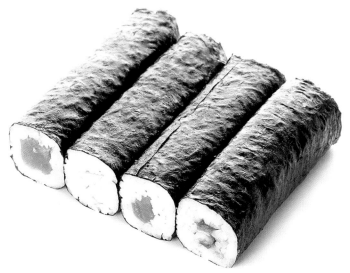

colorectal a également été observée dans certaines études, ce qui suggère que les algues pourraient représenter des aliments anticancéreux polyvalents, actifs contre plusieurs types de tumeurs.

Selon des recherches récentes, les algues peuvent également interférer avec le développement du cancer en agissant directement sur les cellules cancéreuses. En effet, l'ajout d'extraits d'algues au régime alimentaire d'animaux de laboratoire réduit significativement le développement de cancers provoqués par des substances cancérigènes, dont ceux du sein, du côlon et de la peau. Même si les mécanismes responsables de ces propriétés anticancéreuses sont encore mal compris, il n'y a pas de doute qu'ils sont en grande partie liés au contenu élevé des algues en fucoxanthine et en fucoïdane (du grec *phukos*, « algue »), deux composés qui interfèrent avec plusieurs processus essentiels à la croissance des cellules cancéreuses.

Le fucoïdane, un polymère complexe de sucre abondant dans certaines algues, en particulier le kombu et le wakamé, empêche la croissance d'une grande variété de cellules cancéreuses et provoque même la mort de ces cellules par le processus d'apoptose. En plus de cette activité cytotoxique, le fucoïdane semble également avoir un impact positif sur la fonction immunitaire en augmentant l'activité de cellules impliquées dans la défense contre les agents pathogènes, ce qui peut contribuer à créer un environnement plus hostile aux microtumeurs et restreindre leur développement.

La fucoxanthine (Figure 88) est quant à elle un pigment jaune qui, selon sa concentration, donne aux végétaux une couleur allant du vert olive au brun marron. Proche parent d'autres pigments de la famille des caroténoïdes (bêta-carotène, lycopène, etc.), la fucoxanthine est très abondante dans la nature, mais essentiellement dans les végétaux marins, où elle participe à la photosynthèse par sa capacité unique à absorber la lumière du soleil en eaux profondes. De tous les caroténoïdes alimentaires testés jusqu'à présent,

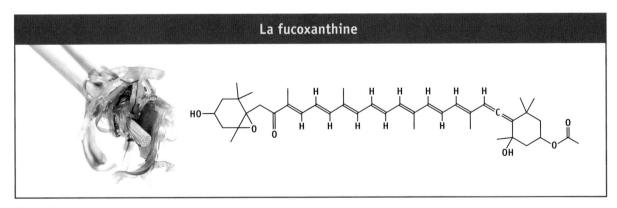

La fucoxanthine

Figure 88

la fucoxanthine est un de ceux qui affichent la plus importante activité anticancéreuse, tant chez les animaux de laboratoire que sur les cellules isolées de tumeurs humaines. Par exemple, l'ajout de fucoxanthine à des cellules provenant d'un cancer de la prostate provoque une baisse significative de la croissance de ces cellules ; cet effet inhibiteur est même beaucoup plus important que celui du lycopène, un caroténoïde qu'on trouve principalement dans la tomate et qu'on propose depuis longtemps pour jouer un rôle préventif dans le développement du cancer de la prostate. Puisque les algues sont la seule source alimentaire de fucoxanthine, elles devraient faire partie de toute stratégie de prévention du cancer par l'alimentation, notamment ceux du sein et de la prostate.

En conclusion, les algues marines doivent être considérées non comme de simples curiosités culinaires, mais comme de véritables aliments préventifs contre le cancer, puisqu'elles sont capables de contrecarrer la progression des microtumeurs latentes autant en agissant directement sur leur croissance qu'en influençant positivement le système immunitaire et les processus inflammatoires.

Les grenades, de nouvelles munitions dans la lutte au cancer !

Originaire du Moyen-Orient (Iran, Turquie, sud de la mer Caspienne), où elle était déjà cultivée il y a 6 000 ans, la grenade est depuis longtemps considérée par les habitants de cette région comme un fruit exceptionnel, tant pour son apparence et son goût unique que pour ses nombreuses propriétés médicinales.

La grenade est en effet un fruit très particulier (une grosse baie, en fait) contenant plusieurs centaines d'arilles, des graines formées d'une pulpe rouge translucide au goût aigre-doux. Ces arilles sont une véritable « explosion » d'antioxydants en raison de leur contenu exceptionnel en deux grands groupes de polyphénols : les anthocyanines, qui donnent à la grenade sa couleur rouge caractéristique, et les tanins hydrolysables, comme la punicaline, la punicalagine et autres dérivés de l'acide ellagique.

Les données accumulées jusqu'à présent indiquent que ce contenu remarquable en polyphénols confère à la grenade une forte activité anticancéreuse, ces molécules ayant la capacité d'inhiber la croissance de cellules provenant des cancers du côlon, du sein, du poumon, de la peau et de la prostate. Dans ce dernier cas, les études précliniques montrent que l'administration de jus de grenade à des animaux porteurs de tumeurs prostatiques entraîne une réduction substantielle de la croissance de ces tumeurs ainsi qu'une baisse des taux de PSA, un marqueur de la progression de ce cancer. Cet effet protecteur est également observé lors d'études cliniques réalisées auprès de patients atteints d'un cancer de la prostate et qui ont subi une chirurgie ou une radiothérapie : alors que les taux de PSA ont normalement doublé quinze mois après le traitement chez ces patients, ce qui reflète une croissance rapide de cellules cancéreuses résiduelles, cette progression est presque quatre fois plus lente (cinquante-quatre mois) chez ceux qui consomment quotidiennement 250 ml de jus de grenade. Il est intéressant de noter qu'un essai clinique a récemment montré qu'un extrait contenant la grenade en combinaison avec le curcuma, le thé vert et le brocoli provoquait une réduction spectaculaire des taux de PSA chez des patients atteints d'un cancer de la prostate. L'effet positif de la grenade sur l'évolution du cancer de la prostate cliniquement déclaré, soit à un stade avancé, indique donc que ce fruit possède un énorme potentiel de prévention pour freiner la progression de cette maladie à des stades plus précoces, lorsque les cellules cancéreuses n'ont pas encore atteint leur pleine puissance. En ce sens, il faut noter que les régions où la grenade fait partie des habitudes alimentaires depuis des millénaires, par exemple dans les pays bordant la mer Caspienne (Ouzbékistan, Turkménistan, Azerbaijan), montrent les plus faibles incidences de cancer de la prostate du monde, presque cinquante fois plus faibles qu'en Occident.

La pêche, un péché mignon anticancéreux

Le pêcher (*Prunus persica*) est originaire du bassin du Tarim, dans le nord-ouest de la Chine, où il fut domestiqué et cultivé il y a environ 4 000 ans. Symbole de longue vie et d'immortalité, la pêche occupe depuis toujours une place de choix dans la culture chinoise, comme en témoigne son omniprésence dans les fables, les œuvres d'art ainsi que les ornements des présents offerts aux êtres chers. Cet amour des pêches ne s'est évidemment pas limité à la Chine, et la culture du fruit a rapidement essaimé vers l'Ouest, tout d'abord en Perse, puis en Europe, à la suite de sa conquête par Alexandre le Grand (d'où son nom botanique de *persica*). Peu appréciée par les Romains, qui lui préféraient l'abricot (pour Pline, la pêche était un fruit sans odeur et de peu d'intérêt), la pêche trouva sa terre de prédilection

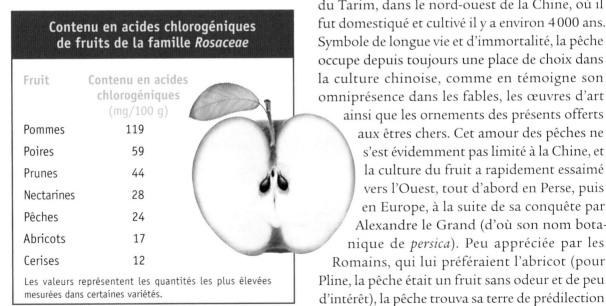

Contenu en acides chlorogéniques de fruits de la famille *Rosaceae*

Fruit	Contenu en acides chlorogéniques (mg/100 g)
Pommes	119
Poires	59
Prunes	44
Nectarines	28
Pêches	24
Abricots	17
Cerises	12

Les valeurs représentent les quantités les plus élevées mesurées dans certaines variétés.

Figure 89   D'après C. Andres-Lacueva et coll., 2009.

en France, où elle fut cultivée à grande échelle à partir du XVe siècle. La Quintinie, le jardinier de Louis XIV, réussit même à en cultiver une trentaine d'espèces différentes (dont la fameuse Téton de Vénus) pour satisfaire la passion du Roi Soleil pour les pêches. Même si la plupart de ces variétés de pêches étaient le résultat des manipulations réalisées par les arboriculteurs de l'époque, il faut noter que la nectarine est une variété de pêche naturelle apparue après une mutation spontanée du gène responsable de la peau duveteuse du fruit.

Les propriétés anticancéreuses de la pêche

La pêche, tout comme ses proches parents du genre *Prunus* (prune, abricot, cerise, amande) et plusieurs autres fruits comme la pomme et la poire, fait partie de la grande famille botanique des *Rosaceae*. Bien que d'apparence et de goût très distincts, les fruits de cette famille possèdent la caractéristique commune de contenir des quantités importantes d'acides hydroxycinnamiques, en particulier les acides chlorogéniques et néochlorogéniques (Figure 89), et il est probable que cette classe de polyphénols contribue aux propriétés anticancéreuses de ces aliments.

Ce potentiel anticancéreux est mis en évidence par une étude réalisée auprès de 47 000 femmes montrant que la consommation de pommes et de poires était associée à une réduction d'environ 30 % du risque de cancer du poumon. Dans la même veine, l'analyse des habitudes alimentaires de 490 802 Américains montre que la consommation élevée de pêches, de nectarines, de poires et

de pommes est associée à une diminution de 40 % du risque de cancer de la tête et du cou.

Les effets anticancéreux associés spécifiquement à la consommation de pêches ont quant à eux été peu étudiés, mais les résultats préliminaires sont très prometteurs. Par exemple, des extraits de pêche contenant les acides chlorogéniques et néochlorogéniques sont capables de bloquer spécifiquement la croissance de cellules cancéreuses mammaires, tandis qu'ils n'ont aucun effet sur les cellules normales, non cancéreuses. Dans des modèles précliniques, cet effet inhibiteur se traduit par une réduction importante de la croissance tumorale et de la formation de métastases, et ce, à des quantités de polyphénols pouvant facilement être atteintes par l'alimentation (deux pêches). Ces observations concordent avec des études récentes qui montrent que la consommation régulière de pêches et de nectarines est associée à une réduction importante (40 %) de certains types de cancer du sein (Figure 38, p. 82). Dans l'état actuel des connaissances, il n'y a donc pas de doute que les pêches et les nectarines représentent des ajouts très intéressants à l'alimentation de toute personne qui désire réduire son risque de cancer du sein.

Un petit café pour prévenir le cancer ?

La légende veut qu'un berger de l'Abyssinie (l'actuelle Éthiopie) ait découvert le caféier après avoir constaté que ses chèvres étaient plus fringantes après avoir mangé les baies de cet arbuste, présent à l'état sauvage dans cette région. Si cette histoire est impossible à vérifier, les propriétés excitantes du café ne font quant à elles aucun doute : la caféine est un alcaloïde très actif qui atteint rapidement le cerveau, où il induit une augmentation des taux de dopamine et une stimulation de l'activité nerveuse. La consommation de café augmente donc temporairement la vigilance, un effet stimulant qui semble particulièrement apprécié par les humains, puisque chaque année environ 120 000 tonnes de caféine sont consommées à l'échelle de la planète, ce qui en fait la substance psychoactive la plus populaire du monde.

En plus de leur contenu en caféine, les grains de café comptent pas moins de 800 composés phytochimiques distincts qui pourraient exercer une influence bénéfique sur le corps humain. Parmi eux, mentionnons les diterpènes cafestol et kahweal, qui accélèrent l'élimination des substances cancérigènes, les acides caféique et chlorogénique, qui ont une forte activité antioxydante, ainsi qu'une panoplie d'autres polyphénols aux effets positifs bien caractérisés. Beaucoup plus qu'un simple stimulant, le café est donc une boisson d'une grande complexité, qui contient un large éventail de molécules phytochimiques aux multiples activités biologiques.

Les propriétés anticancéreuses du café

Les données actuellement disponibles indiquent que la consommation régulière de café est associée à une réduction du risque de certains types de cancers. L'analyse d'une soixantaine d'études populationnelles indique que les buveurs réguliers de café ont un risque d'être touchés par un cancer environ 20 % plus faible que les personnes qui n'en consomment jamais ou très rarement. Cet effet protecteur est observé pour plusieurs types de cancers (vessie, bouche, côlon, œsophage, utérus, cerveau et peau), mais est particulièrement bien documenté pour le cancer du foie : les personnes qui consomment régulièrement du café ont environ 40 % moins de risques d'être touchées par cette maladie (Figure 90). Une autre étude a rapporté que les femmes qui boivent des quantités substantielles de café (cinq tasses et

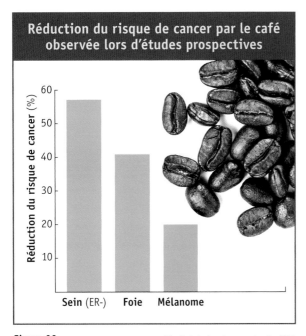

Figure 90   D'après C. Andres-Lacueva et coll., 2009.

plus par jour) voient leur risque d'être touchées par un cancer du sein diminuer de 20 % comparativement à celles qui ne boivent qu'une tasse ou moins par jour. Cet impact protecteur du café est particulièrement spectaculaire pour un sous-type de cancer du sein appelé ER- (qui n'exprime pas le récepteur aux œstrogènes), avec une réduction de 57 % du risque chez les buveuses de café. Ce résultat est intéressant, car les tumeurs ER- constituent environ le tiers des cancers du sein et sont responsables de plusieurs décès en raison de leur résistance aux traitements actuels. Le café pourrait aussi réduire de façon significative les récidives pour les femmes qui ont combattu un cancer du sein hormonodépendant et qui sont traitées avec le tamoxifène, la consommation modérée de café étant associée à une réduction de 50 % des récidives.

Pour apprécier l'effet stimulant de la caféine, la consommation modérée de café (deux ou trois tasses par jour) représente une bonne façon d'assouvir l'attirance envers cette drogue douce, tout en profitant de l'immense potentiel des molécules présentes dans les aliments d'origine végétale. Par contre, les boissons énergisantes très riches en caféine ne sont pas une alternative valable, d'abord parce qu'elles sont totalement vides du point de vue nutritionnel, ensuite parce qu'elles provoquent de multiples effets secondaires lorsqu'on les consomme en quantités excessives.

Le chocolat, nourriture des dieux

Le cacaoyer aurait été domestiqué il y a au moins 3 000 ans dans la région du Yucatán, au Mexique. Les Mayas, de même que leurs successeurs, les Toltèques et surtout les Aztèques, attachaient une grande importance aux fèves de cet arbre, qu'ils utilisaient comme monnaie d'échange autant que pour fabriquer une boisson amère et épicée, le

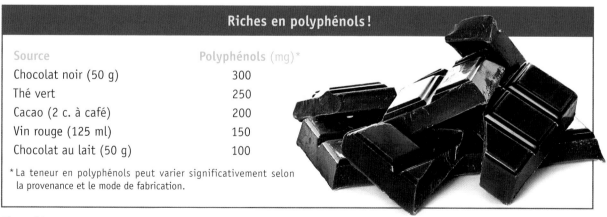

Riches en polyphénols !

Source	Polyphénols (mg)*
Chocolat noir (50 g)	300
Thé vert	250
Cacao (2 c. à café)	200
Vin rouge (125 ml)	150
Chocolat au lait (50 g)	100

*La teneur en polyphénols peut varier significativement selon la provenance et le mode de fabrication.

Figure 91

xocoatl. Quand le conquistador Hernán Cortés accosta sur les côtes du Mexique, en avril 1519, l'empereur aztèque de l'époque, Montezuma II, l'accueillit comme un dieu en lui offrant de l'or, des plantations ainsi que... du chocolat dans un gobelet d'or incrusté. Cortés fut toutefois beaucoup plus attiré par les richesses de la civilisation aztèque que par le chocolat et tira profit de la situation pour conquérir Tenochtitlán (Mexico), la capitale de l'Empire. C'était la fin de la civilisation aztèque, mais le début de l'invasion du monde par le chocolat. Car dès son arrivée en Europe, le chocolat s'imposa rapidement comme un aliment au goût divin, unique par son pouvoir d'attraction et sa capacité à susciter la gourmandise et les passions. Quand le botaniste Linné proposa en 1753 de baptiser le cacaoyer *Theobroma cacao*, qui veut littéralement dire « nourriture des dieux », il n'y eut aucune objection !

Les effets bénéfiques du chocolat noir

L'intérêt porté aux effets bénéfiques du chocolat noir provient de son abondance en composés phytochimiques : un seul carré de chocolat noir contient deux fois plus de polyphénols qu'un verre de vin rouge et autant qu'une tasse de thé vert longuement infusé (Figure 91). Les principaux polyphénols rencontrés dans le cacao sont les mêmes que ceux qu'on trouve en grandes quantités dans le thé vert (les catéchines) ; les polymères formés de ces molécules, les proanthocyanidines (voir page 169), peuvent constituer entre 12 et 48 % du poids de la fève de cacao. Compte tenu des multiples activités biologiques associées à ces molécules, il est donc probable que le chocolat puisse exercer des effets bénéfiques sur la santé.

Cet impact positif du chocolat noir est particulièrement bien documenté en ce qui concerne les maladies cardiovasculaires. Des études populationnelles indiquent en effet que la consommation régulière de 5 à 10 g de chocolat noir à 70 % est associée à une baisse importante (50 %) de la mortalité liée à ces maladies, ce qui serait dû aux multiples effets bénéfiques des polyphénols du cacao sur le système cardiovasculaire : hausse de la production d'oxyde nitreux, une molécule qui stimule la dilatation des artères et diminue la pression sanguine, réduction de la formation de caillots sanguins par une diminution de l'agrégation des plaquettes et des taux sanguins de certaines molécules inflammatoires (protéine réactive C) et une augmentation de la capacité antioxydante du sang, qui diminue l'oxydation des protéines responsables de la formation des plaques d'athéromes. Il est intéressant de noter que ces effets cardiovasculaires se traduisent par une meilleure circulation du sang vers le cerveau, ce qui pourrait contribuer à l'amélioration significative de la mémoire et des fonctions cognitives observée à la suite de la consommation de chocolat. Comme le souligne avec humour un article paru dans le prestigieux *New England Journal of Medicine*, il n'est donc pas étonnant que les populations qui consomment le plus de chocolat soient aussi celles qui comptent le plus grand nombre de lauréats d'un prix Nobel !

La présence de quantités élevées de polyphénols dans le chocolat noir permet également d'envisager un rôle positif de cet aliment dans la prévention du cancer. On sait depuis plusieurs années que les personnes qui consomment les plus grandes quantités de flavonoïdes ont un risque réduit d'être touchées par plusieurs types de cancers, notamment ceux de la vessie, de l'ovaire, de la prostate, du foie et du poumon. Bien que la contribution des flavonoïdes du chocolat à ces effets protecteurs n'ait pas été spécifiquement étudiée, il est permis d'être optimiste. Par exemple, il a été observé que l'ingestion de 45 g de chocolat noir contenant 860 mg de polyphénols était associée à une diminution marquée des dommages à l'ADN des cellules sanguines causés par le stress oxydatif, ce qui réduit les risques de mutations pouvant initier un cancer. Ces résultats concordent avec plusieurs études précliniques qui ont montré que les polyphénols de la pâte de cacao ont une forte activité anticancéreuse et antiangiogénique et sont capables de retarder le développement de plusieurs types de cancers chez les animaux de laboratoire, notamment celui du côlon. Dans ce dernier cas, il est possible que cet effet protecteur soit lié à une réduction de l'inflammation, car la majorité des polyphénols du cacao atteignent le côlon, où ils sont transformés par les bactéries intestinales

en acides phénoliques et en acides gras à courtes chaînes dotés de propriétés anti-inflammatoires. Au même titre que les fruits et les légumes, l'inclusion du chocolat noir aux habitudes alimentaires pourrait donc avoir des bénéfices importants pour le bon fonctionnement de l'intestin et, par ricochet, pour la prévention du cancer colorectal.

La consommation quotidienne de 20 g de chocolat noir contenant 70 % de pâte de cacao peut apporter une ration très intéressante de polyphénols à l'organisme et, par conséquent, procurer des bénéfices sur le plan de la prévention des maladies cardiovasculaires et du cancer. Cet effet préventif sera d'autant plus accentué si le chocolat noir permet de réduire l'apport en sucreries et autres confiseries qui ne possèdent aucun composé anticancéreux et favorisent l'excès de poids. En d'autres termes, si l'on admet que la consommation de sucre fait désormais partie de nos habitudes alimentaires, en raison du sentiment de bien-être qu'elle apporte, la modification de ces habitudes de façon à substituer le chocolat noir aux aliments sucrés couramment consommés peut avoir un impact significatif sur la prévention des maladies chroniques comme le cancer. Qui a dit que manger sainement était désagréable ?

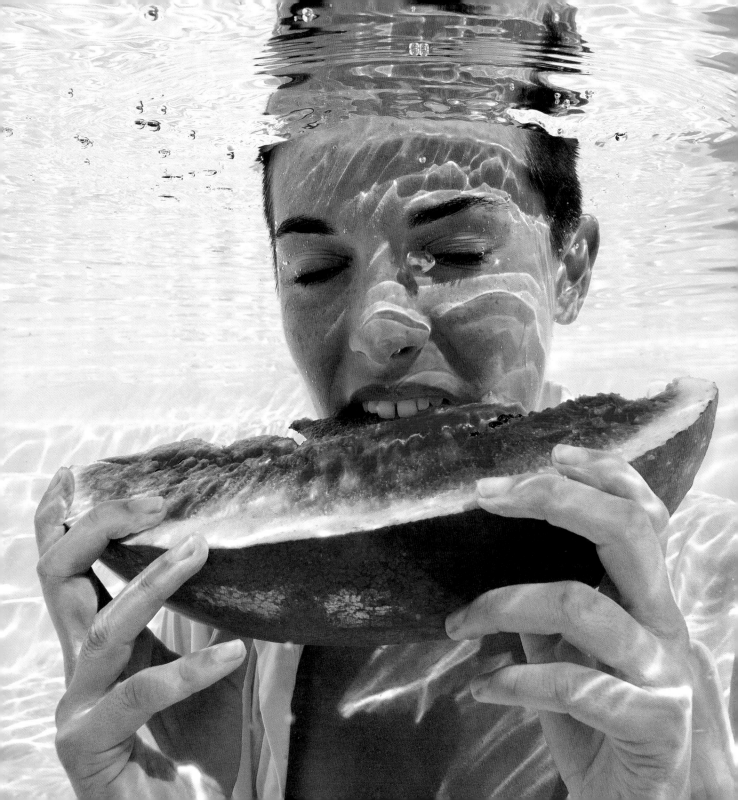

Troisième partie

Prévenir le cancer au quotidien

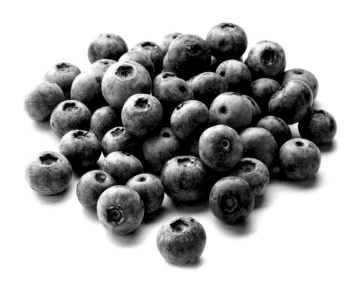

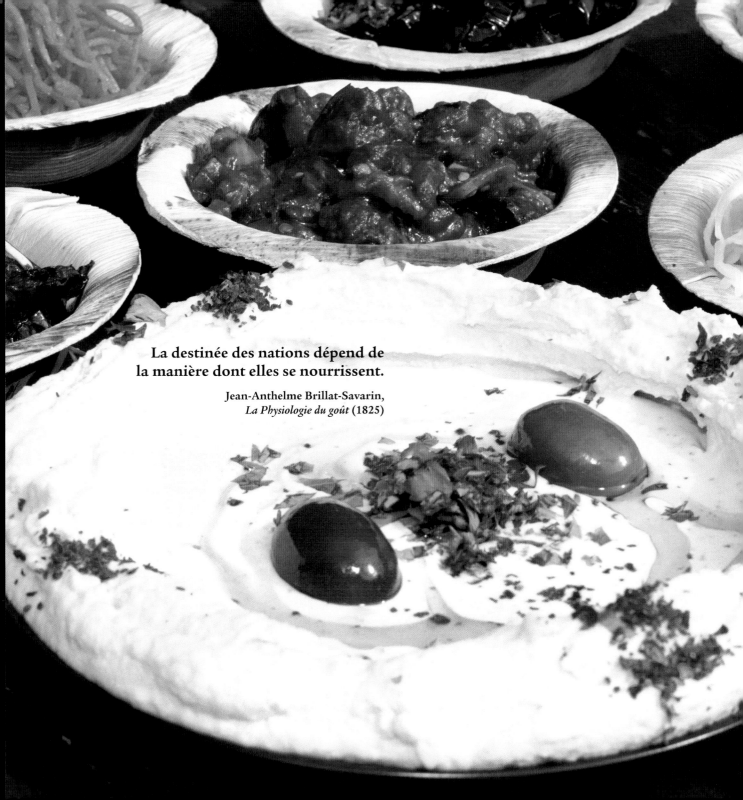

La destinée des nations dépend de la manière dont elles se nourrissent.

Jean-Anthelme Brillat-Savarin,
La Physiologie du goût (1825)

Chapitre 17

Au menu : combattre le cancer !

La principale caractéristique du régime alimentaire occidental est son côté extrémiste, autant dans ses excès que dans ses lacunes : trop de sucre, trop de matières grasses et trop de viandes rouges d'un côté ; pas assez de fruits, de légumes et de fibres alimentaires de l'autre. Rétablir l'équilibre dans l'apport alimentaire de ces deux extrêmes tout en évitant autant que possible les mauvais aliments (la malbouffe, notamment) ne peut qu'avoir des conséquences bénéfiques sur la prévention de maladies chroniques comme le cancer. En s'inspirant des recommandations émises par différents organismes de lutte contre le cancer comme le World Cancer Research Fund, l'American Cancer Society ou encore la Société canadienne du cancer, il est possible de mettre de l'avant neuf grands principes qui peuvent avoir un impact énorme sur le risque d'être touché par le cancer.

1. Cesser de fumer

Le tiers des cancers étant directement imputables au tabagisme, il va sans dire que cesser de fumer représente un des changements d'habitude qui peut avoir le plus d'impact sur la prévention du cancer. La liste des méfaits associés au tabac est longue : augmentation de quarante fois le risque d'être touché par un cancer du poumon, augmentation significative des cancers du système aérodigestif (bouche, larynx), du pancréas et de la vessie, hausse fulgurante des risques d'être affecté par des maladies cardiovasculaires mortelles, sans compter les divers effets secondaires désagréables associés à la consommation de tabac comme la perte de l'odorat et du goût, la fatigue chronique, etc.

Heureusement, nos sociétés ont fait des pas de géant dans le contrôle du tabagisme ; que ce soit les campagnes d'information intensives sur les dangers du tabac, les interdictions de plus en plus répandues de fumer dans les lieux publics, ou encore les hausses des prix des produits du tabac, tous ces efforts ont eu comme conséquences directes de réduire significativement la proportion de fumeurs dans nos sociétés. Désormais, même les fumeurs les plus aguerris admettent que le tabagisme est nocif pour la santé, et la plupart d'entre eux expriment le désir de modifier leurs habitudes. Ces personnes ne doivent ressentir aucune honte ou gêne si elles éprouvent de la difficulté à cesser de fumer : la nicotine est une des drogues les plus puissantes que l'on puisse trouver dans la nature et elle crée une dépendance qui est extrêmement difficile à combattre. Nous ne pouvons qu'encourager les fumeurs qui désirent cesser de fumer à utiliser tous les moyens actuellement à leur disposition (cigarette électronique, timbres de nicotine, agents pharmacologiques) pour les aider à mettre un terme à leur dépendance. Cesser de fumer est de loin la décision qui aura le plus d'impact sur la qualité de votre vie.

2. Faire de l'exercice

L'exercice n'est pas seulement une bonne habitude pour maintenir sa souplesse et sa forme musculaire : plusieurs études montrent sans équivoque que l'activité physique régulière diminue significativement le risque de plusieurs cancers, en particulier ceux du côlon et du sein. Être actif physiquement ne se limite pas à faire bouger les muscles ; il s'agit également d'une action qui induit une série de modifications biochimiques et physiologiques qui réduisent l'inflammation chronique à l'intérieur du corps, privant ainsi les cellules cancéreuses encore immatures d'un outil indispensable à leur croissance. Sans compter que l'activité physique régulière participe au maintien d'un poids corporel normal, un aspect incontournable de la prévention du cancer. À l'inverse, plusieurs études montrent qu'un mode de vie sédentaire est associé à une hausse significative du risque de cancer, notamment ceux du côlon, du sein, du poumon et de l'utérus.

L'activité physique régulière est particulièrement importante pour les personnes qui ont été touchées par un cancer. De nombreuses études ont en effet montré que les survivants du cancer qui sont les plus actifs physiquement sont aussi ceux qui vivent le plus longtemps, un effet particulièrement bien documenté pour les cancers du sein et du côlon. Il n'est pas nécessaire d'entreprendre un programme d'entraînement olympique pour profiter des bienfaits de l'exercice : dans toutes les études, c'est la marche rapide régulière, par exemple de trois à cinq heures par semaine, qui était l'activité la plus couramment associée à une diminution du risque de cancer ou de ses récidives. Le plus important est de réaliser que la sédentarité est un comportement anormal, totalement mésadapté à la physiologie humaine, et qu'il faut éviter autant que possible de rester inactif trop longtemps. Le cancer adore la tranquillité, et ce n'est qu'en bougeant régulièrement qu'on peut espérer perturber son développement.

3. Limiter la consommation d'alcool

Les bénéfices de boire de faibles quantités d'alcool sur la santé du cœur ne doivent pas faire oublier que cette substance est très toxique à doses plus élevées et favorise le développement de plusieurs types de cancers, en particulier ceux du système digestif supérieur (bouche, larynx, œsophage), du foie et du sein. Cet effet cancérigène est particulièrement prononcé chez les fumeurs, avec des augmentations de quarante à soixante fois le risque de cancers de la cavité buccale et de l'œsophage, ce qui, avouons-le, constitue une autre excellente raison de cesser de fumer.

Le lien entre l'alcool et le risque de cancer est encore plus complexe en ce qui concerne le cancer du sein, car la consommation de toute forme d'alcool, même lorsqu'elle est modérée (un verre par jour), est associée à une hausse d'environ 10 % du risque de ce cancer. Cette hausse du risque de cancer est beaucoup plus faible que la réduction du risque de maladies du cœur associée à la consommation modérée de boissons alcooliques, mais il reste que boire de l'alcool demeure pour toutes les femmes une décision très personnelle, qui dépend de la zone de confort de chacune face à ces risques. Pour celles qui choisissent de boire, il est essentiel de restreindre cette consommation à un verre par jour pour bénéficier au maximum de l'effet cardioprotecteur de l'alcool, tout en minimisant le risque de cancer du sein ou de récidives pour celles qui ont été touchées par la maladie. Le vin rouge devrait aussi être privilégié en raison de son impact positif sur certains types de cancers, en particulier celui du côlon.

4. Éviter les expositions inutiles au soleil

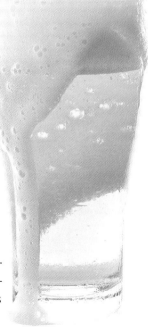

Lorsqu'elle est modérée (de cinq à quinze minutes en été), l'exposition de la peau aux rayons UV est très positive, car elle permet de générer de la vitamine D, une substance absolument essentielle pour le maintien d'une bonne santé. Lors d'expositions excessives au soleil, en revanche, ces rayons UV causent l'apparition de nombreuses mutations génétiques dans l'ADN des cellules de la peau, ce qui hausse considérablement le risque de cancer. L'aspect le plus important est sans doute d'éviter à tout prix les coups de soleil : les expositions occasionnelles et excessives qui brûlent la peau sont les principaux facteurs de risque de mélanome, surtout lorsqu'elles se produisent en bas âge et chez des personnes au teint clair. Au Canada comme dans la plupart des pays industrialisés, la fréquence des cancers de la peau a augmenté de façon spectaculaire au cours des dernières décennies, ce qui montre à quel point de nombreuses personnes s'exposent occasionnellement à des quantités démesurées de rayons UV.

On recommande donc l'emploi d'écrans solaires ayant un indice de protection solaire d'au moins 15 dès qu'on est exposé au soleil durant plus de quinze minutes. Si vous avez le teint, les yeux et les cheveux clairs, prenez un FPS plus élevé. Attention : quels que soient son efficacité et son indice de protection, le produit ne permet pas de rester indéfiniment au soleil. Des écrans qui protègent à la fois des rayons UVA et UVB ont fait leur apparition, et ces produits représentent une option très intéressante pour les personnes qui doivent passer de longues périodes au soleil dans le cadre de leurs activités. Il est aussi important de noter que le bronzage en cabine est absolument à proscrire, car les études démontrent que de très fortes doses de rayons UVA détiennent un potentiel cancérigène aussi élevé que la fumée de cigarette et provoquent une hausse fulgurante du risque de mélanome, surtout chez les femmes.

5. Limiter la consommation de sel

Les organismes de santé publique recommandent de consommer quotidiennement entre 1,5 et 2,4 g de sodium, ce qui correspond à environ 3 à 6 g de sel. La plupart des personnes en consomment beaucoup plus, soit environ 10 g de sel (4 g de sodium), et on estime que plus de 2 millions de personnes décèdent prématurément de maladies du cœur directement liées à cette consommation excessive de sodium.

En outre, plusieurs études épidémiologiques ont observé que la consommation élevée de sel est corrélée avec une augmentation marquée du risque des cancers de l'estomac et du nasopharynx. La culture culinaire asiatique, par exemple, fait une large place aux aliments salés (*kimchi, miso, tsukemono, nuoc-mâm*) et les habitants des pays orientaux sont très durement touchés par ces maladies, tout comme ceux de régions où le sel a joué un rôle historique important (Mali, Chili, Portugal).

Plus de 75 % du sel de notre alimentation provient des produits alimentaires fabriqués industriellement et est donc consommé de façon tout à fait involontaire, ce qui expose la population à des quantités astronomiques de sodium, sans aucune mesure avec celles auxquelles notre physiologie est adaptée. La seule façon vraiment efficace de réduire l'apport en sel est donc de diminuer la consommation de ces produits préparés et de cuisiner soi-même le plus souvent possible pour se « sevrer » de l'excès de sel qui nous entoure. Et surtout, il faut se rappeler qu'assaisonner un plat ne se résume pas à ajouter du sel ! Il existe plusieurs centaines d'épices et aromates différents provenant de toutes les régions du globe, et ces ingrédients savoureux nous permettent d'explorer de nouveaux horizons culinaires, sans compter que ces produits végétaux contiennent très souvent des quantités importantes de molécules qui ont de multiples effets bénéfiques sur la santé, notamment dans la prévention du cancer.

6. Ne pas compenser une mauvaise alimentation par des suppléments

Nous avons développé en Occident un véritable culte des suppléments, à tel point que bien des gens préfèrent prendre des comprimés de vitamine C plutôt que de manger des oranges. Pourtant, tenter de résumer les propriétés bénéfiques des fruits et des légumes en une seule molécule est non seulement réductionniste mais également totalement illogique. Un simple repas, surtout si vous adoptez les aliments dont nous

avons parlé, peut contenir plusieurs milliers de vitamines, de minéraux, de fibres et de composés phytochimiques, et il est certainement illusoire de remplacer des sources alimentaires aussi fondamentales que les végétaux par des molécules en comprimés. D'ailleurs, plusieurs dizaines d'études ont clairement démontré que la consommation de suppléments, qu'il s'agisse de multivitamines, de sélénium, de fortes quantités de vitamine C ou E, ou de bêtacarotène, ne réduit pas le risque de cancer et est même dans certains cas (bêtacarotène et vitamine E, notamment) associée à une hausse significative du risque de mortalité.

Si l'alimentation d'une personne comporte des carences en vitamines, en minéraux et en composés anticancéreux parce qu'elle ne consomme pas suffisamment de végétaux, la solution à ce problème ne passe pas par la prise de suppléments, mais plutôt par une modification en

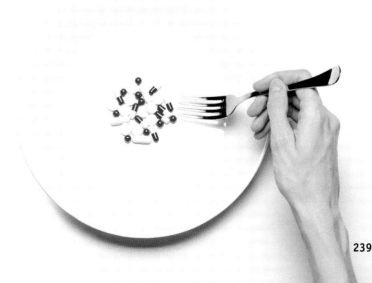

profondeur des habitudes alimentaires. Il n'y a pas et il n'y aura jamais de comprimés miracles pouvant réparer complètement les dégâts causés par une alimentation de mauvaise qualité : on ne peut pas manger n'importe quoi et s'en tirer avec une pilule ! À l'exception de conditions médicales bien précises (grossesse, dénutrition sévère), les suppléments sont donc à déconseiller, car ils ne font que valider nos mauvaises habitudes alimentaires et n'apportent rien d'utile à la prévention du cancer.

Cela dit, toute règle a ses exceptions et, dans le cas des suppléments, cette exception est la vitamine D. Plusieurs études suggèrent en effet que la carence en vitamine D pourrait favoriser le développement de plusieurs types de cancers, notamment ceux du côlon, du sein et de la prostate, ainsi que les lymphomes non hodgkiniens, et il est donc capital de maintenir des taux optimaux de cette vitamine. Cependant, et contrairement aux autres vitamines qui peuvent facilement être obtenues par l'alimentation, la vitamine D est plutôt rare dans la nature et est en majeure partie produite à la suite d'une exposition de la peau au soleil. Cette situation pose problème pour les habitants des régions boréales et australes du globe, car le faible ensoleillement en automne et en hiver fait en sorte que l'ingestion de suppléments représente en pratique la seule véritable façon de maintenir des taux adéquats de vitamine D. Pour toutes ces raisons, la Société canadienne du cancer recommande un apport quotidien de 1 000 UI de vitamine D_3 durant l'automne et l'hiver.

7. Diminuer l'apport en calories

La seule approche réaliste pour maintenir un poids idéal consiste à se soustraire à l'influence de ces aliments industriels hypercaloriques et à adopter une alimentation pour laquelle notre métabolisme s'est adapté au cours de l'évolution, c'est-à-dire une alimentation principalement composée de produits végétaux comme les fruits et légumes et les grains entiers. Évitez d'acheter des aliments « industriels » préparés, tant comme collation que comme repas principal. Ces produits contiennent beaucoup trop de sucre, de mauvais gras et de sel, et sont en plus appauvris en éléments nutritifs comparativement aux aliments frais. Réapprivoisez votre cuisine : vous parviendrez ainsi à mieux contrôler la quantité et la qualité des ingrédients de votre régime alimentaire. De plus, au lieu de remplacer le beurre par la margarine, utilisez autant que possible l'huile d'olive comme corps gras, non seulement pour profiter de ses lipides bénéfiques mais également parce qu'elle possède aussi des propriétés anticancéreuses.

Enfin, un moyen simple de réduire votre apport en calories est de considérer les hamburgers, hot-dogs, frites, chips et boissons gazeuses comme des confiseries occasionnelles plutôt que comme des aliments quotidiens. Les êtres humains, comme tous les animaux, sont fortement attirés par les aliments riches en matières grasses et en sucre, car leur consommation procure un réel plaisir qui encourage la répétition du geste. Il serait illusoire de vouloir réprimer complètement cet instinct, mais vous pouvez néanmoins tourner la situation à votre avantage en ne consommant qu'occasionnellement ces aliments ; vous pourrez alors satisfaire pleinement vos envies sans toutefois avoir de problèmes de santé associés à la surcharge calorique… ni avoir mauvaise conscience !

8. Réduire la consommation de viandes rouges et de charcuteries

Une forte consommation de viandes rouges (bœuf, agneau et porc) non seulement augmente les risques de cancer du côlon, mais apporte d'énormes quantités de calories sous forme de matières grasses qui peuvent contribuer à un excès de poids.

Lors de la cuisson de la viande à l'aide d'une flamme, la graisse qui s'écoule et s'enflamme produit des éléments toxiques, les hydrocarbures aromatiques, qui adhèrent à la surface de la viande et qui peuvent agir comme cancérigènes. De plus, d'autres éléments cancérigènes, les amines hétérocycliques, sont formés par la cuisson de protéines animales à haute température. Des études récentes suggèrent cependant que faire mariner la viande en présence d'acides, comme le jus de citron, peut réduire la formation de ces toxiques.

Variez votre menu en utilisant des viandes plus maigres, comme le poulet ou le poisson (idéalement des poissons riches en lipides oméga-3),

et essayez parfois de remplacer votre viande quotidienne par d'autres sources de protéines (les légumineuses, par exemple). Manger ne veut pas nécessairement dire manger de la viande !

Il est particulièrement important de limiter la consommation de charcuteries et autres aliments contenant des agents de conservation comme les nitrites – bacon, saucisse, saucisson, jambon. Plusieurs études montrent clairement que ces produits sont associés à une hausse significative du risque de cancer colorectal et à une réduction de l'espérance de vie. Les charcuteries sont d'ailleurs la première classe d'aliments reconnus par l'Organisation mondiale de la santé comme des agents cancérigènes du groupe 1, c'est-à-dire dont la cancérogénicité est prouvée chez les humains. Plusieurs livres et sites internet contiennent des idées extraordinaires de lunchs santé sans charcuteries, et ces ouvrages peuvent constituer une référence intéressante pour les personnes en panne d'inspiration. Une autre façon facile de diminuer votre consommation de viande et de charcuteries

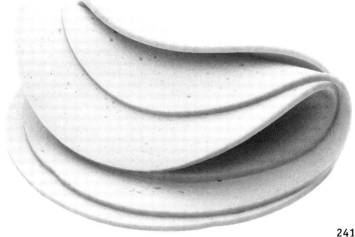

Mythes négatifs associés aux fruits et légumes

Mythe 1. Les fruits et légumes contiennent des pesticides qui causent le cancer.

Faux. Les pesticides résiduels sur les fruits et les légumes ne sont présents qu'à l'état de traces, et aucune étude n'a pu établir de lien entre ces résidus et le cancer. Au contraire, la consommation de fruits et de légumes est constamment associée à une baisse du risque de développer un cancer, et il ne fait aucun doute que les bienfaits d'un apport accru de ces aliments excèdent de plusieurs fois les effets négatifs hypothétiques de traces infimes de produits contaminants. Une façon très simple d'éliminer la quasi-totalité de ces résidus de pesticides est de rincer à grande eau vos aliments ou encore de se tourner vers les produits biologiques.

Mythe 2. Les fruits et légumes sont issus de manipulations génétiques, et ces organismes génétiquement modifiés (OGM) sont nocifs pour la santé.

Faux. La très grande majorité des fruits et des légumes actuellement disponibles sont issus de variétés sélectionnées naturellement, sans introduction de gènes extérieurs par l'homme, et peuvent donc être considérés comme tout à fait naturels. Quant à la portion d'aliments qui sont effectivement des OGM, aucune étude n'a réussi à établir un quelconque caractère cancéreux, chose peu étonnante puisque les protéines issues des modifications géniques sont de toute manière détruites lors de la digestion et ne peuvent donc avoir de véritable impact sur l'apport nutritionnel. Le problème des OGM est d'abord et avant tout environnemental, le plus important étant sans doute leur impact extrêmement négatif sur la diversité des espèces végétales vivantes. Ce problème est de taille, et nous partageons l'inquiétude de ceux qui s'y opposent.

Mythe 3. Seuls les fruits et légumes « biologiques » sont bons pour la santé.

Faux. Toutes les études ayant réussi à établir le potentiel anticancéreux des fruits et des légumes portaient sur la consommation d'aliments issus de la culture traditionnelle, et il est donc certain que l'étiquette « biologique » n'est pas un prérequis essentiel pour profiter des bienfaits de ces aliments. Même si la culture des légumes sans aucun pesticide peut stimuler les systèmes de défense des végétaux et ainsi leur permettre de contenir des quantités légèrement supérieures de composés phytochimiques anticancéreux, il est erroné de penser que seule la consommation de ces produits peut avoir des impacts positifs sur la santé. Il vaut mieux consommer quotidiennement et abondamment des fruits et des légumes « ordinaires » que de manger occasionnellement des produits « biologiques » dont le prix généralement plus élevé pourrait nous inciter à ne pas acheter régulièrement des fruits et des légumes.

est de reconsidérer la place qu'elle occupe dans les repas quotidiens. La viande n'a pas besoin d'être nécessairement à l'avant-scène d'un plat pour qu'on puisse profiter de son goût : le couscous ou les différents plats sautés asiatiques en sont des exemples éclatants et délicieux.

9. Consommer beaucoup de végétaux

En terminant, et c'est là l'essence même du présent livre, il est primordial d'augmenter la consommation de végétaux pour espérer diminuer l'incidence de cancer qui touche nos sociétés. En dépit de plusieurs années de programmes visant à promouvoir une consommation accrue de fruits et de légumes, à peine le quart de la population actuelle respecte la recommandation minimale de cinq portions par jour, sans compter que le type de végétaux consommés est très peu diversifié et ne permet pas de profiter pleinement des bienfaits associés à ces aliments. Cette situation préoccupante a plusieurs origines, notamment un certain nombre de mythes tenaces qui semblent freiner l'enthousiasme des consommateurs envers les produits d'origine végétale (voir encadré). Compte tenu du rôle essentiel des fruits et des légumes dans une stratégie globale de prévention du cancer, il va sans dire que la modification des perceptions négatives envers cette catégorie d'aliments représente un prérequis indispensable à toute réduction significative des taux de cancer affectant actuellement nos sociétés.

Répétons-le, il existe véritablement un lien étroit entre la carence en aliments d'origine végétale, typique de l'alimentation occidentale moderne, et les risques de développer plusieurs types de cancers, et il faut absolument mettre cette relation à profit en modifiant nos habitudes de vie pour prévenir le cancer à la source avant qu'il devienne un ennemi trop redoutable.

Il est important de comprendre qu'aucun des aliments présentés dans cet ouvrage n'est en soi un remède miracle contre le cancer. Ce concept même de « remède miracle », si populaire dans nos sociétés, est grandement responsable du désintérêt des gens pour l'impact de leurs habitudes sur le développement de maladies aussi graves que le cancer. Au contraire, il est préférable d'aborder le cancer de manière plus réaliste et d'admettre que, dans l'état actuel des connaissances scientifiques et médicales, cette maladie est trop souvent mortelle et que nous devons tout faire pour combattre son apparition en utilisant les outils mis à notre disposition.

Nous devons avoir peur du cancer ; non pas une peur qui paralyse notre énergie ou envahit nos pensées, mais plutôt une peur « constructive » qui nous pousse à adopter les comportements les plus susceptibles de contrer la maladie. De la même façon qu'une personne peut contrôler sa peur du feu en installant un détecteur d'incendie dans chaque pièce de sa maison, on peut avoir peur du cancer et réagir en modifiant ses comportements de façon à se préserver autant que possible de la maladie.

Guide des aliments contre le cancer		
	Aliment	**Exemples**
Légumes	**Légumes crucifères**	Brocoli, chou, chou-fleur, chou de Bruxelles, kale, radis, navet, cresson, roquette
	Famille de l'ail	Ail, oignon, échalote, ciboulette, asperge
	Soja	Miso, edamame, tofu, fèves rôties
	Tomate	Sauce tomate, pâte de tomates
	Champignons	Shiitake, enokitake, pleurote, champignon de Paris
	Algues	Nori, wakamé, aramé
Fruits	**Baies**	Bleuet, framboise, fraise, canneberge, mûre, grenade
	Agrumes	Orange, pamplemousse
	Famille _Rosaceae_	Pêche, nectarine, prune, pomme, poire, cerise
Aliments riches en fibres	**Légumineuses**	Fèves de soja, haricots noirs, lentilles, pois
	Céréales et pâtes	Pain et pâtes de blé entier, pain de seigle, orge, avoine, sarrasin, millet
	Noix et graines	Graines de tournesol, amandes, pistaches
Bons gras	**Mono-insaturés**	Huile d'olive vierge ou extra-vierge, noix de macadamia, noisette, pacane, avocat
	Oméga-3	Poissons gras (saumon, sardine, hareng, maquereau), noix de Grenoble, graines de lin, graines de chia
Assaisonnement	**Épices**	Curcuma, poivre, gingembre, cumin, piment chili
	Aromates	Persil, thym, origan, menthe
Boissons	**Thé vert**	
	Café	

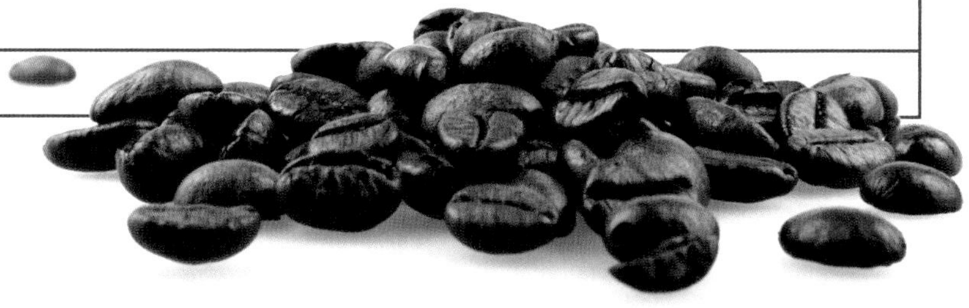

Figure 92

Ainsi que nous l'avons présentée dans les chapitres précédents, cette approche défensive face au cancer passe nécessairement par la consommation des végétaux qui contiennent les plus grandes quantités de composés phytochimiques anticancéreux et qui ont été identifiés dans les études populationnelles comme ayant la capacité de diminuer le risque de plusieurs types distincts de cancers (Figure 92). Tous les aliments d'origine végétale sont bénéfiques pour la santé en raison de leur contenu en vitamines, minéraux et fibres, mais seuls ceux qui sont des sources privilégiées de molécules anticancéreuses peuvent réduire significativement le risque de cancer. Manger régulièrement des légumes des familles du chou et de l'ail, des produits à base de soja et de tomate, des fruits comme les baies et les agrumes, le tout agrémenté d'épices comme le curcuma et de boissons comme le vin rouge, le café et le thé vert peut donc être considéré comme une forme de chimiothérapie préventive, dans laquelle les milliers de composés phytochimiques de ces aliments créent un environnement inhospitalier pour les tumeurs microscopiques et parviennent à les maintenir dans un état latent et inoffensif. Ce mode d'alimentation s'appuie sur les concepts que nous avons tenté d'exposer tout le long de ce livre.

La diversité

La présence de différentes classes de molécules anticancéreuses permet de prévenir le développement du cancer en interférant avec plusieurs processus impliqués dans la progression de cette maladie. Aucun aliment ne contient à lui seul toutes les molécules anticancéreuses pouvant agir sur ces processus (Figure 93), d'où l'importance d'intégrer une grande variété d'aliments dans les habitudes alimentaires. Par

Principaux sites d'action des composés anticancéreux de l'alimentation									
Cibles visées par les alicaments	Thé vert	Curcuma	Soja	Crucifères	Ail et oignon	Raisin et petits fruits	Agrumes	Tomate	Oméga-3	Chocolat noir
Réduction du potentiel cancérigène				●	●	●	●			
Inhibition de la croissance des cellules tumorales	●	●	●	●	●	●	●	●	●	●
Induction de la mort des tumeurs			●	●	●	●				
Interférence avec l'angiogenèse	●	●	●		●				●	
Impact sur le système immunitaire		●				●			●	

Figure 93

exemple, la consommation de légumes crucifères et de la famille de l'ail aide l'organisme à éliminer les substances cancérigènes, réduisant ainsi leur capacité à provoquer des mutations dans l'ADN et à favoriser l'apparition de cellules cancéreuses. En parallèle, l'absorption de thé vert, de petits fruits ainsi que de soja prévient la formation de nouveaux vaisseaux sanguins nécessaires à la croissance des microtumeurs et permet de les maintenir dans un état latent. Certaines molécules associées à ces aliments agissent même à plusieurs stades du processus de formation du cancer et maximisent la protection offerte par l'alimentation. Il suffit de penser au resvératrol du raisin, qui agit sur les trois stades du processus de cancérogenèse, ainsi qu'à la génistéine du soja, qui, en plus d'être un phytoestrogène réduisant les effets parfois néfastes des hormones sexuelles, est un inhibiteur puissant de plusieurs protéines impliquées dans la croissance incontrôlée des cellules cancéreuses. Cette diversité de molécules anticancéreuses de l'alimentation est importante, car les cellules cancéreuses

possèdent de multiples atouts pour croître, et il est certainement illusoire d'envisager de contrôler leur capacité à contourner les obstacles en utilisant des molécules anticancéreuses qui n'interfèrent qu'avec un seul processus. Soulignons encore une fois le rôle central du soja, du thé vert et du curcuma; ces aliments représentent indubitablement des outils de prévention majeurs qui contribuent aux énormes différences entre les taux de cancer en Orient et en Occident.

Pour faire une analogie simple, si vous transportez un seau d'eau troué à plusieurs endroits, ce n'est pas en colmatant quelques trous que vous réussirez à éviter la fuite de l'eau mais plutôt en bouchant tous les trous. C'est la même chose pour le cancer: ce n'est qu'en l'attaquant sur plusieurs fronts qu'on peut espérer réussir à éviter qu'il s'échappe et atteigne sa pleine maturité.

La modération et la régularité

L'absorption régulière de ces molécules phytochimiques anticancéreuses est nécessaire pour maintenir les cellules précancéreuses en déséquilibre et les empêcher de croître. Ce concept de combat continuel est très important: puisque nous sommes tous porteurs de tumeurs immatures, il faut considérer le cancer comme une maladie chronique qui nécessite un traitement constant pour être maintenue à l'état latent. Cela est valable autant pour les personnes qui veulent

Nutraprévention: fruits et légumes

- Augmenter la consommation
- Varier la consommation
- Favoriser les plats qui se composent de plusieurs variétés
- En manger quotidiennement

éviter d'être touchées par un cancer que pour les survivants de la maladie : les molécules anticancéreuses présentes dans ces aliments freinent la progression des tumeurs microscopiques qui se forment spontanément au cours de notre vie, et plusieurs études suggèrent qu'elles pourraient faire de même pour les microfoyers tumoraux n'ayant pu être complètement éliminés par les traitements chirurgicaux, radiothérapiques ou chimiothérapiques.

Pour certaines personnes qui auront pris connaissance du rôle essentiel de l'alimentation dans la prévention du cancer, le premier réflexe sera souvent de penser que plus la quantité d'aliments anticancéreux ingérée est élevée, plus grands sont les bénéfices. L'ensemble des aliments décrits dans ce livre sont alors combinés, au mélangeur par exemple, pour fabriquer des « cocktails » anticancéreux contenant des quantités extraordinaires de fruits et de légumes impossibles à atteindre si ces aliments étaient consommés sous leur forme naturelle solide. Cette approche très agressive n'est pourtant pas réaliste, car une telle médicalisation de l'alimentation détruit notre relation privilégiée avec la nourriture et ne peut être soutenue à long terme en raison de sa monotonie et de l'absence de plaisir qui lui est associée. Autrement dit, il ne sert à rien de manger une fois par semaine un repas extravagant contenant des quantités énormes des aliments décrits dans ce livre et d'ignorer ces aliments le reste du temps. Cette façon de penser n'apportera rien de vraiment utile à tout effort

de prévention du cancer, pas plus que l'injection d'une dose massive d'insuline ne permettra au diabétique de résoudre ses problèmes de glycémie sur une longue période.

On dit souvent que la modération est la base d'une alimentation saine, et il en va de même pour tous les efforts concernant la prévention du cancer : prévenir le cancer par l'alimentation doit être vu comme un travail constant et modéré, qui ne peut être réalisé qu'en modifiant les habitudes alimentaires pour y intégrer le plus souvent possible une grande variété des végétaux dotés des plus fortes activités anticancéreuses. Ces changements n'ont rien de radical ou d'excessif ; dans toutes les études, c'est la consommation modérée des aliments anticancéreux, de deux à quatre fois par semaine, qui a été associée à une diminution du risque de cancer. Il s'agit seulement de réapprivoiser l'alimentation quotidienne, de reconsidérer sa place dans nos vies et de la percevoir non comme un acte uniquement destiné à satisfaire nos besoins vitaux, mais aussi comme une contribution majeure à notre bien-être général.

Le régime méditerranéen illustre très bien ce concept, comme le montrent les résultats obtenus lors de l'étude clinique espagnole PRE-DIMED (PREvención con DIeta MEDiterránea), démarrée en 2003 pour déterminer l'influence de ce régime sur les maladies du cœur. Les participantes à cette étude clinique randomisée ont été divisées en trois groupes : 1) régime méditerranéen complété avec de l'huile d'olive extra-vierge ; 2) régime méditerranéen complété avec un mélange de noix ; et 3) régime faible en gras, tel qu'il est suggéré par les organismes de prévention des maladies du cœur. En étudiant l'incidence de cancer du sein touchant les 4 152 femmes âgées de 60 à 80 ans qui participaient à l'étude, on a remarqué que celles qui adhéraient au régime méditerranéen étaient beaucoup moins touchées par ce cancer, avec une diminution du risque de 40 % chez le groupe dont le régime était complété par un mélange de noix et de 70 % chez le groupe dont le régime avait un complément en huile d'olive extra-vierge (Figure 94). Puisque

les essais randomisés sont considérés comme la référence ultime en recherche clinique (les sujets sont répartis au hasard, ce qui minimise les distorsions statistiques), la diminution radicale du risque de cancer du sein observée représente l'une des meilleures preuves à ce jour du rôle capital joué par l'alimentation dans la prévention de ce cancer.

L'efficacité

Nous l'avons vu, les agents anticancéreux présents dans les aliments sont souvent capables d'agir directement sur la tumeur et de restreindre son développement autant en provoquant la mort des cellules cancéreuses qu'en empêchant son développement à des stades plus avancés, par exemple en interférant avec la formation d'un nouveau réseau sanguin ou encore en stimulant les défenses immunitaires de l'organisme (Figure 95).

La combinaison de plusieurs aliments, possédant tous des composés anticancéreux distincts, permet toutefois non seulement de viser différents processus associés à la croissance des tumeurs, mais également d'accroître leur efficacité d'action. En fait, grâce à cette synergie, l'action

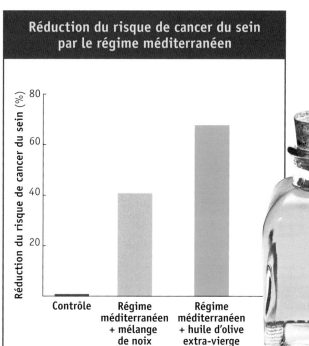

Réduction du risque de cancer du sein par le régime méditerranéen

Réduction du risque de cancer du sein (%)

Contrôle — Régime méditerranéen + mélange de noix — Régime méditerranéen + huile d'olive extra-vierge

Figure 94   D'après Toledo et coll., 2015.

anticancéreuse d'une molécule peut être augmentée considérablement par la présence d'une autre molécule, une propriété très importante pour les composés d'origine alimentaire, qui sont généralement présents en faibles quantités dans le sang. Par exemple, ni la curcumine ni le polyphénol principal du thé vert, l'EGCG, ne sont capables à eux seuls d'induire la mort de cellules cancéreuses lorsqu'ils sont présents en faibles quantités. En revanche, lorsque ces deux molécules sont ajoutées simultanément, elles provoquent une réponse très importante qui mène à la mort des cellules par apoptose (Figure 96). Ce type de synergie directe peut également augmenter considérablement la réponse thérapeutique à un traitement anticancéreux donné. Par

exemple, des travaux de notre laboratoire ont montré que l'addition de curcumine et d'EGCG à des cellules cancéreuses soumises à de faibles doses de radiations provoque une hausse spectaculaire de la réponse de ces cellules au traitement (même figure).

La synergie fait aussi souvent appel à des mécanismes indirects. Par exemple, il existe dans les aliments que nous consommons quotidiennement une foule de molécules sans activité anticancéreuse propre mais qui réussissent néanmoins à avoir un impact considérable sur la prévention du cancer en augmentant la quantité (et donc le potentiel anticancéreux) d'une autre molécule anticancéreuse dans le sang, soit en ralentissant son élimination, soit en augmentant

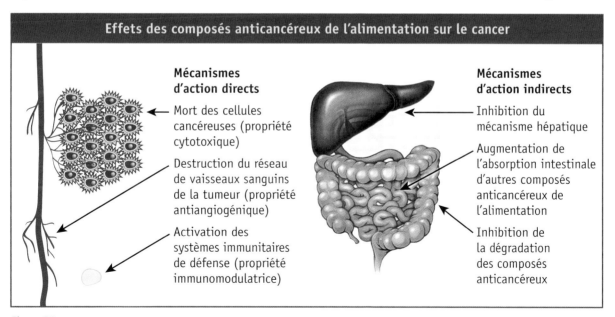

Effets des composés anticancéreux de l'alimentation sur le cancer

Mécanismes d'action directs

← Mort des cellules cancéreuses (propriété cytotoxique)

Destruction du réseau de vaisseaux sanguins de la tumeur (propriété antiangiogénique)

Activation des systèmes immunitaires de défense (propriété immunomodulatrice)

Mécanismes d'action indirects

← Inhibition du mécanisme hépatique

Augmentation de l'absorption intestinale d'autres composés anticancéreux de l'alimentation

Inhibition de la dégradation des composés anticancéreux

Figure 95

son absorption (Figure 95). Un des meilleurs exemples de cette synergie indirecte est la propriété d'une molécule du poivre, la pipérine, d'augmenter de plus de mille fois l'absorption de la curcumine (Figure 97), ce qui permet d'atteindre des quantités de curcumine dans le sang susceptibles de modifier véritablement le comportement agressif des cellules cancéreuses. À notre avis, non seulement cette synergie illustre la nécessité d'adopter une alimentation variée pour maximiser ses bienfaits sur la santé, mais elle rend ainsi totalement illogique la substitution des aliments par des molécules pures administrées sous forme de suppléments.

Manger sainement et avec plaisir

La recherche d'effets salutaires ne doit pas se faire au détriment du plaisir gastronomique ; au contraire, elle doit participer de la même vision préventive. Il s'agit d'un concept important, car il faut éprouver un réel plaisir à manger sainement pour bien s'alimenter chaque jour. Prévenir le cancer par l'alimentation peut devenir une chose très agréable si l'on parvient à apprêter les aliments pour en faire de véritables festins ! La façon la plus simple, et que nous vous conseillons, est d'acquérir quelques livres de recettes de base de différentes traditions culinaires où l'on

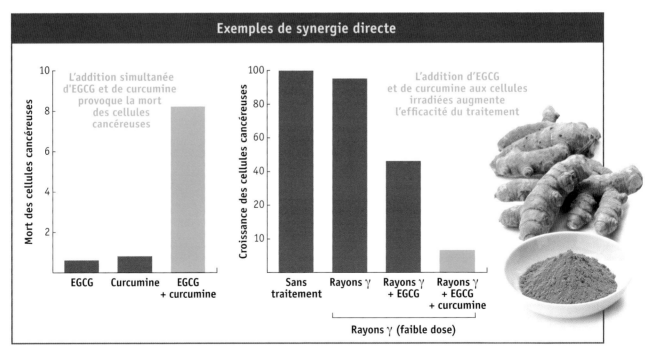

Figure 96

retrouve les aliments mentionnés dans ce livre. Il ne sert à rien de réinventer la roue : les peuples du Moyen-Orient cuisinent les légumineuses depuis au moins 3 000 ans et ont acquis un savoir-faire considérable dans la préparation de ces plats. La cuisine asiatique offre quant à elle de multiples possibilités d'utilisation du soja sous toutes ses formes, et vous trouverez dans ces ouvrages les meilleures façons d'apprivoiser cet aliment, sans compter l'utilisation systématique par ces différentes traditions de nombreux légumes bénéfiques, notamment les diverses variétés de choux. Les Méditerranéens et les Japonais ont élevé au rang d'art la préparation des poissons et des fruits de mer et sont une référence incontournable pour

vous guider dans la confection de ce type de repas. Même chose pour les Italiens et les Espagnols avec les tomates, ou encore la cuisine indienne pour les différents currys.

Ces recettes offrent une occasion en or de cuisiner des repas savoureux tout en s'inspirant des principes que nous avons élaborés dans ce livre. Il s'agit d'un point capital, car manger sainement nécessite d'abord et avant tout de ressentir un réel plaisir à manger. Pour la plupart des gens, un régime alimentaire est quelque chose d'ennuyeux, synonyme de punition et de privation. Au contraire, le programme que nous proposons doit être vu comme une récompense ! Avoir accès à des milliers de recettes utilisant des ingrédients sains et délicieux, puis varier constamment ses repas pour y inclure les centaines de fruits et de légumes disponibles sur le marché tiennent beaucoup plus de l'épicurisme que de l'ascétisme. Ce trésor phénoménal de connaissances empiriques transmises de génération en génération constitue la plus formidable expérience réalisée sur cette terre, un héritage d'une valeur inestimable qui reflète la quête perpétuelle de notre espèce à tirer profit des richesses de la nature pour sa santé et son plaisir.

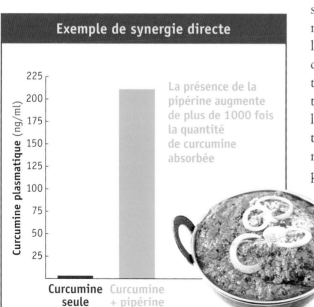

Exemple de synergie directe

Curcumine plasmatique (ng/ml)

225
200
175
150
125
100
75
50
25

Curcumine seule

Curcumine + pipérine

La présence de la pipérine augmente de plus de 1000 fois la quantité de curcumine absorbée

Figure 97

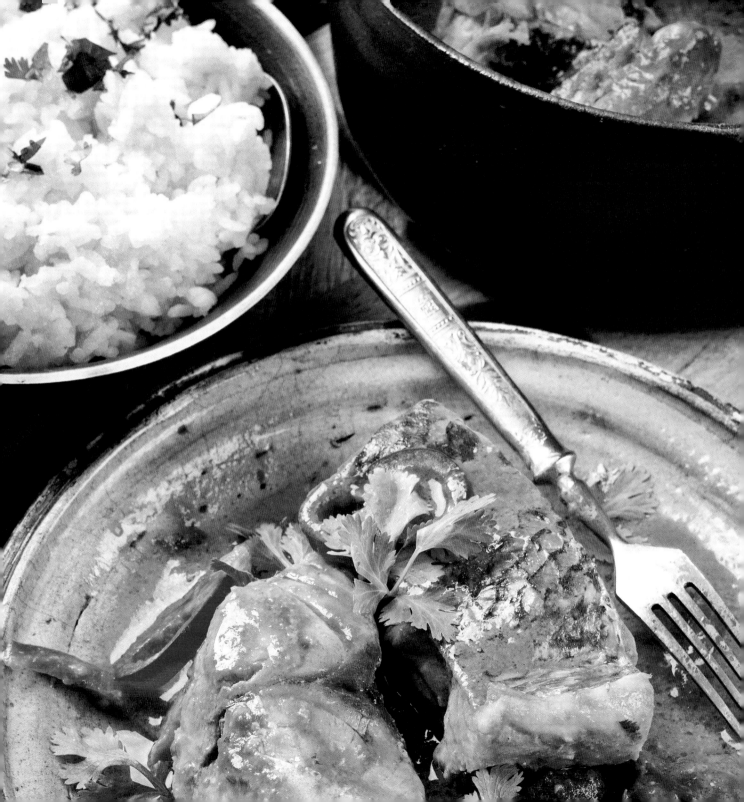

Conclusion

Une modification du régime alimentaire de façon à intégrer certains aliments constituant des sources exceptionnelles de molécules anticancéreuses représente une des meilleures armes actuellement à notre disposition pour lutter contre le cancer.

Ces changements d'habitudes n'ont rien d'extravagant ni de révolutionnaire : il s'agit simplement de remettre en valeur le rôle important de l'alimentation dans la vie quotidienne en prêtant une plus grande attention aux conséquences que peuvent avoir les aliments que nous mangeons sur notre bien-être général. Vous pouvez retirer énormément de satisfaction à mettre ces modifications en pratique, tant pour le plaisir gastronomique qu'il est possible d'en tirer que pour le sentiment de satisfaction à participer activement aux mécanismes de défense de votre organisme en lui procurant chaque jour une dose importante de ces alicaments. Utiliser les abondantes ressources alimentaires auxquelles nous avons l'immense privilège d'avoir accès, non seulement à des fins alimentaires mais également pour réduire l'incidence de maladies aussi graves que le cancer, pourrait représenter un des progrès les plus significatifs dans notre lutte contre cette maladie.

La cuisine est la culture de l'humanité, l'expression de son ingéniosité à explorer son environnement pour y découvrir de nouveaux aliments, l'illustration de sa quête constante du bien-être. Il est impossible d'accepter avec résignation qu'un siècle à peine d'industrialisation alimentaire arrive à détruire cet héritage, à nier en quelque sorte le savoir collectif de l'humanité et à en gaspiller les principaux fondements. Prévenir le cancer par l'alimentation, c'est donc d'abord et avant tout retrouver l'essence de cette culture alimentaire élaborée au fil des millénaires par les civilisations. C'est rendre hommage au savoir inestimable acquis par des milliers de générations de femmes qui ont voulu procurer à leurs enfants les aliments nécessaires à leur bonne santé, tout en recherchant la meilleure façon de préparer ces aliments pour qu'ils procurent du plaisir. C'est vouer un immense respect à la plus formidable expérience réalisée par l'humanité, sans laquelle nous n'aurions pu voir le jour. Prévenir le cancer par l'alimentation, c'est simplement renouer avec l'essence même de la condition humaine.

Chapitre 1

Siegel, R. et coll. « Cancer statistics, 2014 », *CA Cancer J Clin* 2014 ; 64 : 9-29.

Lichtenstein, P. et coll. « Environmental and heritable factors in the causation of cancer – analyses of cohorts of twins from Sweden, Denmark, and Finland », *N Engl J Med* 2000 ; 343 : 78-85.

Greaves, M.F. « Leukemia in twins: lessons in natural history », *Blood* 2003 ; 102 : 2321-33.

Sørensen, T.I. et coll. « Genetic and environmental influences on premature death in adult adoptees », *N Engl J Med* 1988 ; 318 : 727-732.

King, M.C. et coll. « Breast and ovarian cancer risks due to inherited mutations in BRCA1 and BRCA2 », *Science* 2003 ; 302 : 643-6.

Nkondjock, A. et coll. « Diet, lifestyle and BRCA-related breast cancer risk among French-Canadians », *Breast Cancer Res Treat* 2006 ; 98 : 285-294.

Doll, R. et R. Peto. « The causes of cancer: Quantitative estimates of avoidable risks of cancer in the United States today », *J Natl Cancer Inst* 1981 ; 66 : 1196-1265.

Kuriki, K. et K. Tajima. « The increasing incidence of colorectal cancer and the preventive strategy in Japan », *Asian Pacific J Cancer Prev* 2006 ; 7 : 495-501.

AACR Cancer Progress Report 2011, https://www.roswellpark.org/sites/default/files/node-files/asset/nid91575-2011-aacr-cpr-text-web.pdf.

World Cancer Research Fund/American Institute of Cancer Research, « Food, Nutrition, Physical Activity and the Prevention of Cancer: a Global Perspective », http://www.dietandcancerreport.org.

Platz, E.A. et coll. « Proportion of colon cancer risk that might be preventable in a cohort of middle-aged US men », *Cancer Causes Control* 2000 ; 11 : 579-88.

Cordain, L. et coll. « Origins and evolution of the Western diet: health implications for the 21st century », *Am J Clin Nutr* 2005 ; 81 : 341-354.

Weil, A. *Le guide essentiel de la diététique et de la santé*, Paris, J'ai lu, 2000, 414 pages.

Willett, W.C. *Eat, Drink and Be Healthy: The Harvard Medical School Guide to Healthy Eating*, New York, Free Press, 2001.

Chapitre 2

Weinberg, R.A. *One Renegade Cell: How Cancer Begins*, New York, Basic Books, 1998.

Weinstein, I.B. « The origins of human cancer: molecular mechanisms of carcinogenesis and their implications for cancer prevention and treatment - Twenty-seventh G.H.A. Clowes Memorial Award Lecture », *Cancer Res* 1988 ; 48 : 4135-43.

Sonnenschein, C. et A.M. Soto. « The death of the cancer cell », *Cancer Res* 2011 ; 71 : 4334-7.

Cho, K.R. et B. Vogelstein. « Genetic alterations in the adenoma-carcinoma sequence », *Cancer* 1992 ; 70 (Suppl) : 1727-31.

Hanahan, D. et R.A. Weinberg. « The hallmarks of cancer », *Cell* 2000 ; 100 : 57-70.

Greaves, M. « Darwinian medicine: a case for cancer », *Nature Rev Cancer* 2007 ; 7 : 213-221.

Vogelstein, B. et coll. « Cancer genome landscapes », *Science* 2013 ; 339 : 1546-58.

Gottesman, M.M. « Mechanisms of cancer drug resistance », *Annu Rev Med* 2002 ; 53 : 615-27.

Curtis, C. et coll. « The genomic and transcriptomic architecture of 2,000 breast tumours reveals novel subgroups », *Nature* 2012 ; 486 : 346-52.

de Bruin, E.C. et coll. « Spatial and temporal diversity in genomic instability processes defines lung cancer evolution », *Science* 2014 ; 346 : 251-6.

Chapitre 3

Bissell, M.J. et W.C. Hines. « Why don't we get more cancer? A proposed role of the microenvironment in restraining cancer progression », *Nat Med* 2011 ; 17 : 320-9.

Folkman, J. « Angiogenesis in cancer, vascular, rheumatoid and other diseases », *Nature Med* 1995 ; 1 : 27-31.

Tosetti, F. et coll. « Angioprevention: angiogenesis is a common and key target for cancer chemopreventive agents », *FASEB J.* 2002 ; 16 : 2-14.

Coussens, L.M. et Z. Werb. « Inflammation and cancer », *Nature* 2002 ; 420 : 860-867.

Balkwill, F. et L.M. Coussens. « Cancer: an inflammatory link », *Nature* 2004 ; 431 : 405-6.

Karin, M. « Nuclear factor-kappaB in cancer development and progression », *Nature* 2006 ; 441 : 431-6.

De Visser, K.E. et L.M. Coussens. « The inflammatory tumor microenvironment and its impact on cancer development », *Contrib Microbiol* 2006 ; 13 : 118-37.

Balkwill, F. et coll. « Smoldering and polarized inflammation in the initiation and promotion of malignant disease », *Cancer Cell* 2005 ; 7 : 211-7.

Finak, G. et coll. « Stromal gene expression predicts clinical outcome in breast cancer », *Nat Med* 2008 ; 14 : 518-27.

Kopelman, P.G. « Obesity as a medical problem », *Nature* 2000 ; 404 : 635-43.

Hummasti, S. et G.S. Hotamisligil. « Endoplasmic reticulum stress and inflammation in obesity and diabetes », *Circ Res* 2010 ; 107 : 579-91.

Calle, E.E. et R. Kaaks. « Overweight, obesity and cancer: epidemiological evidence and proposed mechanisms », *Nature Rev Cancer* 2004 ; 4 : 579-591.

Khandekar, M.J. et coll. « Molecular mechanisms of cancer development in obesity », *Nat Rev Cancer* 2011 ; 11 : 886-95.

Williams, S.C.P. « Link between obesity and cancer », *Proc Natl Acad Sci USA* 2013 ; 110 : 8753-54.

Arnold, M. et coll. « Global burden of cancer attributable to high body-mass index in 2012: a population-based study », *Lancet Oncol* 2015 ; 16 : 36-46.

Brown, L.M. et coll. « Incidence of adenocarcinoma of the esophagus among white Americans by sex, stage, and age », *J Natl Cancer Inst* 2008 ; 100 : 1184-7.

Chapitre 4

Ungar, P.S. et M.F. Teaford, dirs. *Human Diet: Its Origin and Evolution*, Westport (CT), Praeger, 2002, 192 pages.

Stahl, A.B. et coll. « Hominid dietary selection before fire [and comments and reply] », *Current Anthropology* 1984 ; 25 : 151-168.

Proches, S. et coll. « Plant diversity in the human diet: Weak phylogenetic signal indicates breadth », *Bioscience* 2008 ; 58 : 151-159.

Hardy, K. et coll. « Neanderthal medics? Evidence for food, cooking, and medicinal plants entrapped in dental calculus », *Naturwissenschaften* 2012 ; 99 : 617-26.

Cragg, G.M. et D.J. Newman. « Plants as a source of anti-cancer agents », *J Ethnopharmacol* 2005 ; 100 : 72-9.

Corson, T.W. et C.M. Crews. « Molecular understanding and modern application of traditional medicines: triumphs and trials », *Cell* 2007 ; 130 : 769-74.

Black, W.C. et H.G. Welch. « Advances in diagnostic imaging and overestimation of disease prevalence and the benefits of therapy », *N Engl J Med* 1993 ; 328 : 1237-1243.

Folkman, J. et R. Kalluri. « Cancer without disease », *Nature* 2004 ; 427 : 787.

Nielsen, M. et coll. « Breast cancer and atypia among young and middle-aged women: a study of 110 medicolegal autopsies », *Br J Cancer* 1987 ; 56 : 814-9

Sakr, W.A. et coll. « The frequency of carcinoma and intraepithelial neoplasia of the prostate in young male patients », *J Urol* 1993 ; 150 : 379-385.

Watanabe, M. et coll. « Comparative studies of prostate cancer in Japan versus the United States. A review », *Urol Oncol* 2000 ; 5 : 274-283.

London, S.J. et coll. « Isothiocyanates, glutathione S-transferase M1 and T1 polymorphisms, and lung-cancer risk: a prospective study of men in Shangai, China », *Lancet* 2000 ; 356 : 724-729.

Boivin, D. et coll. « Antiproliferative and antioxidant activities of common vegetables: A comparative study », *Food Chem* 2009 ; 112 : 374-380.

Boivin, D. et coll. « Inhibition of cancer cell proliferation and suppression of TNF-induced activation of NFkappaB by edible berry juice », *Anticancer Res* 2007 ; 27 : 937-48.

McCullough, M.L. et E.L. Giovannucci. « Diet and cancer prevention », *Oncogene* 2004 ; 23 : 6349-6364.

Key, T.J. et coll. « The effect of diet on risk of cancer », *Lancet* 2002 ; 360 : 861-868.

Chapitre 5

Manach, C. et coll. « Polyphenols: food sources and bioavailability », *Am J Clin Nutr* 2004 ; 79 : 727-747.

Bode, A.M. et Z. Dong. « Targeting signal transduction pathways by chemopreventive agents », *Mut Res* 2004 ; 555 : 33-51.

Anand, P. et coll. « Cancer is a preventable disease that requires major lifestyle changes », *Pharm Res* 2008 ; 25 : 2097-116.

The ATBC Study Group. « The effect of vitamin E and beta-carotene on the incidence of lung cancer and other cancers in male smokers », *N Engl J Med* 1994 ; 330 : 1029-1035.

Miller, E.R. et coll. « High-dosage vitamin E supplementation may increase all-cause mortality », *Ann Intern Med* 2005 ; 142 : 37-46.

Klein, E.A. et coll. « Vitamin E and the risk of prostate cancer: the Selenium and Vitamin E Cancer Prevention Trial (SELECT) », *JAMA* 2011 ; 306 : 1549-56.

Kristal, A.R. et coll. « Baseline selenium status and effects of selenium and vitamin E supplementation on prostate cancer risk », *J Natl Cancer Inst* 2014 ; 106 : djt456.

Mithöfer, A. et W. Boland. « Plant defense against herbivores: chemical aspects », *Annu Rev Plant Biol* 2012 ; 63 : 431-50.

Hare, J.D. « Ecological role of volatiles produced by plants in response to damage by herbivorous insects », *Annu Rev Entomol* 2011 ; 56 : 161-80.

Hughes, S. « Antelope activate the acacia's alarm system », *New Scientist* 1990 ; 1736 : 19.

Béliveau, R. et D. Gingras. « Role of nutrition in preventing cancer », *Can Fam Physician* 2007 ; 53 : 1905-11.

Cho, I. et M.J. Blaser. « The human microbiome: at the interface of health and disease », *Nat Rev Genet* 2012 ; 13 : 260-70.

Smith, P.M. et coll. « The microbial metabolites, short-chain fatty acids, regulate colonic Treg cell homeostasis », *Science* 2013 ; 341 : 569-573.

Roopchand, D.E. et coll. « Dietary polyphenols promote growth of the gut bacterium Akkermansia muciniphila and attenuate high fat diet-induced metabolic syndrome », *Diabetes* 2015 Apr 6. pii : db141916.

Drewnowski, A. et C. Gomez-Carneros. « Bitter taste, phytonutrients, and the consumer: a review », *Am J Clin Nutr* 2000 ; 72 : 1424-35.

Hung, H.C. et coll. « Fruit and vegetable intake and risk of major chronic disease », *J Natl Cancer Inst* 2004 ; 96 : 1577-84.

Boffetta, P. et coll. « Fruit and vegetable intake and overall cancer risk in the European Prospective Investigation into Cancer and Nutrition (EPIC) », *J Natl Cancer Inst* 2010 ; 102 : 529-37.

Fung, T.T. et coll. « Intake of specific fruits and vegetables in relation to risk of estrogen receptor-negative breast cancer among postmenopausal women », *Breast Cancer Res Treat* 2013 ; 138 : 925-30.

Stevenson, D.E. et R.D. Hurst. « Polyphenolic phytochemicals - just antioxidants or much more? », *Cell Mol Life Sci* 2007 ; 64 : 2900-16.

Eberhardt, M.V. et coll. « Antioxidant activity of fresh apples », *Nature* 2000 ; 405 : 903-4.

Surh, Y.J. « Cancer chemoprevention with dietary phytochemicals », *Nature Rev Cancer* 2003 ; 3 : 768-780.

Dorai, T. et B.B. Aggarwal. « Role of chemopreventive agents in cancer therapy », *Cancer Lett* 2004 ; 215 : 129-140.

Chapitre 6

Hedge, I.C. « A systematic and geographical survey of the Old World Cruciferae », dans Vaughn, J.G., A.J. Macleod et B.M.G. Jones, dirs. *The Biology and Chemistry of the Cruciferae*, Londres, Academic Press, 1976, p. 1-45.

Wright, C.A. *Mediterranean Vegetables: A Cook's ABC of Vegetables and Their Preparation in Spain, France, Italy, Greece, Turkey, the Middle East, and North Africa with More Than 200 Authentic Recipes for the Home Cook*, Boston (MA), Harvard Common Press, 2001, p. 77-79.

Michaud, D.S. et coll. « Fruit and vegetable intake and incidence of bladder cancer in a male prospective cohort », *J Natl Cancer Inst* 1999 ; 91 : 605-13.

Terry, P. et coll. « Brassica vegetables and breast cancer risk », *JAMA* 2001 ; 285 : 2975-2977.

Wu, Q.J. et coll. « Cruciferous vegetables consumption and the risk of female lung cancer: a prospective study and a meta-analysis », *Ann Oncol* 2013 ; 24 : 1918-1924.

Kirsh, V.A. et coll. « Prospective study of fruit and vegetable intake and risk of prostate cancer », *J Natl Cancer Inst* 2007 ; 99 : 1200-9.

Moy, K.A. « Isothiocyanates, glutathione S-transferase M1 and T1 polymorphisms and gastric cancer risk: a prospective study of men in Shanghai, China », *Int J Cancer* 2009 ; 125 : 2652-9.

Suzuki, R. et coll. « Fruit and vegetable intake and breast cancer risk defined by estrogen and progesterone receptor status: the Japan Public Health Center-based Prospective Study », *Cancer Causes Control* 2013 ; 24 : 2117-28.

Wu, Q.J. et coll. « Cruciferous vegetables intake and the risk of colorectal cancer: a meta-analysis of observational studies », *Ann Oncol* 2013 ; 24 : 1079-87.

Tang, L. et coll. « Intake of cruciferous vegetables modifies bladder cancer survival », *Cancer Epidemiol Biomarkers Prev* 2010 ; 19 : 1806-11.

Thomson, C.A. et coll. « Vegetable intake is associated with reduced breast cancer recurrence in tamoxifen users: a secondary analysis from the Women's Healthy Eating and Living Study », *Breast Cancer Res Treat* 2011 ; 125 : 519-527.

Verhoeven, D.T.H. et coll. « Epidemiological studies on Brassica vegetables and cancer risk », *Cancer Epidemiol Biomarkers Prev* 1996 ; 5 : 733-748.

Talalay, P. et J.W. Fahey. « Phytochemicals from cruciferous plants protect against cancer by modulating carcinogen metabolism », *J Nutr* 2001 ; 131 : 3027S-3033S.

Keum, Y.S. et coll. « Chemoprevention by isothiocyanates and their underlying molecular signaling mechanisms », *Mut Res* 2004 ; 555 : 191-202.

Johnston, C.S. et coll. « More Americans are eating "5 a day" but intakes of dark green and cruciferous vegetables remain low », *J Nutr* 2000 ; 130 : 3063-3067.

Fenwick, G.R. et coll. « Glucosinolates and their breakdown products in food and food plants », *CRC Critical Rev Food Sci and Nutr* 1983 ; 18 : 123-201.

Jones, R.B. et coll. « Cooking method significantly effects glucosinolate content and sulforaphane production in broccoli florets », *Food Chem* 2010 ; 123 : 237-242.

Mullaney, J.A. et coll. « Lactic acid bacteria convert glucosinolates to nitriles efficiently yet differently from enterobacteriaceae », *J Agric Food Chem* 2013 ; 61 : 3039-46.

McNaughton, S.A. et G.C. Marks. « Development of a food composition database for the estimation of dietary intakes of glucosinolates, the biologically active constituents of cruciferous vegetables », *Br J Nutr* 2003 ; 90 : 687-697.

Zhang, Y. et coll. « A major inducer of anticarcinogenic protective enzymes from broccoli: isolation and elucidation of structure », *Proc Natl Acad Sci USA* 1992 ; 89 : 2399-2403.

Fahey, J.W. et coll. « Broccoli sprouts: an exceptionally rich source of inducers of enzymes that protect against chemical carcinogens », *Proc Natl Acad Sci USA* 1997 ; 94 : 10367-10372.

Lenzi, M. et coll. « Sulforaphane as a promising molecule for fighting cancer », *Cancer Treat Res* 2014 ; 159 : 207-23.

Gingras, D. et coll. « Induction of medulloblastoma cell apoptosis by sulforaphane, a dietary anticarcinogen from Brassica vegetables », *Cancer Lett* 2004 ; 203 : 35-43.

Fahey, J.W. et coll. « Sulforaphane inhibits extracellular, intracellular and antibiotic-resistant strains of *Helicobacter pylori* and prevents benzo[a]pyrene-induces stomach tumors », *Proc Natl Acad Sci USA* 2002 ; 99 : 7610-7615.

Hecht, S.S. et coll. « Effects of watercress consumption on metabolism of a tobacco-specific lung carcinogen in smokers », *Cancer Epidemiol Biomarkers Prev* 1995 ; 4 : 877-84.

Qin, C.Z. et coll. « Advances in molecular signaling mechanisms of β-phenethyl isothiocyanate antitumor effects », *J Agric Food Chem* 2015 ; 63 : 3311-22.

Wang, D. et coll. « Phenethyl isothiocyanate upregulates death receptors 4 and 5 and inhibits proliferation in human cancer stem-like cells », *BMC Cancer* 2014 ; 14 : 591.

Bradlow, H.L. et coll. « Multifunctional aspects of the action of indole-3-carbinol as an antitumor agent », *Ann NY Acad Sci* 1999 ; 889 : 204-213.

Chapitre 7

Block, E. « The chemistry of garlic and onion », *Sci Am* 1985 ; 252 : 114-119.

Rivlin, R.S. « Historical perspective on the use of garlic », *J Nutr* 2001 ; 131 : 951S-4S.

Lawson, L.D. et Z.J. Wang. « Low allicin release from garlic supplements: a major problem due to the sensitivities of alliinase activity », *J Agric Food Chem* 2001 ; 49 : 2592-9.

Imai, S. et coll. « An onion enzyme that makes the eyes water », *Nature* 2002 ; 419 : 685.

Milner, J.A. « A historical perspective on garlic and cancer », *J Nutr* 2001 ; 131 : 1027S-31S.

Nicastro, H.L. et coll. « Garlic and onions: their cancer prevention properties », *Cancer Prev Res* 2015 ; 8 : 181-9.

Zhou, Y. et coll. « Consumption of large amounts of Allium vegetables reduces risk for gastric cancer in a metaanalysis », *Gastroenterology* 2011 ; 141 : 80-9.

Gonzalez, C.A. et coll. « Fruit and vegetable intake and the risk of stomach and œsophagus adenocarcinoma in the European Prospective Investigation into Cancer and Nutrition (EPIC-EURGAST) », *Int J Cancer* 2006 ; 118 : 2559-2566.

Galeone, C. et coll. « Onion and garlic use and human cancer », *Am J Clin Nutr* 2006 ; 84 : 1027-32.

Zhou, X.F. et coll. « Allium vegetables and risk of prostate cancer: evidence from 132,192 subjects », *Asian Pac J Cancer Prev* 2013 ; 14 : 4131-4.

Millen, A.E. et coll. « Fruit and vegetable intake and prevalence of colorectal adenoma in a cancer screening trial », *Am J Clin Nutr* 2007 ; 86 : 1754-64.

Gao, C.M. et coll. « Protective effect of allium vegetables against both œsophageal and stomach cancer: a simultaneous case-referent study of a high-epidemic area in Jiangsu Province, China », *Jpn J Cancer Res* 1999 ; 90 : 614-21.

Buiatti, E. et coll. « A case-control study of gastric cancer and diet in Italy », *Int J Cancer* 1989 ; 44 : 611-6.

Hsing, A.W. et coll. « Allium vegetables and risk of prostate cancer: a population-based study », *J Natl Cancer Inst* 2002 ; 94 : 1648-51.

Gonzalez, C.A. et coll. « Fruit and vegetable intake and the risk of stomach and œsophagus adenocarcinoma in the European Prospective Investigation into Cancer and Nutrition (EPIC-EURGAST) », *Int J Cancer* 2006 ; 118 : 2559-2566.

Gao, C.M. et coll. « Protective effect of allium vegetables against both œsophageal and stomach cancer: a simultaneous case-referent study of a high-epidemic area in Jiangsu Province, China », *Jap J Cancer Res* 1999 ; 90 : 614-621.

Steinmetz, K.A. et coll. « Vegetables, fruit, and colon cancer in the Iowa Women's Health Study », *Am J Epidemiol* 1994 ; 139 : 1-15.

Challier, B. et coll. « Garlic, onion and cereal fibre as protective factors for breast cancer: a French case-control study », *Eur J Epidemiol* 1998 ; 14 : 737-747.

Yi, L. et Q. Su. « Molecular mechanisms for the anti-cancer effects of diallyl disulfide », *Food Chem Toxicol* 2013 ; 57 : 362-70.

Herman-Antosiewicz, A. et S.V. Singh. « Signal transduction pathways leading to cell cycle arrest and apoptosis induction in cancer cells by Allium vegetable-derived organosulfur compounds: a review », *Mut Res* 2004 ; 555 : 121-131.

Milner, J.A. « Mechanisms by which garlic and allyl sulfur compounds suppress carcinogen bioactivation. Garlic and carcinogenesis », *Adv Exp Med Biol* 2001 ; 492 : 69-81.

Yang, C.S. et coll. « Mechanisms of inhibition of chemical toxicity and carcinogenesis by diallyl sulfide (DAS) and related compounds from garlic », *J Nutr* 2001 ; 131 : 1041S-5S.

Demeule, M. et coll. « Diallyl disulfide, a chemopreventive agent in garlic, induces multidrug resistance-associated protein 2 expression », *Biochem Biophys Res Commun* 2004 ; 324 : 937-45.

Chapitre 8

Shurtleff, W. et A. Aoyagi. *History of Whole Dry Soybeans, Used as Beans, or Ground, Mashed or Flaked (240 BCE to 2013)*, California, Lafayette, 1980, 950 pages.

Clemons, M. et P. Goss. « Estrogen and the risk of breast cancer », *N Engl J Med* 2001 ; 344 : 276-285.

Setchell, K.D. « Phytoestrogens: the biochemistry, physiology, and implications for human health of soy isoflavones », *Am J Clin Nutr* 1998 ; 68 : 1333S-1346S.

Magee, P.J. et I.R. Rowland. « Phyto-œstrogens, their mechanism of action: current evidence for a role in breast and prostate cancer », *Br J Nutr* 2004 ; 91 : 513-531.

Sarkar, F.H. et Y. Li. « Mechanisms of cancer chemoprevention by soy isoflavone genistein », *Cancer Metast Rev* 2002 ; 21 : 265-280.

Lee, H.P. et coll. « Dietary effects on breast cancer risk in Singapore », *Lancet* 1991 ; 331 : 1197-1200.

Yamamoto, S. et coll. « Soy, isoflavones, and breast cancer risk in Japan », *J Natl Cancer Inst* 2003 ; 95 : 906-913.

Horn-Ross, P.L. et coll. « Recent diet and breast cancer risk: the California Teachers Study (USA) », *Cancer Causes Control* 2002 ; 13 : 407-15.

Messina, M. et coll. « Estimated Asian adult soy protein and isoflavone intakes », *Nutr Cancer* 2006 ; 55 : 1-12.

Lee, S.A. et coll. « Adolescent and adult soy food intake and breast cancer risk: results from the Shanghai Women's Health Study », *Am J Clin Nutr* 2009 ; 89 : 1920-6.

Warri, A. et coll. « The role of early life genistein exposures in modifying breast cancer risk », *Br J Cancer* 2008 ; 98 : 1485-93.

Lamartiniere, C.A. et coll. « Genistein chemoprevention: timing and mechanisms of action in murine mammary and prostate », *J Nutr* 2002 ; 132 : 552S-558S.

Severson, R.K. et coll. « A prospective study of demographics, diet, and prostate cancer among men of Japanese ancestry in Hawaii », *Cancer Res* 1989 ; 49 : 1857-60.

Jacobsen, B.K. et coll. « Does high soy milk intake reduce prostate cancer incidence? The Adventist Health Study », *Cancer Causes Control* 1998 ; 9 : 553-7.

Kurahashi, N. et coll. « Plasma isoflavones and subsequent risk of prostate cancer in a nested case-control study: the Japan Public Health Center », *J Clin Oncol* 2008 ; 26 : 5923-9.

Chen, M. et coll. « Association between soy isoflavone intake and breast cancer risk for pre- and post-menopausal women: a meta-analysis of epidemiological studies », *PLoS One* 2014 ; 9 : e89288.

Ollberding, N.J. et coll. « Legume, soy, tofu, and isoflavone intake and endometrial cancer risk in postmenopausal women in the multiethnic cohort study », *J Natl Cancer Inst* 2012 ; 104 : 67-76.

Yang, W.S. et coll. « Soy intake is associated with lower lung cancer risk: results from a meta-analysis of epidemiologic studies », *Am J Clin Nutr* 2011 ; 94 : 1575-83.

Schabath, M.B. et coll. « Dietary phytoestrogens and lung cancer risk », *JAMA* 2005 ; 294 : 1493-504.

Allred, C.D. et coll. « Soy processing influences growth of estrogen-dependent breast cancer tumor », *Carcinogenesis* 2004 ; 25 : 1649-1657.

Fritz, H. et coll. « Soy, red clover, and isoflavones and breast cancer: a systematic review », *PLoS One* 2013 ; 8 : e81968.

Adlercreutz, H. et coll. « Dietary phytœstrogens and the menopause in Japan », *Lancet* 1992 ; 339 : 1233.

Rossouw, J.E. et coll. « Risks and benefits of estrogen plus progestin in healthy postmenopausal women: principal results from the Women's Health Initiative randomized controlled trial », *JAMA* 2002 ; 288 : 321-33.

Guha, N. et coll. « Soy isoflavones and risk of cancer recurrence in a cohort of breast cancer survivors: the Life After Cancer Epidemiology study », *Breast Cancer Res Treat* 2009 ; 118 : 395-405.

Shu, X.O. et coll. « Soy food intake and breast cancer survival », *JAMA* 2009 ; 302 : 2437-2443.

Chi, F. et coll. « Post-diagnosis soy food intake and breast cancer survival: a meta-analysis of cohort studies », *Asian Pac J Cancer Prev* 2013 ; 14 : 2407-12.

Nechuta, S.J. et coll. « Soy food intake after diagnosis of breast cancer and survival: an in-depth analysis of combined evidence from cohort studies of US and Chinese women », *Am J Clin Nutr* 2012 ; 96 : 123-32.

Kang, X. et coll. « Effect of soy isoflavones on breast cancer recurrence and death for patients receiving adjuvant endocrine therapy », *CMAJ* 2010 ; 182 : 1857-62.

Adlercreutz, H. « Lignans and human health », *Crit Rev Clin Lab Sci* 2007 ; 44 : 483-525.

Mason, J.K. et L.U. Thompson. « Flaxseed and its lignan and oil components: can they play a role in reducing the risk of and improving the treatment of breast cancer? », *Appl Physiol Nutr Metab* 2014 ; 39 : 663-78.

McCann, S.E. et coll. « Dietary lignan intakes in relation to survival among women with breast cancer: The Western New York Exposures and Breast Cancer (WEB) Study », *Breast Cancer Res Treat* 2010 ; 122 : 229-35.

Lowcock, E.C. et coll. « Consumption of flaxseed, a rich source of lignans, is associated with reduced breast cancer risk », *Cancer Causes Control* 2013 ; 24 : 813-6.

Buck, K. et coll. « Meta-analyses of lignans and enterolignans in relation to breast cancer risk », *Am J Clin Nutr* 2010 ; 92 : 141-153.

Chapitre 9

Aggarwal, B.B. et coll. « Potential of spice-derived phytochemicals for cancer prevention », *Planta Med* 2008 ; 74 : 1560-9.

Gupta, S.C. et coll. « Curcumin, a component of turmeric: from farm to pharmacy », *BioFactors* 2013 ; 39 : 2-13.

Hutchins-Wolfbrandt, A. et A.M. Mistry. « Dietary turmeric potentially reduces the risk of cancer », *Asian Pacific J Cancer Prev* 2011 ; 12 : 3169-3173.

Rastogi, T. et coll. « Cancer incidence rates among South Asians in four geographic regions: India, Singapore, UK and US », *Int J Epidemiol* 2008 ; 37 : 147-60.

Bachmeier, B.E. et coll. « Curcumin downregulates the inflammatory cytokines CXCL1 and -2 in breast cancer cells via NFkappaB », *Carcinogenesis* 2008 ; 29 : 779-89.

Yadav, V.R. et B.B. Aggarwal. « Curcumin: a component of the golden spice, targets multiple angiogenic pathways », *Cancer Biol Ther* 2011 ; 11 : 236-41.

Perkins, S. et coll. « Chemopreventive efficacy and pharmacokinetics of curcumin in the min/+ mouse, a model of familial adenomatous polyposis », *Cancer Epidemiol Biomarkers Prev* 2002 ; 11 : 535-40.

Cheng, A.L. et coll. « Phase I clinical trial of curcumin, a chemopreventive agent, in patients with high-risk or pre-malignant lesions », *Anticancer Res* 2001 ; 21 : 2895-2900.

Sharma, R.A. et coll. « Phase I clinical trial of oral curcumin: biomarkers of systemic activity and compliance », *Clin Cancer Res* 2004 ; 10 : 6847-6854.

Garcea, G. et coll. « Consumption of the putative chemopreventive agent curcumin by cancer patients: assessment of curcumin levels in the colorectum and their pharmacodynamic consequences », *Cancer Epidemiol Biomarkers Prev* 2005 ; 14 : 120-125.

Bayet-Robert, M. et coll. « Phase I dose escalation trial of docetaxel plus curcumin in patients with advanced and metastatic breast cancer », *Cancer Biol Ther* 2010 ; 9 : 8-14.

Dhillon, N. et coll. « Phase II trial of curcumin in patients with advanced pancreatic cancer », *Clin Cancer Res* 2008 ; 14 : 4491-9.

Shoba, G. et coll. « Influence of piperine on the pharmacokinetics of curcumin in animals and human volunteers », *Planta Med* 1998 ; 64 : 353-6.

Dudhatra, G.B. et coll. « A comprehensive review on pharmacotherapeutics of herbal bioenhancers », *Scientific World J* 2012 ; 2012 : 637953.

Cruz-Correa, M. et coll. « Combination treatment with curcumin and quercetin of adenomas in familial adenomatous polyposis », *Clin Gastroenterol Hepatol* 2006 ; 4 : 1035-8.

Kaefer, C.M. et J.A. Milner. « The role of herbs and spices in cancer prevention », *J Nutr Biochem* 2008 ; 19 : 347-61.

Johnson, J.J. « Carnosol: a promising anti-cancer and anti-inflammatory agent », *Cancer Lett* 2011 ; 305 : 1-7.

Shukla, S. et S. Gupta. « Apigenin: a promising molecule for cancer prevention », *Pharm Res* 2010 ; 27 : 962-78.

Lamy, S. et coll. « The dietary flavones apigenin and luteolin impair smooth muscle cell migration and VEGF expression through inhibition of PDGFR-beta phosphorylation », *Cancer Prev Res* 2008 ; 1 : 452-9.

Gates, M.A. et coll. « Flavonoid intake and ovarian cancer risk in a population-based case-control study », *Int J Cancer* 2009 ; 124 : 1918-25.

Meyer, H. et coll. « Bioavailability of apigenin from apiin-rich parsley in humans », *Ann Nutr Metab* 2006 ; 50 : 167-72.

Chapitre 10

Mitscher, L.A. et V. Dolby. *The Green Tea Book: China's Fountain of Youth*, Garden City Park (NY), Avery, 1998, 186 pages.

Rosen, D. *The Book of Green Tea*, North Adams (MA), Storey Publishing, 1998, 160 pages.

Yang, C.S. et coll. « Cancer prevention by tea: animal studies, molecular mechanisms and human relevance », *Nat Rev Cancer* 2009 ; 9 : 429-39.

Singh, B.N. et coll. « Green tea catechin, epigallocatechin-3-gallate (EGCG): mechanisms, perspectives and clinical applications », *Biochem Pharmacol* 2011 ; 82 : 1807-21.

Béliveau, R. et D. Gingras. « Green tea: prevention and treatment of cancer by nutraceuticals », *Lancet* 2004 ; 364 : 1021-1022.

Demeule, M. et coll. « Green tea catechins as novel antitumor and antiangiogenic compounds », *Curr Med Chem Anti-Cancer Agents* 2002 ; 2 : 441-63.

Yuan, J.M. « Cancer prevention by green tea: evidence from epidemiologic studies », *Am J Clin Nutr* 2013 ; 98 : 1676S-1681S.

Yang, G. et coll. « Prospective cohort study of green tea consumption and colorectal cancer risk in women », *Cancer Epidemiol Biomarkers Prev* 2007 ; 6 : 1219-23.

Ide, R. et coll. « A prospective study of green tea consumption and oral cancer incidence in Japan », *Ann Epidemiol* 2007 ; 17 : 821-6.

Kurahashi, N. et coll. « Green tea consumption and prostate cancer risk in Japanese men : a prospective study », *Am J Epidemiol* 2008 ; 167 : 71-7.

Henning, S.M. « Randomized clinical trial of brewed green and black tea in men with prostate cancer prior to prostatectomy », *Prostate* 2015 ; 75 : 550-9.

Tang, N. et coll. « Green tea, black tea consumption and risk of lung cancer : a meta-analysis », *Lung Cancer* 2009 ; 65 : 274-83.

Kurahashi, N. et coll. « Green tea consumption and prostate cancer risk in Japanese men : a prospective study », *Am J Epidemiol* 2008 ; 167 : 71-7.

Zhang, M. et coll. « Green tea and the prevention of breast cancer : a case-control study in Southeast China », *Carcinogenesis* 2007 ; 28 : 1074-8.

Nechuta, S. et coll. « Prospective cohort study of tea consumption and risk of digestive system cancers : results from the Shanghai Women's Health Study », *Am J Clin Nutr* 2012 ; 96 : 1056-63.

Yuan, J.M. et coll. « Urinary biomarkers of tea polyphenols and risk of colorectal cancer in the Shanghai Cohort Study », *Int J Cancer* 2007 ; 120 : 1344-50.

Gupta, S. et coll. « Inhibition of prostate carcinogenesis in TRAMP mice by oral infusion of green tea polyphenols », *Proc Natl Acad Sci USA* 2001 ; 98 : 10350-5.

Cao, Y. et R. Cao. « Angiogenesis inhibited by drinking tea », *Nature* 1999 ; 398 : 381.

Lamy, S. et coll. « Green tea catechins inhibit vascular endothelial growth factor receptor phosphorylation », *Cancer Res* 2002 ; 62 : 381-385.

Chapitre 11

Wang, C.H. et coll. « Cranberry-containing products for prevention of urinary tract infections in susceptible populations : a systematic review and meta-analysis of randomized controlled trials », *Arch Intern Med* 2012 ; 172 : 988-996.

Fung, T.T. et coll. « Intake of specific fruits and vegetables in relation to risk of estrogen receptor-negative breast cancer among postmenopausal women », *Breast Cancer Res Treat* 2013 ; 138 : 925-30.

Hannum, S.M. « Potential impact of strawberries on human health : a review of the science », *Crit Rev Food Sci Nutr* 2004 ; 44 : 1-17.

Carlton, P.S. et coll. « Inhibition of N-nitrosomethylbenzylamine-induced tumorigenesis in the rat esophagus by dietary freeze-dried strawberries », *Carcinogenesis* 2001 ; 22 : 441-446.

Chen, T. et coll. « Randomized phase II trial of lyophilized strawberries in patients with dysplastic precancerous lesions of the esophagus », *Cancer Prev Res* 2012 ; 5 : 41-50.

Wood, W. et coll. « Inhibition of the mutagenicity of bay-region diol epoxides of polycyclic aromatic hydrocarbons by naturally occurring plant phenols : exceptional activity of ellagic acid », *Proc Natl Acad Sci USA* 1982 ; 79 : 5513-5517.

Labrecque, L. et coll. « Combined inhibition of PDGF and VEGF receptors by ellagic acid, a dietary-derived phenolic compound », *Carcinogenesis* 2005 ; 26 : 821-826.

Kong, J.M. et coll. « Analysis and biological activities of anthocyanins », *Phytochemistry* 2003 ; 64 : 923-933.

Lamy, S. et coll. « Delphinidin, a dietary anthocyanidin, inhibits vascular endothelial growth factor receptor-2 phosphorylation », *Carcinogenesis* 2006 ; 27 : 989-96.

Wang, L.S. et coll. « A phase Ib study of the effects of black raspberries on rectal polyps in patients with familial adenomatous polyposis », *Cancer Prev Res* 2014 ; 7 : 666-74.

Rasmussen, S.E. et coll. « Dietary proanthocyanidins : Occurrence, dietary intake, bioavailability, and protection against cardiovascular disease », *Mol Nutr Food Res* 2005 ; 49 : 159-174.

Rossi, M. et coll. « Flavonoids, proanthocyanidins, and cancer risk : a network of case-control studies from Italy », *Nutr Cancer* 2010 ; 62 : 871-877.

Rossi, M. et coll. « Flavonoids, proanthocyanidins, and the risk of stomach cancer », *Cancer Causes Control* 2010 ; 21 : 1597-1604.

Wang, Y. et coll. « Dietary flavonoid and proanthocyanidin intakes and prostate cancer risk in a prospective cohort of US men », *Am J Epidemiol* 2014 ; 179 : 974-86.

Chapitre 12

Allport, S. *The Queen of Fats : Why Omega-3s Were Removed from the Western Diet and What We Can Do to Replace Them*, Oakland (CA), University of California Press, 2008, 232 pages.

Kris-Etherton, P.M. et coll. « Fish consumption, fish oil, omega-3 fatty acids, and cardiovascular disease », *Circulation* 2002 ; 106 : 2747.

Chan, J.K. et coll. « Effect of dietary alpha-linolenic acid and its ratio to linoleic acid on platelet and plasma fatty acids and thrombogenesis », *Lipids* 1993 ; 28 : 811-7.

De Lorgeril, M. et P. Salen. « New insights into the health effects of dietary saturated and omega-6 and omega-3 polyunsaturated fatty acids », *BMC Med* 2012 ; 10 : 50.

Abel, S. et coll. « Dietary PUFA and cancer », *Proc Nutr Soc* 2014 ; 73 : 361-7.

Mitrou, P.N. et coll. « Mediterranean dietary pattern and prediction of all-cause mortality in a US population : results from the NIH-AARP Diet and Health Study », *Arch Intern Med* 2007 ; 167 : 2461-8.

Filomeno, M. et coll. « Mediterranean diet and risk of endometrial cancer : a pooled analysis of three Italian case-control studies », *Br J Cancer* 2015 ; 112 : 1816.

LeGendre, O. et coll. « Oleocanthal rapidly and selectively induces cancer cell death via lysosomal membrane permeabilization (LMP) », *Mol Cell Oncol* DOI : 10.1080/23723556.2015.1006077.

Lamy, S. et coll. « Olive oil compounds inhibit vascular endothelial growth factor receptor-2 phosphorylation », *Exp Cell Res* 2014 ; 322 : 89-98.

Beauchamp, G.K. et coll. « Phytochemistry : ibuprofen-like activity in extra-virgin olive oil », *Nature* 2005 ; 437 : 45-6.

Peyrot des Gachons, C. et coll. « Unusual pungency from extra-virgin olive oil is attributable to restricted spatial expression of the receptor of oleocanthal », *J Neurosci* 2011 ; 31 : 999-1009.

Uauy, R. et coll. « Essential fatty acids in visual and brain development », *Lipids* 2001 ; 36 : 885-95.

Mozaffarian, D. et J.H. Wu. « (n-3) fatty acids and cardiovascular health : are effects of EPA and DHA shared or complementary? », *J Nutr* 2012 ; 142 : 614S-625S.

Calder, P.C. « Marine omega-3 fatty acids and inflammatory processes : Effects, mechanisms and clinical relevance », *Biochim Biophys Acta* 2015 ; 1851 : 469-484.

Dyerberg, J. et coll. « Fatty acid composition of the plasma lipids in Greenland Eskimos », *Am J Clin Nutr* 1975 ; 28 : 958-66.

Albert, C.M. et coll. « Fish consumption and risk of sudden cardiac death », *JAMA* 1998 ; 279 : 23-8.

Bao, Y. et coll. « Association of nut consumption with total and cause-specific mortality », *N Engl J Med* 2013 ; 369 : 2001-11.

Guasch-Ferré, M. et coll. « Frequency of nut consumption and mortality risk in the PREDIMED nutrition intervention trial », *BMC Med* 2013 ; 11 : 164.

Luu, H.N. et coll. « Prospective evaluation of the association of nut/peanut consumption with total and cause-specific mortality », *JAMA Intern Med* 2015 ; 175 : 755-66.

Grosso, G. et coll. « Nut consumption on all-cause, cardiovascular, and cancer mortality risk : a systematic review and meta-analysis of epidemiologic studies », *Am J Clin Nutr* 2015 ; 101 : 783-93.

Gerber, M. « Omega-3 fatty acids and cancers: a systematic update review of epidemiological studies », *Br J Nutr* 2012 ; 107 : S228-39.

Larsson, S.C. et coll. « Dietary long-chain n-3 fatty acids for the prevention of cancer: a review of potential mechanisms », *Am J Clin Nutr* 2004 ; 79 : 935-945.

Torfadottir, J.E. et coll. « Consumption of fish products across the lifespan and prostate cancer risk », *PLoS One* 2013 ; 8 : e59799.

Hall, M.N. et coll. « A 22-year prospective study of fish, n-3 fatty acid intake, and colorectal cancer risk in men », *Cancer Epidemiol Biomarkers Prev* 2008 ; 17 : 1136-43.

Zheng, J.S. et coll. « Intake of fish and marine n-3 polyunsaturated fatty acids and risk of breast cancer: meta-analysis of data from 21 independent prospective cohort studies », *BMJ* 2013 ; 346 : f3706.

Sawada, N. et coll. « Consumption of n-3 fatty acids and fish reduces risk of hepatocellular carcinoma », *Gastroenterology* 2012 ; 142 : 1468-75.

Epstein, M.M. « Dietary fatty acid intake and prostate cancer survival in Örebro County, Sweden », *Am J Epidemiol* 2012 ; 176 : 240-52.

Khankari, N.K. « Dietary intake of fish, polyunsaturated fatty acids, and survival after breast cancer: A population-based follow-up study on Long Island, New York », *Cancer* 2015 Mar 24. doi: 10.1002/cncr.29329.

Szymanski, K.M. « Fish consumption and prostate cancer risk: a review and meta-analysis », *Am J Clin Nutr* 2010 ; 92 : 1223-33.

Brasky, T.M. et coll. « Long-chain Ω-3 fatty acid intake and endometrial cancer risk in the Women's Health Initiative », *Am J Clin Nutr* 2015 ; 101 : 824-34.

Chapitre 13

Wertz, K. et coll. « Lycopene: modes of action to promote prostate health », *Arch Biochem Biophys* 2004 ; 430 : 127-134.

Shi, J. et M. Le Maguer. « Lycopene in tomatoes: chemical and physical properties affected by food processing », *Crit Rev Food Sci Nutr* 2000 ; 40 : 1-42.

Unlu, N.Z. et coll. « Lycopene from heat-induced cis-isomer-rich tomato sauce is more bioavailable than from all-trans-rich tomato sauce in human subjects », *Br J Nutr* 2007 ; 98 : 140-6.

Giovannucci, E. « Tomatoes, tomato-based products, lycopene, and cancer: review of the epidemiologic literature », *J Natl Cancer Inst* 1999 ; 91 : 317-31.

Giovannucci, E. et coll. « A prospective study of tomato products, lycopene, and prostate cancer risk », *J Natl Cancer Inst* 2002 ; 94 : 391-8.

Wu, K. et coll. « Plasma and dietary carotenoids, and the risk of prostate cancer: a nested case-control study », *Cancer Epidemiol Biomarkers Prev* 2004 ; 13 : 260-9.

Campbell, J.K. et coll. « Tomato phytochemicals and prostate cancer risk », *J Nutr* 2004 ; 134 : 3486S-3492S.

Sharoni, Y. et coll. « The role of lycopene and its derivatives in the regulation of transcription systems: implications for cancer prevention », *Am J Clin Nutr* 2012 ; 96 : 1173S-8S.

Khachik, F. et coll. « Chemistry, distribution, and metabolism of tomato carotenoids and their impact on human health », *Exp Biol Med* 2002 ; 227 : 845-51.

Ho, W.J. et coll. « Antioxidant micronutrients and the risk of renal cell carcinoma in the Women's Health Initiative cohort », *Cancer* 2015 ; 121 : 580-8.

Giovannucci, E. et coll. « Intake of carotenoids and retinol in relation to risk of prostate cancer », *J Natl Cancer Inst* 1995 ; 87 : 1767-76.

Eliassen, A.H. et coll. « Circulating carotenoids and risk of breast cancer: pooled analysis of eight prospective studies », *J Natl Cancer Inst* 2012 ; 104 : 1905-16.

Zhang, X. et coll. « Carotenoid intakes and risk of breast cancer defined by estrogen receptor and progesterone receptor status: a pooled analysis of 18 prospective cohort studies », *Am J Clin Nutr* 2012 ; 95 : 713-25.

Rizwan, M. et coll. « Tomato paste rich in lycopene protects against cutaneous photodamage in humans in vivo: a randomized controlled trial », *Br J Dermatol* 2011 ; 164 : 154-162.

Ross, A.B. et coll. « Lycopene bioavailability and metabolism in humans: an accelerator mass spectrometry study », *Am J Clin Nutr* 2011 ; 93 : 1263-1273.

Chapitre 14

Wu, G.A. et coll. « Sequencing of diverse mandarin, pummelo and orange genomes reveals complex history of admixture during citrus domestication », Nat Biotechnol 2014 ; 32 : 656-62.

Gmitter, F.G. et X. Hu. « The possible role of Yunnan, China, in the origin of contemporary citrus species (*Rutaceae*) », *Economic Botany* 1990 ; 44 : 267-277.

Arias, B.A. et L. Ramon-Laca. « Pharmacological properties of citrus and their ancient and medieval uses in the Mediterranean region », *J Ethnopharm* 2005 ; 97 : 89-95.

Manthey, J.A. et coll. « Biological properties of citrus flavonoids pertaining to cancer and inflammation », *Curr Med Chem* 2001 ; 8 : 135-153.

Crowell, P.L. « Prevention and therapy of cancer by dietary monoterpenes », *J Nutr* 1999 ; 129 : 775S-778S.

Gonzalez, C.A. et coll. « Fruit and vegetable intake and the risk of gastric adenocarcinoma: a reanalysis of the European Prospective Investigation into Cancer and Nutrition (EPIC-EURGAST) study after a longer follow-up », *Int J Cancer* 2012 ; 131 : 2910-9.

Steevens, J. et coll. « Vegetables and fruits consumption and risk of esophageal and gastric cancer subtypes in the Netherlands Cohort Study », *Int J Cancer* 2011 ; 129 : 2681-93.

Maserejian, N.N. et coll. « Prospective study of fruits and vegetables and risk of oral premalignant lesions in men », *Am J Epidemiol* 2006 ; 164 : 556-66.

Li, W.Q. et coll. « Citrus consumption and cancer incidence: the Ohsaki cohort study », *Int J Cancer* 2010 ; 127 : 1913-22.

Kwan, M.L. et coll. « Food consumption by children and the risk of childhood acute leukemia », *Am J Epidemiol* 2004 ; 160 : 1098-107.

Bailey, D.G. et coll. « Grapefruit juice-drug interactions », *Br J Clin Pharmacol* 1998 ; 46 : 101-110.

Chapitre 15

Aradhya, M. et coll. « Genetic structure, differentiation, and phylogeny of the genus vitis: implications for genetic conservation », *Acta Hortic (ISHS)* 2008 ; 799 : 43-49.

McGovern, P.E. et coll. « Neolithic resinated wine », *Nature* 1996 ; 381 : 480-481.

This, P. et coll. « Historical origins and genetic diversity of wine grapes », *Trends Genet* 2006 ; 22 : 511-9.

St-Leger, A.S. et coll. « Factors associated with cardiac mortality in developed countries with particular reference to the consumption of wine », *Lancet* 1979 ; 1 : 1017-1020.

Renaud, S. et M. de Lorgeril. « Wine, alcohol, platelets, and the French paradox for coronary heart disease », *Lancet* 1992 ; 339 : 1523-1526.

De Lorgeril, M. et coll. « Wine drinking and risks of cardiovascular complications after recent acute myocardial infarction », *Circulation* 2002 ; 106 : 1465-9.

Di Castelnuovo, A. et coll. « Meta-analysis of wine and beer consumption in relation to vascular risk », *Circulation* 2002 ; 105 : 2836-2844.

Di Castelnuovo, A. et coll. « Alcohol dosing and total mortality in men and women: an updated meta-analysis of 34 prospective studies », *Arch Intern Med* 2006 ; 166 : 2437-45.

Szmitko, P.E. et S. Verma. « Red wine and your heart » *Circulation* 2005 ; 111 : e10-e11.

Gronbaek, M. et coll. « Type of alcohol consumed and mortality from all causes, coronary heart disease, and cancer », *Ann Intern Med* 2000 ; 133 : 411-419.

Klatsky, A.L. et coll. « Wine, liquor, beer, and mortality », *Am J Epidemiol* 2003 ; 158 : 585-595.

Renaud, S.C. et coll. « Wine, beer, and mortality in middle-aged men from eastern France », *Arch Intern Med* 1999 ; 159 : 1865-1870.

Frankel, E.N. et coll. « Inhibition of oxidation of human low-density lipoprotein by phenolic substances in red wine », *Lancet* 1993 ; 341 : 454-7.

Chiva-Blanch, G. et coll. « Effects of red wine polyphenols and alcohol on glucose metabolism and the lipid profile: a randomized clinical trial », *Clin Nutr* 2013 ; 32 : 200-6.

German, J.B. et R.L. Walzem. « The health benefits of wine », *Annu Rev Nutr* 2000 ; 20 : 561-593.

Langcake, P. et coll. « Production of resveratrol by *Vitis vinifera* and other members of *Vitaceae* as a response to infection or injury », *Physiol Plant Pathol* 1976 ; 9 : 77-86.

Baan, R. et coll. « Carcinogenicity of alcoholic beverages », *Lancet Oncol* 2007 ; 8 : 292-3.

Salaspuro, V. et M. Salaspuro. « Synergistic effect of alcohol drinking and smoking on in vivo acetaldehyde concentration in saliva », *Int J Cancer* 2004 ; 111 : 480-3.

Castellsagué, X. et coll. « The role of type of tobacco and type of alcoholic beverage in oral carcinogenesis », *Int J Cancer* 2004 ; 108 : 741-9.

Chao, C. « Associations between beer, wine, and liquor consumption and lung cancer risk: a meta-analysis », *Cancer Epidemiol Biomarkers Prev* 2007 ; 16 : 2436-47.

Benedetti, A. et coll. « Lifetime consumption of alcoholic beverages and risk of 13 types of cancer in men: results from a case-control study in Montreal », *Cancer Detect Prev* 2009 ; 32 : 352-62.

Allen, N.E. et coll. « Moderate alcohol intake and cancer incidence in women », *J Natl Cancer Inst* 2009 ; 101 : 296-305.

Jang, M. et coll. « Cancer chemopreventive activity of resveratrol, a natural product derived from grapes », *Science* 1997 ; 275 : 218-20.

Kraft, T.E. et coll. « Fighting cancer with red wine? Molecular mechanisms of resveratrol », *Crit Rev Food Sci Nutr* 2009 ; 49 : 782-99.

Patel, K.R. et coll. « Sulfate metabolites provide an intracellular pool for resveratrol generation and induce autophagy with senescence », *Sci Transl Med* 2013 ; 5 : 205ra133.

Fontana, L. et L. Partridge. « Promoting health and longevity through diet: from model organisms to humans », *Cell* 2015 ; 161 : 106-18.

Wood, J.G. et coll. « Sirtuin activators mimic caloric restriction and delay ageing in metazoans », *Nature* 2004 ; 430 : 686-689.

Sajish, M. et P. Schimmel. « A human tRNA synthetase is a potent PARP1-activating effector target for resveratrol », *Nature* 2015 ; 519 : 370-3.

Chapitre 16

Burkitt, D.P. « Epidemiology of cancer of the colon and rectum », *Cancer* 1971 ; 28 : 3-13.

Bradbury, K.E. et coll. « Fruit, vegetable, and fiber intake in relation to cancer risk: findings from the European Prospective Investigation into Cancer and Nutrition (EPIC) », *Am J Clin Nutr* 2014 ; 100 : 394S-8S.

Aune, D. et coll. « Dietary fibre, whole grains, and risk of colorectal cancer: systematic review and dose-response meta-analysis of prospective studies », *BMJ* 2011 ; 343 : d6617.

Huang, T. et coll. « Consumption of whole grains and cereal fiber and total and cause-specific mortality: prospective analysis of 367,442 individuals », *BMC Med* 2015 ; 13 : 59.

Louis, P. et coll. « The gut microbiota, bacterial metabolites and colorectal cancer », *Nat Rev Microbiol* 2014 ; 12 : 661-72.

Schwabe, R.F. et C. Jobin. « The microbiome and cancer », *Nat Rev Cancer* 2013 ; 13 : 800-12.

Ahn, J. et coll. « Human gut microbiome and risk for colorectal cancer », *J Natl Cancer Inst* 2013 ; 105 : 1907-11.

Kostic, A.D. et coll. « *Fusobacterium nucleatum* potentiates intestinal tumorigenesis and modulates the tumor-immune microenvironment », *Cell Host Microbe* 2013 ; 14 : 207-15.

Yoshimoto, S. et coll. « Obesity-induced gut microbial metabolite promotes liver cancer through senescence secretome », *Nature* 2013 ; 499 : 97-101.

Turnbaugh, P.J. et coll. « A core gut microbiome in obese and lean twins », *Nature* 2009 ; 457 : 480-4.

Everard, A. et P.D. Cani. « Diabetes, obesity and gut microbiota », *Best Pract Res Clin Gastroenterol* 2013 ; 27 : 73-83.

Sampson, T.R. et S.K. Mazmanian. « Control of brain development, function, and behavior by the microbiome », *Cell Host Microbe* 2015 ; 17 : 565-576.

O'Keefe, S.J. et coll. « Fat, fibre and cancer risk in African Americans and rural Africans », *Nature Commun* 2015 ; 6 : 6342.

Chassaing, B. et coll. « Dietary emulsifiers impact the mouse gut microbiota promoting colitis and metabolic syndrome », *Nature* 2015 ; 519 : 92-6.

Suez, J. et coll. « Artificial sweeteners induce glucose intolerance by altering the gut microbiota », *Nature* 2014 ; 514 : 181-6.

David, L.A. et coll. « Diet rapidly and reproducibly alters the human gut microbiome », *Nature* 2014 ; 505 : 559-63.

Valverde, M.E. et coll. « Edible mushrooms: improving human health and promoting quality life », *Int J Microbiol* 2015 ; 2015 : 376387.

Ikekawa, T. « Beneficial effects of edible and medicinal mushrooms on health care », *Int J Med Mushrooms* 2001 ; 3 : 291-298.

Hara, M. et coll. « Cruciferous vegetables, mushrooms, and gastrointestinal cancer risks in a multicenter, hospital-based case-control study in Japan », *Nutr Cancer* 2003 ; 46 : 138-47.

Li, J. et coll. « Dietary mushroom intake may reduce the risk of breast cancer: evidence from a meta-analysis of observational studies », *PLoS One* 2014 ; 9 : e93437.

Schwartz, B. et Y. Hadar. « Possible mechanisms of action of mushroom-derived glucans on inflammatory bowel disease and associated cancer », *Ann Transl Med* 2014 ; 2 : 19.

Ina, K. et coll. « The use of lentinan for treating gastric cancer », *Anticancer Agents Med Chem* 2013 ; 13 : 681-8.

Maehara, Y. et coll. « Biological mechanism and clinical effect of protein-bound polysaccharide K (KRESTIN(®)): review of development and future perspectives », *Surg Today* 2012 ; 42 : 8-28.

Chen, S. et coll. « Anti-aromatase activity of phytochemicals in white button mushrooms (*Agaricus bisporus*) », *Cancer Res* 2006 ; 66 : 12026-34.

Lee, A.H. et coll. « Mushroom intake and risk of epithelial ovarian cancer in southern Chinese women », *Int J Gynecol Cancer* 2013 ; 23 : 1400-5.

Twardowski, P. et coll. « A phase I trial of mushroom powder in patients with biochemically recurrent prostate cancer: Roles of cytokines and myeloid-derived suppressor cells for *Agaricus bisporus*-induced prostate-specific antigen responses », *Cancer* 2015 May 18 ; doi : 10.1002/cncr.29421.

Hehemann, J.H. et coll. « Transfer of carbohydrate-active enzymes from marine bacteria to Japanese gut microbiota », *Nature* 2010 ; 464 : 908-12.

Skibola, C.F. et coll. « Brown kelp modulates endocrine hormones in female sprague-dawley rats and in human luteinized granulosa cells », *J Nutr* 2005 ; 135 : 296-300.

Teas, J. et coll. « Dietary seaweed modifies estrogen and phytoestrogen metabolism in healthy postmenopausal women », *J Nutr* 2009 ; 139 : 939-44.

Yang, Y.J. et coll. « A case-control study on seaweed consumption and the risk of breast cancer », *Br J Nutr* 2010 ; 103 : 1345-53.

Hoshiyama, Y. et coll. « A case-control study of colorectal cancer and its relation to diet, cigarettes, and alcohol consumption in Saitama Prefecture, Japan », *Tohoku J Exp Med* 1993 ; 171 : 153-65.

Senthilkumar, K. et S.K. Kim. « Anticancer effects of fucoidan », *Adv Food Nutr Res* 2014 ; 72 : 195-213.

Rengarajan, T. et coll. « Cancer preventive efficacy of marine carotenoid fucoxanthin: cell cycle arrest and apoptosis », *Nutrients* 2013 ; 5 : 4978-89.

Kotake-Nara, E. et coll. « Neoxanthin and fucoxan-thin induce apoptosis in PC-3 human prostate cancer cells », *Cancer Lett* 2005 ; 220 : 75-84.

Sreekumar, S. et coll. « Pomegranate fruit as a rich source of biologically active compounds », *Biomed Res Int* 2014 ; 2014 : 686921.

Khan, N. et coll. « Oral consumption of pomegra-nate fruit extract inhibits growth and progres-sion of primary lung tumors in mice », *Cancer Res* 2007 ; 67 : 3475-3482.

Malik, A. et coll. « Pomegranate fruit juice for chemoprevention and chemotherapy of pros-tate cancer », *Proc Natl Acad Sci USA* 2005 ; 102 : 14813-14818.

Pantuck, A.J. et coll. « Phase II study of pomegra-nate juice for men with rising prostate-specific antigen following surgery or radiation for pros-tate cancer », *Clin Cancer Res* 2006 ; 12 : 4018-4026.

Thomas, R. et coll. « A double-blind, placebo-controlled randomised trial evaluating the effect of a polyphenol-rich whole food supplement on PSA progression in men with prostate cancer – the U.K. NCRN Pomi-T study », *Prostate Cancer Prostatic Dis* 2014 ; 17 : 180-6.

Andres-Lacueva, C. et coll. « Phenolic compounds: chemistry and occurrence in fruits and vege-tables », dans de la Rosa, L.A., E. Alvarez-Parrilla et G.A. Gonzalez-Aguilar, dirs. *Fruit and Vegetable Phytochemicals: Chemistry, Nutritional Value and Sta-bility*, Ames (IA), Wiley-Blackwell, 2009, 384 pages.

Feskanich, D. et coll. « Prospective study of fruit and vegetable consumption and risk of lung cancer among men and women », *J Natl Cancer Inst* 2000 ; 92 : 1812-23.

Freedman, N.D. et coll. « Fruit and vegetable intake and head and neck cancer risk in a large United States prospective cohort study », *Int J Cancer* 2008 ; 122 : 2330-6.

Noratto, G. et coll. « Identifying peach and plum polyphenols with chemopreventive potential against estrogen-independent breast cancer cells », *J Agric Food Chem* 2009 ; 57 : 5219-26.

Noratto, G. et coll. « Polyphenolics from peach (*Prunus persica* var. Rich Lady) inhibit tumor growth and metastasis of MDA-MB-435 breast cancer cells in vivo », *J Nutr Biochem* 2014 ; 25 : 796-800.

Fung, T.T. et coll. « Intake of specific fruits and vegetables in relation to risk of estrogen receptor-negative breast cancer among postme-nopausal women », *Breast Cancer Res Treat* 2013 ; 138 : 925-30.

Nkondjock, A. « Coffee consumption and the risk of cancer: an overview », *Cancer Lett* 2009 ; 277 : 121-5.

Yu, X. et coll. « Coffee consumption and risk of cancers: a meta-analysis of cohort studies », *BMC Cancer* 2011 ; 11 : 96.

Li, J. et coll. « Coffee consumption modifies risk of estrogen-receptor negative breast cancer », *Breast Cancer Research* 2011 ; 13 : R49.

Bamia, C. et coll. « Coffee, tea and decaffeinated coffee in relation to hepatocellular carcinoma in a European population: multicentre, prospective cohort study », *Int J. Cancer* 2015 ; 136 : 1899-908.

Rosendahl, A.H. et coll. « Caffeine and caffeic acid inhibit growth and modify estrogen receptor and insulin-like growth factor I receptor levels in human breast cancer », *Clin Cancer Res* 2015 ; 21 : 1877-87.

Hurst, W. J. et coll. « Cacao usage by the earliest Maya civilization », *Nature* 2002 ; 418 : 289-290.

Dillinger, T.L. et coll. « Food of the gods: cure for humanity ? A cultural history of the medicinal and ritual use of chocolate », *J Nutr* 2000 ; 130 : 2057S-2072S.

Kim, J. et coll. « Cocoa phytochemicals: recent advances in molecular mechanisms on health », *Crit Rev Food Sci Nutr* 2014 ; 54 : 1458-72.

Buijsse, B. et coll. « Cocoa intake, blood pressure, and cardiovascular mortality: the Zutphen Elderly Study », *Arch Intern Med* 2006 ; 166 : 411-417.

Lewis, J.R. et coll. « Habitual chocolate intake and vascular disease: a prospective study of clinical outcomes in older women », *Arch Intern Med* 2010 ; 170 : 1857-1858.

di Giuseppe, R. et coll. « Regular consumption of dark chocolate is associated with low serum concentrations of C-reactive protein in a healthy Italian population », *J Nutr* 2008 ; 138 : 1939-45.

Schroeter, H. et coll. « (-)-Epicatechin mediates beneficial effects of flavanol-rich cocoa on vas-cular function in humans », *Proc Natl Acad Sci USA* 2006 ; 103 : 1024-9.

Serafini, M. et coll. « Plasma antioxidants from cho-colate », *Nature* 2003 ; 424 : 1013.

Mastroiacovo, D. et coll. « Cocoa flavanol consump-tion improves cognitive function, blood pressure control, and metabolic profile in elderly subjects: the Cocoa, Cognition, and Aging (CoCoA) Study – a randomized controlled trial », *Am J Clin Nutr* 2015 ; 101 : 538-48.

Messerli, F.H. « Chocolate consumption, cogni-tive function, and Nobel laureates », *N Engl J Med* 2012 ; 367 : 1562-4.

Wang, Y. et coll. « Dietary flavonoid and proan-thocyanidin intakes and prostate cancer risk in a prospective cohort of US men », *Am J Epidemiol* 2014 ; 179 : 974-86.

Cutler, G.J. et coll. « Dietary flavonoid intake and risk of cancer in postmenopausal women: the Iowa Women's Health Study », *Int J Cancer* 2008 ; 123 : 664-71.

Zamora-Ros, R. et coll. « Dietary flavonoid, lignan and antioxidant capacity and risk of hepatocel-lular carcinoma in the European prospective investigation into cancer and nutrition study », *Int J Cancer* 2013 ; 133 : 2429-43.

Zamora-Ros, R. et coll. « Flavonoid and lignan intake in relation to bladder cancer risk in the European Prospective Investigation into Cancer and Nutrition (EPIC) study », *Br J Cancer* 2014 ; 111 : 1870-80.

Cassidy, A. et coll. « Intake of dietary flavonoids and risk of epithelial ovarian cancer », *Am J Clin Nutr* 2014 ; 100 : 1344-51.

Spadafranca, A. et coll. « Effect of dark chocolate on plasma epicatechin levels, DNA resistance to oxidative stress and total antioxidant acti-vity in healthy subjects », *Br J Nutr* 2010 ; 103 : 1008-14.

Kenny, T.P. et coll. « Cocoa procyanidins inhibit proliferation and angiogenic signals in human dermal microvascular endothelial cells following stimulation by low-level H2O2 », *Exp Biol Med* 2004 ; 229 : 765-771.

Etxeberria, U. et coll. « Impact of polyphenols and polyphenol-rich dietary sources on gut micro-biota composition », *J Agric Food Chem* 2013 ; 61 : 9517-33.

Tzounis, X. et coll. « Prebiotic evaluation of cocoa-derived flavanols in healthy humans by using a randomized, controlled, double-blind, crossover intervention study », *Am J Clin Nutr* 2011 ; 93 : 62-72.

Moore, M. et J. Finley. « The precise reason for the health benefits of dark chocolate: mystery solved », 247th Meeting of the American Chemical Society, Dallas, 18 mars 2014.

Chapitre 17

Hecht, S.S. « Tobacco Smoke Carcinogens and Lung Cancer », *J Natl Cancer Inst* 1999 ; 91 : 1194-1210.

Doll, R. et coll. « Mortality in relation to smoking: 50 years' observations on male British doctors », *BMJ* 2004 ; 328 : 1519.

Fairchild, A.L. et coll. « The renormalization of smoking? E-cigarettes and the tobacco "end-game" », *N Engl J Med* 2014 ; 370 : 293-5.

Grana, R. et coll. « E-cigarettes: a scientific review », *Circulation* 2014 ; 129 : 1972-86.

Arem, H. et coll. « Physical activity and cancer-specific mortality in the NIH-AARP Diet and Health Study cohort », *Int J Cancer* 2014 ; 135 : 423-31.

Schmid, D. et M. Leitzmann. « Television viewing and time spent sedentary in relation to cancer risk: a meta-analysis », *J Natl Cancer Inst* 2014 ; 106 : pii : dju098.

Giovannucci, E.L. « Physical activity as a standard cancer treatment », *J Natl Cancer Inst* 2012 ; 104 : 797-9.

Di Castelnuovo, A. et coll. « Alcohol dosing and total mortality in men and women: an updated meta-analysis of 34 prospective studies », *Arch Intern Med* 2006 ; 166 : 2437-45.

Allen, N.E. et coll. « Moderate alcohol intake and cancer incidence in women », *J Natl Cancer Inst* 2009 ; 101 : 296-305.

Kwan, M.L. et coll. « Alcohol consumption and breast cancer recurrence and survival among women with early-stage breast cancer: The Life After Cancer Epidemiology (LACE) Study », *J Clin Oncol* 2010 ; 28 : 4410-4416.

Green, A.C., G.M. Williams, V. Logan et coll. « Reduced melanoma after regular sunscreen use: randomized control trial follow-up », *J Clin Oncol* 2011 ; 29 : 257-263.

Zhang, M. « Use of tanning beds and incidence of skin cancer », *J Clin Oncol* 2012 ; 30 : 1588-1593.

Joossens, J.V. et coll. « Dietary salt, nitrate and stomach cancer mortality in 24 countries. European Cancer Prevention (ECP) and the INTERSALT Cooperative Research Group », *Int J Epidemiol* 1996 ; 25 : 494-504.

Lampe, J.W. « Spicing up a vegetarian diet: chemopreventive effects of phytochemicals », *Am J Clin Nutr* 2003 ; 78 : 579S-583S.

Macpherson, H. et coll. « Multivitamin-multimineral supplementation and mortality: a meta-analysis of randomized controlled trials », *Am J Clin Nutr* 2013 ; 97 : 437-44.

Bjelakovic, G. et coll. « Antioxidant supplements and mortality », *Curr Opin Clin Nutr Metab Care* 14 novembre 2013.

Giovannucci, E. et coll. « Prospective study of predictors of vitamin D status and cancer incidence and mortality in men », *J Natl Cancer Inst* 2006 ; 98 : 451-459.

Feldman, D. et coll. « The role of Vitamin D in reducing cancer risk and progression », *Nat Rev Cancer* 2014 ; 14 : 342-57.

Williams, S.C.P. « Link between obesity and cancer », *Proc Natl Acad Sci USA* 2013 ; 110 : 8753-54.

Stewart, S.T. et coll. « Forecasting the effects of obesity and smoking on U.S. life expectancy », *N Engl J Med* 2009 ; 361 : 2252-60.

Chan, D.S. et coll. « Red and processed meat and colorectal cancer incidence: meta-analysis of prospective studies », *PLoS One* 2011 ; 6 : e20456.

Sinha, R. et coll. « Meat intake and mortality: a prospective study of over half a million people », *Arch Intern Med* 2009 ; 169 : 562-71.

Khafif, A. et coll. « Quantitation of chemopreventive synergism between (-)-epigallocatechin-3-gallate and curcumin in normal, premalignant and malignant human oral epithelial cells », *Carcinogenesis* 1998 ; 19 : 419-24.

Annabi, B. et coll. « Radiation induced-tubulogenesis in endothelial cells is antagonized by the antiangiogenic properties of green tea polyphenol (-)-epigallocatechin-3-gallate », *Cancer Biol Ther* 2003 ; 2 : 642-649.

Shoba, G. et coll. « Influence of piperine on the pharmacokinetics of curcumin in animals and human volunteers », *Planta Med* 1998 ; 64 : 353-6.

Sehgal, A. et coll. « Combined effects of curcumin and piperine in ameliorating benzo(a)pyrene induced DNA damage », *Food Chem Toxicol* 2011 ; 49 : 3002-6.

E. Toledo et coll., « Mediterranean Diet and Invasive Breast Cancer Risk Among Women at High Cardiovascular Risk in the PREDIMED Trial: A Randomized Clinical Trial », *JAMA Intern Med.*, doi:10.1001/jamainternmed.2015.4838, publié en ligne le 14 septembre 2015.

Kakarala, M. et coll. « Targeting breast stem cells with the cancer preventive compounds curcumin and piperine », *Breast Cancer Res Treat* 2010 ; 122 : 777-85.

Liu, R.H. « Potential synergy of phytochemicals in cancer prevention: mechanism of action », *J Nutr* 2004 ; 134 : 3479S-3485S.

CRÉDITS ICONOGRAPHIQUES

Suivez les Éditions du Trécarré sur le Web :
www.editions-trecarre.com

Cet ouvrage a été composé en ITC Legacy Serif 11/13,75 et achevé d'imprimer en janvier 2016
sur les presses de Imprimerie Transcontinental, Beauceville, Canada.